SOBRE LA MUERTE
Y EL MORIR

Dra. Elisabeth Kübler-Ross

SOBRE LA MUERTE Y EL MORIR

DIANA

Obra editada en colaboración con Editorial Planeta – España

Título original: *On Death and Dying*

Copyright © 1969 by Elisabeth Kübler-Ross, M.D.
All Rights Reserved.
Published by arrangement with the original publisher, SCRIBNER, a Division of Simon & Schuster, Inc.

Elisabeth Kübler-Ross® y Las cinco etapas de duelo® son marcas registradas.

© del texto: Elisabeth Kübler-Ross Family Limited Partnership, 1969
Impreso por acuerdo de Elisabeth Kübler-Ross Family Limited Partnership y
The Barbara Hogenson Agency, Inc., Nueva York, NY, EE. UU. Reservados todos los derechos.
Para obtener más información sobre el continuo legado de la autora,
visite Elisabeth Kübler-Ross Foundation
en www.ekrfoundation.org

© de la traducción: Rocío Valero, 2023
© de la imagen de portada: Shutterstock
Diseño de la portada: Planeta Arte & Diseño

© 2024, Edicions 62, S.A. – Barcelona, España

Derechos reservados

© 2025, Editorial Planeta Mexicana, S.A. de C.V.
Bajo el sello editorial DIANA M.R.
Avenida Presidente Masarik núm. 111,
Piso 2, Polanco V Sección, Miguel Hidalgo
C.P. 11560, Ciudad de México
www.planetadelibros.com.mx

Primera edición impresa en España: febrero de 2024
ISBN: 978-84-19996-02-2

Primera edición en formato epub: enero de 2025
ISBN: 978-607-39-1942-5

Primera edición impresa en México: enero de 2025
ISBN: 978-607-39-1741-4

No se permite la reproducción total o parcial de este libro ni su incorporación a un sistema informático, ni su transmisión en cualquier forma o por cualquier medio, sea este electrónico, mecánico, por fotocopia, por grabación u otros métodos, sin el permiso previo y por escrito de los titulares del *copyright*.

La infracción de los derechos mencionados puede ser constitutiva de delito contra la propiedad intelectual (Arts. 229 y siguientes de la Ley Federal de Derechos de Autor y Arts. 424 y siguientes del Código Penal Federal).

Si necesita fotocopiar o escanear algún fragmento de esta obra diríjase al CeMPro (Centro Mexicano de Protección y Fomento de los Derechos de Autor, http://www.cempro.org.mx).

Impreso en los talleres de Corporación en Servicios
Integrales de Asesoría Profesional, S.A. de C.V.,
Calle E # 6, Parque Industrial
Puebla 2000, C.P. 72225, Puebla, Pue.
Impreso y hecho en México / *Printed in Mexico*

A la memoria de mi padre y de Seppli Bucher

ÍNDICE

Agradecimientos — 11
Preámbulo — 13

Capítulo 1. Sobre el miedo a la muerte — 15
Capítulo 2. Actitudes hacia la muerte y su antesala — 25
Capítulo 3. Primera etapa: negación y aislamiento — 57
Capítulo 4. Segunda etapa: ira — 71
Capítulo 5. Tercera etapa: negociación — 107
Capítulo 6. Cuarta etapa: depresión — 111
Capítulo 7. Quinta etapa: aceptación — 139
Capítulo 8. Esperanza — 169
Capítulo 9. La familia del paciente — 191
Capítulo 10. Entrevistas con pacientes terminales — 217
Capítulo 11. Reacciones al curso sobre la muerte y su antesala — 285
Capítulo 12. Terapia con enfermos terminales — 313

Bibliografía — 323

Agradecimientos

Demasiadas personas han contribuido directa o indirectamente a este trabajo como para expresar mi agradecimiento individualmente a cada una de ellas. Al doctor Sydney Margolin le corresponde el mérito de haber sugerido la idea de entrevistar a pacientes en estado terminal en presencia de estudiantes, a modo de valioso modelo de aprendizaje y enseñanza.

El Departamento de Psiquiatría del Hospital Billings de la Universidad de Chicago puso a nuestra disposición el entorno y las instalaciones necesarias para hacer este curso técnicamente posible.

Los sacerdotes Herman Cook y Carl Nighswonger han sido coentrevistadores muy útiles y alentadores, y también me han ayudado a buscar pacientes en un momento en que esto resultaba inmensamente complicado. Con su interés y curiosidad, Wayne Rydberg y los cuatro primeros estudiantes me permitieron superar las dificultades iniciales. También he contado con el apoyo del personal del Seminario Teológico de Chicago. El reverendo Renford Gaines y su esposa Harriet, han dedicado un sinfín de horas a revisar el manuscrito y me han permitido seguir confiando en la utilidad de esta clase de proyecto. El doctor C. Knight Aldrich ha dado su apoyo a este trabajo durante los tres últimos años.

El doctor Edgar Draper y Jane Kennedy han revisado parte del manuscrito. Bonita McDaniel, Janet Reshkin y Joyce Carlson tienen mi gratitud por su trabajo de transcripción de los capítulos.

Respecto a los numerosos pacientes y a sus familias, creo que la mejor forma de expresar mi agradecimiento es publicar sus comentarios.

Son muchos los autores que han inspirado esta obra, y, por fin, estoy en deuda con todas las personas que han dedicado su atención y sus pensamientos a los enfermos terminales.

Gracias al señor Peter Nevraumont por sugerir la idea de este libro, y al señor Clement Alexandre, de la casa Macmillan, por la paciencia y comprensión que mostró hacia mí durante la preparación del libro.

Y, por último, pero no menos importante, quiero dar las gracias a mi esposo y a mis hijos por esa paciencia y apoyo constantes que me permiten trabajar todo el día, además de ser esposa y madre.

Preámbulo

Cuando me preguntaron si quería escribir un libro sobre la muerte y su antesala, acepté el reto con entusiasmo. Pero la cosa cambió cuando me senté por fin y empecé a preguntarme en qué me había metido. ¿Por dónde empiezo? ¿Qué incluyo? ¿Cuánta información puedo compartir con esa gente desconocida que va a leer este libro? ¿Hasta qué punto puedo compartir esta experiencia con pacientes terminales? ¿Qué cosas se comunican de forma no verbal y hay que sentirlas, vivirlas, verlas, y difícilmente pueden traducirse en palabras?

He trabajado con enfermos terminales durante los dos últimos años y medio, y este libro es la crónica del comienzo de este experimento, que acabó siendo una experiencia profunda e instructiva para todos los participantes. Este no pretende ser un manual sobre el trato que debe darse a los pacientes terminales, ni un estudio exhaustivo sobre la psicología de las personas que van a morir. Es solo el relato de una nueva y alentadora oportunidad de redirigir el foco hacia el paciente como ser humano, de incluirlo en la conversación, de aprender de él los puntos fuertes y débiles de nuestra gestión hospitalaria del paciente. Le hemos pedido que sea nuestro maestro para que nos permita saber más sobre las etapas finales de la vida, con todos sus temores, miedos y esperanzas. Solo voy a contar las historias de los pacientes que nos revelaron sus agonías, sus expectativas y sus frustraciones. Lo que espero es animar a otros a no evitar a los enfermos «sin esperanza», a acercarse a ellos, porque pueden serles de gran ayuda en sus últimas horas de vida. Los pocos que saben hacer esto también descubrirán que puede ser una experiencia marcada por la gratificación mutua, aprenderán mucho sobre el funcionamiento de la mente humana, sobre los aspectos humanos más únicos de nuestra existencia, y saldrán de la experiencia enriquecidos y quizá menos asustados ante la finitud de su propia vida.

Capítulo 1

Sobre el miedo a la muerte

> Que mis rezos no pidan protección de los peligros, sino saber afrontarlos sin miedo.
> Que no suplique que calmen mi dolor, sino el corazón que lo conquiste.
> Que no busque aliados en el campo de batalla de la vida, sino la fortaleza mía.
> Que no anhele la salvación en el temor, sino la paciencia que me permita ganar mi libertad.
> Concédeme no ser cobarde, no sentir tu misericordia solo en el éxito; que en el fracaso encuentre tu mano tendida.
>
> Rabindranath Tagore, *Recogida de fruta*

Las epidemias han cobrado un gran número de vidas en generaciones pasadas. Muchos bebés y niños morían, y pocas familias no perdían a uno de sus miembros a una edad temprana. La medicina ha cambiado mucho en las últimas décadas. La generalización de las vacunas ha erradicado casi por completo muchas enfermedades, en Europa occidental y en Estados Unidos por lo menos. El uso de los tratamientos de quimioterapia, sobre todo de los antibióticos, ha contribuido a reducir cada vez más el número de muertes por enfermedades infecciosas. La mejora de la atención y la educación infantil ha reducido la morbilidad y mortalidad entre los niños. Todas esas enfermedades que cobraron tantas víctimas entre la población joven y de mediana edad han sido vencidas. Aumenta el número de ancianos, y con él el de personas con tumores malignos y enfermedades crónicas asociadas a la vejez.

Los pediatras se ocupan menos de dolencias agudas y potencialmente mortales porque cada vez tienen más pacientes con trastornos psicosomáticos y problemas de adaptación y conducta. Los médicos tienen en sus salas de espera más personas con problemas emocionales que nunca, pero también más pacientes ancianos que no solo intentan sobrellevar sus limitaciones y capacidades reducidas, sino que también padecen soledad y aislamiento, con todo el dolor y la angustia que estos conllevan. La mayoría de estas personas no acude a ningún psiquiatra. La tarea de averiguar cuáles son sus necesidades y cubrirlas recae en otro tipo de profesionales, como los sacerdotes y los asistentes sociales. Para ellos voy a intentar explicar los cambios que se han producido en las últimas décadas, cambios que se han convertido en la causa última del aumento del miedo a la muerte, del número creciente de problemas emocionales y de la mayor necesidad de comprender y aceptar los problemas de la muerte y su antesala.

Cuando miramos hacia atrás y estudiamos las culturas y los pueblos antiguos, nos llama la atención el hecho de que la muerte siempre ha repelido al ser humano, y probablemente siempre lo hará. Esto es muy comprensible desde el punto de vista de una psiquiatra, y quizá la mejor explicación de ello sea el hecho de que sabemos que, en nuestro inconsciente, no logramos concebir la idea de nuestra propia muerte. Es inconcebible para nuestro inconsciente imaginar un final real de nuestra vida en este mundo, y si esta vida nuestra debe llegar a su fin, ese final siempre se atribuye a una maligna intervención ajena. En resumidas cuentas, en nuestra mente inconsciente solo nos pueden matar; no concebimos morir por causas naturales o por vejez. Por lo tanto, la muerte en sí misma se asocia a un delito, a un hecho terrible, a algo que en sí mismo exige represalia y castigo.

Conviene, por lo tanto, recordar estos hechos fundamentales. Son esenciales para comprender los mensajes más importantes que nos transmiten nuestros pacientes, que de otro modo nos resultarían incomprensibles.

El segundo hecho que debemos comprender es que en nuestra mente inconsciente no distinguimos entre deseo y acto. Todos recordamos algunos de los sueños más absurdos que hemos tenido, aquellos en los que pueden coexistir dos afirmaciones completamente opuestas, algo muy aceptable cuando estamos dormidos, pero inconcebible e ilógico en estado de vigilia. Así como nuestra mente inconsciente no diferencia entre el deseo de matar a alguien en un arrebato de ira y el acto propiamente dicho, así el niño es incapaz de hacer tal distinción. El niño enojado que desea la muerte de su madre porque no ha satisfecho sus necesidades quedará completamente traumatizado si esta se muere de veras, aunque este hecho no esté estrechamente relacionado en el tiempo con su deseo destructivo. Siempre se culpará, en todo o en parte, de esta pérdida. Siempre se dirá a sí mismo —rara vez a los demás—: «Yo lo hice, yo soy el responsable, yo fui malo, por eso mamá me abandonó». Conviene recordar que la reacción del niño será la misma si pierde a uno de sus progenitores por divorcio, separación o abandono. Muchas veces el niño ve la muerte como algo transitorio y, por lo tanto, algo apenas distinto de un divorcio, en el que puede tener la oportunidad de volver a ver a uno de los dos progenitores.

Muchos padres recordarán, sin duda, esta clase de comentarios de sus hijos: «Ahora enterraré a mi perrito y la próxima primavera, cuando vuelvan a salir las flores, se levantará». Quizá fuera este mismo deseo el que llevaba a los antiguos egipcios a proveer a sus difuntos de alimentos y objetos, para que estuvieran contentos, y a los antiguos indios americanos a enterrar a sus parientes junto a sus pertenencias.

Cuando nos hacemos mayores y comprendemos que nuestra omnipotencia no es tal, que nuestros deseos más intensos no pueden hacer posible lo imposible, el miedo a haber contribuido a la muerte de un ser querido disminuye, y con él, también el sentimiento de culpa. Pero el miedo permanece contenido solo en la medida en que no sea objeto de un cuestionamiento excesivo. Los vestigios de este miedo se observan todos los días en los pasillos de los hospitales, en las personas allegadas de los difuntos.

Dos personas pueden llevar años atrapadas en un matrimonio mal avenido, pero cuando una de los dos muere, la sobreviviente se jalará los cabellos, se lamentará, llorará a gritos y se dará golpes de pecho en señal de remordimiento, miedo y angustia, y por ello temerá su propia muerte aún más que antes, porque aún cree en la ley del talión, ojo por ojo, diente por diente: «Yo soy responsable de su muerte, yo debo morir lastimosamente como castigo».

Quizá saber esto pueda ayudarnos a comprender muchas de las antiguas costumbres y rituales que perduran desde hace siglos y que van dirigidos a aplacar la ira de los dioses o del pueblo, según el caso, y rebajar así el castigo previsto. Pienso en las cenizas, la ropa rasgada, el velo, las *Klage Weiber* de tiempos antiguos: todos ellos son medios de pedirte que te apiades de ellos, los dolientes, y son manifestaciones de tristeza, dolor y vergüenza. Si alguien llora, se golpea el pecho, se arranca el cabello, se niega a comer, eso es un intento de autocastigo destinado a evitar o reducir el castigo previsto por la culpa que esa persona se atribuye por la muerte del ser querido.

Este dolor, esta vergüenza, esta culpa no son muy distintos del sentimiento de ira y coraje. El proceso de duelo siempre incluye un componente de ira. Dado que a nadie nos gusta reconocer que sentimos ira contra la persona fallecida, estas emociones suelen disfrazarse o reprimirse y prolongan el periodo de duelo o se manifiestan por otros medios. Es importante recordar que no nos corresponde a nosotros juzgar esos sentimientos como negativos o vergonzosos, sino entender su verdadero significado y origen como algo muy humano. Para ilustrar esto, recurro de nuevo al ejemplo del niño... y del niño que llevamos adentro. El pequeño de cinco años que pierde a su madre se culpa de su desaparición al mismo tiempo que se enoja con ella por haberlo abandonado, y porque ella ya no puede satisfacer sus necesidades. En ese momento, la persona fallecida se convierte en algo que el niño ama y necesita mucho, pero que también odia con la misma intensidad, por esa grave privación que le ha impuesto.

Los antiguos hebreos consideraban el cuerpo de una persona fallecida como algo impuro e intocable. Los primeros indios americanos hablaban de los espíritus malignos y disparaban flechas al aire para ahuyentarlos. Muchas otras culturas tienen rituales para anticiparse al difunto «malo», y todos tienen su origen en ese sentimiento de ira que todos llevamos adentro, aunque no queramos reconocerlo. La tradición de la lápida puede tener su origen en ese deseo de mantener a los espíritus malignos enterrados en lo más profundo, y las piedras que muchos dolientes ponen sobre las tumbas son un símbolo remanente de ese deseo. En los funerales militares, a la salva se la llama último saludo, pero es el mismo ritual simbólico que usaban los indios cuando disparaban sus lanzas y flechas al cielo.

Propongo estos ejemplos para señalar el hecho de que el ser humano no ha cambiado en su esencia. La muerte sigue siendo un hecho terrible, y el miedo a la muerte, un temor universal, aunque creamos tenerlo dominado en muchos aspectos.

Lo que ha cambiado es nuestra forma de afrontar y tratar la muerte y su antesala y a nuestros enfermos terminales.

Yo, al haberme criado en un país europeo en el que los avances científicos no son tantos, en el que las tecnologías modernas apenas empiezan a introducirse en la medicina, en el que la gente sigue viviendo como hace medio siglo en este país, quizá he podido estudiar una parte de la evolución humana en un periodo de tiempo más breve.

Recuerdo la muerte de un agricultor cuando era niña. Se cayó de un árbol y no se esperaba que viviera. Solo pidió morir en casa, un deseo que le fue concedido sin cuestionarlo. Llamó a sus hijas a su habitación y habló con cada una a solas durante unos minutos. Resolvió sus asuntos discretamente, a pesar de sus dolores, y distribuyó sus bienes y sus tierras, que no debían repartirse hasta que su esposa lo siguiera en la muerte. También pidió a cada una de las hijas que asumiera parte del trabajo, las obligaciones y las tareas de las que él se había ocupado hasta el momento del accidente. Pidió a sus amigos que lo visitaran por última vez, para despedirse. Yo entonces solo era una niña, pero no me excluyó, ni a mí ni a mis hermanos. Pudimos participar en los preparativos de la familia y compartir su dolor hasta el momento en que murió. Cuando falleció, allí se quedó, en su querido hogar, el que él había construido, rodeado de amigos y vecinos, que vinieron a ver por última vez al hombre, que yacía rodeado de flores, en la casa que había habitado y que tanto había amado. En ese país sigue sin haber salas de sueño fingido, ni embalsamamientos, ni maquillajes falsos para simular el sueño. Solo se cubren con vendas las marcas de enfermedades muy desfigurantes, y solo se sacan de la casa los casos infecciosos antes del entierro.

¿Por qué hablo de estas costumbres tan «anticuadas»? Porque creo que son la manifestación del hecho de que hemos aceptado el desenlace fatal, y que ayudan tanto al paciente que va a morir como a su familia a aceptar la pérdida del ser querido. Si a un paciente se le permite acabar sus días en un entorno familiar y amado, le resultará más fácil aceptar la situación. Su familia lo conoce lo suficiente como para cambiar un sedante por una copa de su vino favorito; o el aroma de una sopa casera puede animarlo a tomar unas cucharadas de líquido que, en mi opinión, sigue siendo más agradable que un suero. No quito importancia a los sedantes y a los sueros. Por mi experiencia como médica rural, sé muy bien que a veces salvan vidas, y que con frecuencia son imprescindibles. Pero también sé que la paciencia y la compañía de personas y alimentos conocidos pueden reemplazar muchos frascos de líquido intravenoso, por la sencilla razón de que satisfacen una necesidad fisiológica sin requerir la intervención de mucha gente o de cuidados personales de enfermería.

Permitir a los niños permanecer en la casa en la que se ha producido una muerte, incluirlos en las conversaciones, discusiones y temores, les hace sentir que no están solos en el duelo y les brinda el consuelo de la responsabilidad y el dolor compartidos. Los prepara gradualmente, y les ayuda a ver la muerte como parte de la vida, una experiencia que puede ayudarlos a crecer y a madurar.

Esto contrasta enormemente con una sociedad en la que la muerte se considera tabú, se cree que hablar de ella es morboso y se excluye a los niños con la idea y el pretexto de que para ellos sería algo «excesivo». Luego los envían con parientes, acompañados muchas veces de mentiras tan poco convincentes como «mamá se ha ido de viaje» u otras historias inverosímiles. El niño intuye que algo ocurre, y su desconfianza en los adultos no hará sino multiplicarse si otros parientes añaden nuevos giros a la historia, si evitan sus preguntas o sospechas o los colman de regalos, a modo de mísera compensación por una pérdida que no le dejan mirar de frente. Tarde o temprano, el niño percibirá un cambio en la situación familiar y, según su edad y personalidad, vivirá un duelo no resuelto y considerará este incidente como una experiencia aterradora, misteriosa y, en todo caso, muy traumática, protagonizada por adultos en los que no puede confiar y que no tiene forma de gestionar.

Tampoco es prudente decirle a una niña que ha perdido a su hermano que Dios quería tanto a los niños que se ha llevado al cielo al pequeño Johnny. Esta niña creció y se convirtió en mujer sin haber resuelto su ira contra Dios, y ello le provocó una depresión psicótica cuando perdió a su propio hijo de corta edad tres décadas después.

Cabría pensar que nuestra gran liberación, nuestro conocimiento de la ciencia y del ser humano, nos ha dado mejores herramientas y medios de prepararnos, a nosotros mismos y a nuestras familias, para el hecho inevitable. Pues no. Atrás quedaron los días en que nos dejaban morir en paz y con dignidad en nuestro propio hogar.

Cuanto más avanzamos científicamente, más nos cuesta aceptar y reconocer la realidad inevitable de la muerte. ¿Cómo es posible?

Hablamos con eufemismos, damos a los muertos la apariencia de estar dormidos, enviamos lejos a los niños para protegerlos de la ansiedad y la turbación que reina en la casa —si el paciente tiene la suerte de morir en su hogar—, no permitimos que los niños visiten en el hospital al padre o la madre que se muere, mantenemos largas y controvertidas conversaciones sobre si debe decirse la verdad a los pacientes, cuestión que rara vez se plantea cuando el moribundo es atendido por el médico de cabecera que lo ha conocido desde el parto hasta la muerte y que conoce las debilidades y fortalezas de cada miembro de la familia.

Creo que hay muchas razones para esta huida, para esta renuncia a aceptar la muerte serenamente. Un hecho importante es que morir hoy en día es más cruel en muchos sentidos: es un proceso más solitario, más mecánico, más deshumanizado; a veces incluso es difícil determinar técnicamente el momento exacto de la muerte.

Morir se convierte en una experiencia solitaria e impersonal, porque con frecuencia se arranca al paciente de su entorno familiar y se le lleva rápidamente a urgencias. Sobre todo, quien haya estado gravemente enfermo y haya necesitado reposo y consuelo recordará, quizá, la experiencia de viajar en camilla y soportar el ruido de la sirena de la ambulancia y el ajetreo y las prisas hasta que se abren las puertas del hospital. Solo aquellos que han vivido esto pueden comprender la incomodidad y la fría necesidad de ese desplazamiento, que no es más que el principio de un calvario larguísimo, difícil de soportar cuando se está bien, aún más difícil de expresar con palabras cuando ya no pueden soportarse el ruido, la luz, el bombeo y las voces. Quizá el problema reside en que deberíamos centrarnos más en el paciente que yace debajo de las sábanas y las mantas y dejar de lado nuestras bienintencionadas y eficaces prisas para tomarle un momento de la mano, sonreírle o escuchar sus preguntas. Incluyo el viaje al hospital porque, como lo es para muchos, lo considero el primer episodio en el proceso de morir. Lo pongo exageradamente en contraste con la realidad del enfermo que se queda en su casa, no para decir que no se debe salvar una vida que pueda salvarse con un ingreso, sino para mantener el foco en la experiencia del paciente, en sus necesidades, en sus reacciones.

Cuando un paciente está gravemente enfermo, usualmente lo tratamos como a una persona sin derecho a opinar. Con frecuencia es otra persona la que toma la decisión de ingresarlo, y cuándo y dónde hacerlo. Qué poco nos costaría recordar que los enfermos también tienen sentimientos, deseos y puntos de vista, y sobre todo el derecho a ser escuchados.

Bien, nuestro presunto paciente ha llegado a urgencias. Estará rodeado de enfermeras atareadas, camilleros, residentes de primer año o de especialidad, un técnico de laboratorio, quizá, que le extraerá sangre, otro que le hará un electrocardiograma. Quizá lo pasen a Rayos y oiga opiniones sobre su estado y conversaciones y preguntas a sus familiares. Sin prisa, pero sin remedio, lo empezamos a tratar como a un objeto. Ya no es una persona. Usualmente se toman decisiones sin preguntarle qué le parece. Si intenta rebelarse, le sedarán y, después de esperar durante horas, preguntándose si estará lo bastante fuerte, lo llevarán a quirófano o a cuidados intensivos, y se convertirá en objeto de mucha preocupación e inversión económica.

Él puede pedir descanso, paz, dignidad, pero recibirá suero, transfusiones, una máquina para el corazón, una traqueotomía si es necesario. Quizá solo quiera que una única persona se detenga un momento, para poder preguntarle algo, solo una cosa, pero tendrá a una docena revoloteando a su alrededor en todo momento, pendientes de su frecuencia cardiaca, de su pulso, de su electrocardiograma o su función pulmonar, sus secreciones o excreciones, pero no de él como ser humano. Él quizá quiere luchar contra todo eso, pero será una batalla perdida, porque todo eso forma parte de la lucha por salvar su vida, y si pueden salvarle la vida, ya pensarán en la persona luego. Los que piensan primero en la persona pueden perder el tiempo que necesitan para salvarle la vida. Porque esa es la razón o justificación de todo esto. ¿O no? ¿Es un mecanismo de defensa lo que hay detrás de estos métodos cada vez más mecánicos e impersonales? ¿Es esta nuestra forma de afrontar y reprimir la angustia que nos provoca un paciente en estado terminal o crítico? ¿Es nuestra obsesión con las máquinas, con la presión arterial, un intento desesperado de negar la muerte inminente, que nos resulta tan aterradora e incómoda que volcamos nuestros conocimientos en las máquinas, que están menos cerca de nosotros que el rostro doliente de otro ser humano, rostro que nos recordaría una vez más nuestra falta de omnipotencia, nuestros límites y fracasos, y, en última instancia, quizá, nuestra propia mortalidad?

Quizá haya que plantearse lo siguiente: ¿nos estamos volviendo menos o más humanos? Este libro no pretende juzgar nada, pero está claro que, sea cual sea la respuesta, el paciente sufre más ahora, no físicamente, quizá, pero sí emocionalmente. Y sus necesidades no han cambiado a lo largo de los siglos, solo nuestra capacidad de satisfacerlas.

Capítulo 2

Actitudes hacia la muerte y su antesala

> Los hombres son crueles, el hombre es bueno.
> Rabindranath Tagore, *Pájaros perdidos*, CCXIX

Contribuciones de la sociedad a la actitud defensiva

Hasta ahora hemos analizado la reacción de cada individuo ante la muerte y su antesala. Si ahora observamos nuestra sociedad, quizá nos preguntemos qué le sucede al ser humano en una sociedad que parece decidida a ignorar o evitar la cuestión de la muerte. ¿Qué factores, si los hay, contribuyen a este aumento de la ansiedad en relación con la muerte? ¿Qué está pasando en un ámbito en evolución constante como es el de la medicina, en el que debemos preguntarnos si esta debe seguir siendo una profesión humanitaria y respetable o transformarse en una ciencia fría y despersonalizada, centrada en prolongar la vida en lugar de mitigar el sufrimiento humano? ¿En un ámbito en el que los estudiantes de medicina pueden elegir entre docenas de conferencias sobre el ARN y el ADN, pero tienen menos experiencia en ese tema tan básico que es la relación médico-paciente, que antes era el abecé de todo buen médico de familia? ¿Qué ocurre en una sociedad que da más importancia al cociente intelectual y a la posición social que a cuestiones tan simples como el tacto, la sensibilidad, la capacidad de observación, el buen criterio en la gestión del sufrimiento? ¿En una sociedad profesional en la que el joven estudiante de medicina es admirado por su trabajo de investigación y laboratorio durante los primeros años de carrera, mientras que se queda mudo cuando un paciente le hace una pregunta de lo más sencilla? Si lográramos combinar la enseñanza de los avances científicos y técnicos con el mismo énfasis dirigido a las relaciones humanas interpersonales, sí progresaríamos, pero no si los nuevos conocimientos se transmiten al precio de una reducción progresiva del contacto interpersonal. ¿Qué va a ser de una sociedad que pone el foco en las cifras y las masas, en lugar de en el individuo, en la que las facultades de Medicina aspiran a aumentar el número de alumnos en las clases, donde la tendencia es a la pérdida de contacto entre profesorado y alumnado, donde ese contacto se reemplaza por clases impartidas mediante sistemas de circuito cerrado de televisión, grabaciones y películas, todo lo cual sirve para enseñar a un mayor número de estudiantes de una manera más despersonalizada?

Este desplazamiento del foco del individuo a la masa ha sido más dramático en otros campos de la interacción humana. Si observamos los cambios que se han producido en las últimas décadas, lo vemos en todas partes. Antiguamente, un hombre podía enfrentarse a su enemigo cara a cara. En un encuentro personal con un enemigo visible, tenía una oportunidad justa. Ahora, tanto el soldado como el civil deben prepararse para enfrentarse con armas de destrucción masiva que no ofrecen a nadie una oportunidad razonable; usualmente, ni siquiera saber que se aproximan. La destrucción puede caer del cielo y exterminar por miles, como la bomba de Hiroshima; puede llegar en forma de gases u otros medios de guerra química: invisible, paralizante, mortífera. Ya no es el hombre el que lucha por sus derechos, por sus ideas, por la seguridad o el honor de su familia; es la nación, lo que incluye a sus mujeres y a sus niños, la que está en el frente, afectados todos directa o indirectamente y sin posibilidad de sobrevivencia. Así es como la ciencia y la tecnología han alimentado el miedo a la destrucción y, por consiguiente, a la muerte.

¿Puede sorprendernos, pues, que el individuo tenga que defenderse más? Si su capacidad de defensa física se reduce cada vez más, sus defensas psicológicas deberán multiplicarse. No puede mantenerse en la negación para siempre. No puede fingirse a salvo constante y eficazmente. Si no podemos negar la muerte, podemos intentar dominarla. Podemos salir a la carretera y participar en la carrera, podemos leer el número de muertos en cada puente y estremecernos, pero también alegrarnos: «Fue otro, no yo, yo sobreviví».

Los grupos de gente, desde las bandas callejeras hasta los países, podrían usar su identidad de grupo para expresar su miedo a ser destruidos atacando y destruyendo al resto. ¿Quizá la guerra no es más que una necesidad de enfrentarse a la muerte, de conquistarla y dominarla, de sobrevivirla? ¿Es acaso una peculiar forma de negación de nuestra propia mortalidad? Una de las personas aquejadas de leucemia en fase terminal dijo en tono de incredulidad absoluta: «Ahora no me puedo morir. No puede ser voluntad de Dios, él permitió que viviera cuando las balas me pasaron a un metro en la Segunda Guerra Mundial».

Otra mujer expresó su conmoción e incredulidad por la «muerte injusta» de un joven que tenía un permiso de la guerra de Vietnam y que había encontrado la muerte en un accidente de coche, como si el hecho de haber sobrevivido en el frente le hubiera garantizado la inmunidad a su regreso.

Así pues, quizá podamos encontrar una oportunidad para la paz si estudiamos la actitud hacia la muerte de los líderes de las naciones, aquellos que toman las decisiones finales de guerra y paz entre los países. Si todos nos esforzáramos por mirar a la cara a nuestra propia muerte, al temor que nos produce este concepto, y ayudáramos a los demás a familiarizarse con estas ideas, quizá habría menos actitud destructiva a nuestro alrededor.

Las agencias de noticias podrían ayudar a la gente a enfrentarse a la realidad de la muerte al evitar términos tan impersonales como la «solución de la cuestión judía» para hablar del asesinato de millones de hombres, mujeres y niños; o, por mencionar un tema más reciente, la recuperación de una colina en Vietnam mediante la eliminación de un nido de ametralladoras y el gran número de bajas sufridas por el Vietcong podrían describirse en términos de tragedia humana y pérdida de seres humanos por ambas partes. En todos los periódicos y otros medios informativos hay tantos ejemplos que no hace falta mencionar más aquí.

En resumen, pues, creo que los rápidos avances tecnológicos y el progreso científico han permitido a la humanidad no solo desarrollar nuevas competencias, sino también nuevas armas de destrucción masiva que agravan el miedo a una muerte catastrófica y violenta. El ser humano debe defenderse psicológicamente de muchas maneras ante este miedo creciente a la muerte y esta mayor incapacidad de preverla y protegerse de ella. Psicológicamente, puede negar la realidad de su propia muerte durante un tiempo. Puesto que en nuestro inconsciente somos incapaces de percibir nuestra propia muerte —nos creemos inmortales—, pero sí podemos concebir la ajena, las noticias sobre el número de personas fallecidas en batallas, en guerras, en las carreteras, no hacen sino reforzar nuestra creencia inconsciente en nuestra propia inmortalidad y permitirnos —en la intimidad secreta de nuestra mente inconsciente— alegrarnos de que eso le suceda «a ese, no a mí».

Si ya no podemos negar la muerte, podemos intentar dominarla desafiándola. Si podemos conducir por las carreteras a toda velocidad, si podemos volver de Vietnam, cómo no vamos a sentirnos inmunes ante la muerte. Hemos matado a un número de enemigos que multiplica por diez nuestras propias bajas. Lo oímos en las noticias casi todos los días. ¿Estamos confundiendo el deseo con la realidad? ¿Es esto la proyección de nuestro deseo infantil de omnipotencia e inmortalidad? Si todo un país, toda una sociedad vive en tal medida en el miedo y la negación de la muerte, entonces tiene que recurrir a defensas que no pueden ser sino destructivas. Las guerras, los disturbios, el creciente número de asesinatos y otros delitos pueden ser indicadores de nuestra disminuida capacidad de afrontar la muerte con aceptación y dignidad. Quizá debamos regresar a la persona individual y empezar de nuevo para poder aprender a concebir con menos irracionalidad y miedo el trágico, pero inevitable hecho de nuestra propia muerte.

Y en estos tiempos de cambio, ¿qué papel ha desempeñado la religión? Antiguamente, era común que la gente creyera en Dios sin cuestionarse nada; creían en un más allá que aliviaba el sufrimiento y el dolor de la gente. Había una recompensa en el cielo, y si habíamos sufrido mucho aquí en la tierra, recibiríamos nuestro premio cuando muriéramos, según el coraje, la elegancia, la paciencia y la dignidad con que hubiéramos llevado nuestra carga. Se sufría más, porque el parto era un acontecimiento más natural, largo y doloroso. Pero la madre estaba despierta cuando nacía el bebé. El sufrimiento llevaba consigo un propósito y una recompensa futura. Ahora sedamos a las madres para intentar aliviar su dolor y sufrimiento; incluso podemos inducir el parto para que coincida con el cumpleaños de un pariente, o para evitar que interfiera con otro acontecimiento importante. Muchas madres no se despiertan hasta horas después de que haya nacido el bebé, demasiado medicadas y adormiladas para alegrarse por este nacimiento. Para qué sufrir si se pueden administrar medicamentos para el dolor, la irritación y otras molestias. Desde hace mucho tiempo ya no existe la creencia de que el sufrimiento que se experimente aquí en la tierra tendrá su recompensa en el cielo. El sufrimiento ha perdido su sentido.

Pero con este cambio, además, cada vez son menos las personas que creen en la vida después de la muerte, eso que en sí mismo podría entenderse como una forma de negar nuestra mortalidad. Entonces, si no alcanzamos a vislumbrar la vida después de la muerte, no queda otra que pensar en la muerte. Si en el cielo ya no nos espera recompensa alguna por nuestro sufrimiento, este pierde su sentido intrínseco. Si participamos en las actividades de la iglesia para relacionarnos con gente o para ir a fiestas, perdemos de vista el sentido original de la iglesia, que no es otro que ofrecer esperanza, dar un sentido a las tragedias que ocurren aquí en la tierra, e intentar comprender y encontrar el porqué de sucesos de nuestra vida que de otro modo resultarían inaceptablemente dolorosos.

Por paradójico que parezca, si bien la sociedad ha fomentado la negación de la muerte, también la religión ha perdido a muchos de los creyentes en la vida después de la muerte, esto es, en la inmortalidad, y, por lo tanto, en ese sentido ha contribuido a reducir el número de los que niegan la muerte. Y esto ha sido un mal negocio desde el punto de vista del paciente. Si la negación religiosa, es decir, la fe en el sentido del sufrimiento aquí en la tierra y en la recompensa en el cielo tras la muerte, ha ofrecido esperanza y sentido, la negación social no ha ofrecido ni una cosa ni la otra; solo ha intensificado nuestro miedo, lo que fomenta nuestra destructividad y agresividad: matar para evitar la realidad, para evitar enfrentarnos a nuestra propia muerte.

Una mirada al futuro nos proyecta una sociedad en la que cada vez se «mantiene con vida» a más gente, tanto con equipo que sustituye a órganos vitales como con computadoras que comprueban regularmente si hay que compensar más funciones fisiológicas con dispositivos electrónicos. Cabe prever que se crearán cada vez más centros que recogerán todos los datos técnicos, y en los que se encenderá una luz cuando expire un paciente para que la máquina se apague automáticamente.

Cabe prever que cada vez gozarán de más popularidad otros centros en los que se criogenizará rápidamente a los muertos para depositarlos en un edificio especial mantenido a baja temperatura, a la espera de que llegue el día en que la ciencia y la tecnología avancen lo suficiente para descongelarlos, para devolverlos a la vida y a la sociedad, que quizá esté tan espantosamente superpoblada que se requieran comisiones especiales que decidan cuántos muertos pueden descongelarse, igual que ahora existen comisiones que deciden quién recibe un órgano disponible y quién muere.

Todo esto puede sonar horrible e inverosímil. Pero la triste verdad es que ya está ocurriendo. En ciertos países no existe ninguna ley que impida a la gente con mentalidad emprendedora ganar dinero con el miedo a la muerte, o que prohíba a gente desaprensiva anunciar y vender cara una esperanza de vida después de años de criogenización. Estas empresas ya existen y, aunque nos riamos de la gente que pregunta si la viuda de una persona criogenizada tiene derecho a aceptar una pensión pública o a volver a casarse, estas cuestiones son demasiado serias para ignorarlas. En realidad, no son sino la prueba del descomunal grado de negación que necesitan algunas personas para evitar aceptar la realidad de la muerte. Parece que ya es hora de que personas de todas las profesiones y confesiones religiosas se pongan de acuerdo antes de que nuestra sociedad llegue a un grado de encierro que la obligue a autodestruirse.

Ahora que ya examinamos un pasado en el que la humanidad era capaz de enfrentarse a la muerte con ecuanimidad, ahora que vislumbramos un futuro un tanto aterrador, volvamos al presente y preguntémonos muy seriamente qué podemos hacer nosotros, como individuos, para remediar todo esto. Está claro que no podemos detener por completo la tendencia al aumento de las cifras. Vivimos en la sociedad del hombre masa, no en la del hombre como individuo. Nos guste o no, en las facultades de Medicina aumentará el número de alumnos por clase. Aumentará el número de coches que circulan por las carreteras. Aumentará el número de personas a las que conservamos con vida, y eso si tenemos solo en cuenta los avances en cardiología y cirugía cardiaca.

También está el hecho de que no podemos retroceder en el tiempo. No podemos permitirnos ofrecer a cada niño la experiencia instructiva de una vida sencilla en una finca agrícola, en contacto con la naturaleza, la experiencia del nacimiento y de la muerte en el entorno natural del niño. Quizá los hombres de iglesia ni siquiera consigan devolver a más gente la fe en la vida después de la muerte, algo que haría más reconfortante el hecho de morir, aunque en cierto modo sea una forma de negación de la mortalidad.

No podemos negar la existencia de las armas de destrucción masiva ni retroceder en el tiempo en ningún sentido. La ciencia y la tecnología nos permitirán reemplazar cada vez más órganos vitales, y se multiplicará la responsabilidad de las cuestiones relativas a la vida y a la muerte, a los donantes y a los receptores. Las generaciones presentes y futuras se enfrentarán a una serie de dilemas legales, morales, éticos y psicológicos que implicarán decisiones sobre la vida y la muerte de un número cada vez mayor de gente. Probablemente, en el futuro sean las computadoras las que decidan.

Cada uno intentará, a su modo, aplazar estas preguntas y cuestiones hasta que sea inevitable abordarlas, pero solo podrá cambiar las cosas si logra empezar a concebir la idea de su propia mortalidad. Esto no puede hacerse masivamente. Las computadoras no pueden hacerlo. Esto debe hacerlo cada ser humano por su cuenta. Todos sentimos la necesidad de evitar el tema, pero tarde o temprano deberemos enfrentarnos a él. Si pudiéramos empezar por contemplar la posibilidad de nuestra propia muerte, conseguiríamos muchas cosas buenas, sobre todo bienestar para nuestros pacientes, para nuestras familias y, por último, quizá, para nuestro país.

Si pudiéramos enseñar a nuestros estudiantes el valor de la ciencia y la tecnología al mismo tiempo que les enseñamos sobre el arte y la ciencia de las relaciones humanas, de la atención al paciente humana e íntegra, realmente avanzaríamos. Si no explotáramos la ciencia y la tecnología para destruir aún más, para prolongar la vida en lugar de humanizarla, si las dos pudieran ir acompañadas de un intento de liberar más tiempo, en lugar de menos, para el contacto interpersonal, entonces podríamos hablar de una sociedad verdaderamente grande.

Por último, podríamos alcanzar la paz —nuestra paz interior, así como entre los países— si afrontáramos y aceptáramos la realidad de nuestra propia muerte.

El caso del señor P. es un ejemplo de combinación de éxito médico, científico y humano:

> El señor P. era un paciente de cincuenta y un años que había ingresado con una esclerosis lateral amiotrófica con afectación bulbar que estaba avanzando rápidamente. No podía respirar sin respirador, le costaba expectorar y había contraído una neumonía y una infección en el lugar en el que le habían realizado la traqueotomía. Por esto último tampoco podía hablar, así que estaba en la cama, escuchando el aterrador ruido del respirador, incapaz de comunicar a nadie lo que necesitaba, pensaba o sentía. Quizá nunca hubiéramos recurrido a este paciente si no hubiera sido por la valentía de un médico que pidió ayuda para sí mismo. Un viernes por la tarde, nos visitó y simplemente nos pidió apoyo, no solo para el paciente, sino también

para él personalmente. Nos sentamos a escucharlo y nos contó una historia sobre esos sentimientos que tan pocas veces se comentan. A este médico le habían asignado a este paciente en el momento de su ingreso, y el sufrimiento del hombre le había afectado claramente. El paciente era relativamente joven y padecía un trastorno neurológico que requería una inmensa cantidad de atención médica y de enfermería solo para prolongar su vida brevemente. Su mujer padecía esclerosis múltiple y llevaba tres años paralizada de todas las extremidades. El paciente tenía la esperanza de morir durante esta hospitalización. Le resultaba inconcebible la idea de tener a dos personas inválidas en casa, la una contemplando a la otra sin poder ayudarse.

Esta doble tragedia enervaba al médico y lo llevaba a aferrarse exageradamente en salvar la vida del hombre «en el estado que sea». El médico era muy consciente de que esto iba en contra de los deseos del paciente. Siguió intentándolo con éxito incluso después de que el paciente sufriera una oclusión coronaria que complicó el cuadro. La trató con tanto éxito como la neumonía y las infecciones. Cuando el paciente empezó a recuperarse de todas las complicaciones, surgió la pregunta: «¿Y ahora qué?». Solo podía vivir con el respirador artificial y alguien que lo atendiera ininterrumpidamente, sin poder hablar o mover un dedo, vivo intelectualmente y plenamente consciente de su situación, pero incapacitado para todo lo demás. El médico se sintió criticado implícitamente por su afán en salvar la vida de aquel hombre. Y también provocó el enojo y la exasperación del paciente. Pero ¿qué querían que hiciera? Además, ya era tarde para rectificar. Había querido hacer todo lo posible, como médico, para prolongar una vida y, ahora que lo había conseguido, no escuchaba más que críticas (reales o irreales) y enojo por parte del paciente.

Decidimos intentar resolver el conflicto en presencia del paciente, puesto que este era una parte importante del problema. Cuando le explicamos el motivo de nuestra visita, el paciente mostró interés. Comprendimos que le gustaba que lo hubiéramos incluido, que lo consideráramos y tratáramos como a una persona a pesar de su incapacidad para comunicarse. Le expuse el problema pidiéndole que asintiera con la cabeza o que nos diera otro tipo de señal si no quería hablar de ello. Hablaba más con la mirada. Era evidente que le costaba hablar. Buscamos la forma de ayudarlo a comunicarse. El médico, aliviado de compartir su carga, afiló el ingenio y acabó desinflando el tubo del respirador unos minutos cada vez, para que el paciente pudiera decir unas palabras mientras exhalaba. Durante estas entrevistas descargó un torrente de emociones. Insistió en que no tenía miedo a morir, sino a vivir. También mostró empatía con el médico, pero le exigió «que me ayude a vivir ahora que con tanto ahínco ha luchado por sacarme adelante». El paciente sonrió y también lo hizo el médico.

Ahora que los dos podían hablarse, se relajó la presión. Yo reformulé el dilema al que se enfrentaba el médico y el paciente mostró simpatía por él. Le pregunté cuál era la mejor manera de ayudarlo en estos momentos. Describió el pánico creciente que le producía el hecho de no poder comunicarse hablando, escribiendo o por cualquier otro medio. Agradeció esos minutos de colaboración y comunicación, que hicieron las semanas siguientes mucho más llevaderas. En una sesión posterior, me gustó observar que el paciente contemplaba incluso la posibilidad de recibir el alta y que estaba pensando en irse a la Costa Oeste, «si allí puedo conseguir un respirador y a alguien que me atienda».

No hay mejor ejemplo, quizá, de la difícil situación en la que se encuentran muchos médicos jóvenes. Aprenden a prolongar la vida, pero apenas se les brinda formación ni posibilidad de debatir el significado de la palabra «vida». Este paciente se consideraba, con razón, «muerto de cuello para abajo», y lo trágico era que intelectualmente era del todo consciente de su situación, y que no podía mover un dedo. Cuando notaba la presión del tubo y le dolía, no podía decírselo a la enfermera, que, aunque estaba con él las veinticuatro horas del día, no conseguía aprender a comunicarse con él. A veces damos por hecho que «no podemos hacer nada» y nos fijamos más en los dispositivos que en las expresiones faciales del paciente, que pueden decirnos algo más importante que la máquina más eficiente. Cuando el paciente tenía comezón, no podía moverse, rascarse ni soplar. Y entonces se obsesionaba con esto hasta el pánico, hasta «el borde de la locura». La introducción de esta sesión periódica de cinco minutos tranquilizó al paciente e hizo más llevaderas sus molestias.

Esto alivió el dilema del médico y le permitió establecer una relación más sana, sin sentimiento de culpa ni lástima. Cuando comprobó lo tranquilizadoras y reconfortantes que podían resultar unas conversaciones explícitas y directas como aquellas, las prolongó por su cuenta. A nosotros solo nos había usado como una suerte de catalizador destinado a abrir la comunicación entre ellos.

Y yo creo firmemente que está bien que así sea. No me parece útil llamar a un psiquiatra cada vez que peligra la relación médico-paciente, o que un médico no pueda o no quiera hablar de temas importantes con un paciente. Me pareció valiente y una muestra de madurez por parte de este joven médico reconocer sus límites y sus dilemas y buscar ayuda en lugar de evitar el problema y al paciente. Nuestra meta no debe ser contar con especialistas para los pacientes terminales, sino preparar al personal de los hospitales para manejar con soltura esta clase de problemas y buscar soluciones. Estoy segura de que este joven médico sufrirá muchas menos dudas y desasosiego cuando vuelva a enfrentarse a una tragedia como esta. Intentará comportarse como un médico y prolongar la vida, pero también tendrá en cuenta las necesidades del paciente y las discutirá francamente con él. El único motivo por el que este paciente, que seguía siendo una persona, no soportaba vivir era que no podía hacer uso de las facultades que le quedaban. Muchas de estas facultades pueden usarse uniendo esfuerzos, si no nos asusta la mera visión de un individuo tan indefenso y sufriente. Quizá lo que estoy diciendo es que podemos ayudarlos a morir intentando ayudarlos a vivir, en lugar de que vegeten de forma inhumana.

Inicio del curso interdisciplinar sobre la muerte y su antesala

En el otoño de 1965, cuatro estudiantes de Teología del Seminario Teológico de Chicago me pidieron que los ayudara con el proyecto de investigación que habían escogido. Su clase tenía que hacer un trabajo sobre «la crisis en una vida humana», y los cuatro habían concluido que la mayor crisis a la que podía enfrentarse una persona era la muerte. Entonces surgió la pregunta inevitable: ¿cómo se investiga sobre la muerte cuando no hay acceso a los datos, cuando no es posible verificarlos, cuando no se pueden organizar experimentos? Mantuvimos algunas reuniones y decidimos que la mejor forma de estudiar la muerte y su antesala era pedir a los enfermos terminales que fueran nuestros maestros. Observaríamos a pacientes en estado crítico, estudiaríamos sus respuestas y necesidades, evaluaríamos las reacciones de las personas que tenían a su alrededor y nos acercaríamos a los enfermos terminales tanto como ellos nos lo permitieran.

Decidimos entrevistar a un enfermo terminal a la semana siguiente. Acordamos hora y lugar y el proyecto se nos hizo fácil y sencillo. Como los estudiantes no tenían experiencia clínica ni habían coincidido con enfermos terminales en hospitales, esperábamos cierta reacción emocional por su parte. Yo haría la entrevista mientras ellos se colocaban en torno a la cama para observar el proceso. Luego nos retiraríamos a mi oficina y comentaríamos nuestras reacciones y la del paciente. Pensábamos que hacer muchas entrevistas como esta nos permitiría hacernos una idea de la realidad de los enfermos terminales y de sus necesidades, que por otro lado estábamos dispuestos a atender si nos era posible.

No partíamos de ideas preconcebidas ni habíamos leído ningún estudio ni publicación sobre el tema. Queríamos ir con la mente abierta y registrar solo lo que observáramos personalmente tanto en el paciente como en nosotros mismos. Del mismo modo, procuramos no estudiar el historial del paciente, ya que esto también podría diluir o alterar nuestras observaciones personales. No queríamos ir con ideas preconcebidas sobre cómo podían reaccionar los pacientes. Pero sí estábamos dispuestos a estudiar todos los datos disponibles tras anotar nuestras impresiones personales. Esto, pensamos, nos sensibilizaría respecto a las necesidades de los enfermos críticos, mejoraría nuestra capacidad de observación y, esperábamos, insensibilizaría a los estudiantes, que estaban un poco asustados, a lo largo de un número creciente de encuentros con enfermos terminales de distintas edades y procedencias.

Estábamos muy satisfechos con nuestros planes, y hasta unos días más tarde no empezaron a surgir los problemas.

Decidí pedir a médicos de distintos servicios y unidades que me dejaran entrevistar a un enfermo terminal a su cargo. Las reacciones fueron variadas, desde miradas de incredulidad hasta abruptos cambios de tema; y, en resumidas cuentas, no tuve ni una sola oportunidad de acercarme siquiera a un paciente como el que buscaba. Algunos médicos «protegían» a sus pacientes diciendo que estaban muy enfermos, cansados o débiles, o que no eran habladores; otros se negaban rotundamente a participar en semejante proyecto. En su defensa debo decir que tenían razón hasta cierto punto. Yo acababa de empezar a trabajar en ese hospital y nadie había tenido tiempo de conocerme todavía, ni a mí ni mi *modus operandi* ni la clase de trabajo que hacía. No tenían garantías, salvo por mi parte, de que los pacientes no fueran a acabar traumatizados, de que los que no lo sabían no serían informados de la gravedad de su enfermedad. Además, estos médicos no sabían que yo ya había trabajado con enfermos terminales en otros hospitales.

Digo esto para describir su reacción de la forma más objetiva posible. Estos médicos asumían una actitud defensiva cuando se trataba de hablar de la muerte y su antesala, y al mismo tiempo protegían a sus pacientes, querían evitarles una experiencia traumática con una colega a la que aún no conocían, que acababa de incorporarse a sus filas. De repente era como si en aquel enorme hospital no hubiera enfermos terminales. Mis llamadas telefónicas y visitas personales a las distintas unidades fueron en vano. Algunos médicos dijeron amablemente que lo pensarían; otros, que no querían exponer a sus pacientes a un interrogatorio que podía acabar agotándolos. Una enfermera me preguntó, enojada, incrédula, si disfrutaba diciéndole a un chico de veinte años que solo le quedaban dos semanas de vida. Se fue antes de que pudiera explicarle nuestro plan con más detalle.

Cuando por fin tuvimos un paciente, este me recibió con los brazos abiertos. Me invitó a sentarme, y era evidente que estaba deseando hablar. Le dije que ahora no deseaba escucharle, pero que volvería con mis alumnos al día siguiente. No tuve la sensibilidad necesaria para entender su mensaje. Conseguir un paciente era tan difícil que yo quería compartirlo con mis estudiantes. En ese momento no comprendí que, cuando un paciente de esta clase te pide que te sientes ahora, mañana puede ser demasiado tarde. Cuando volvimos a verlo al día siguiente, estaba recostado en la almohada, y la debilidad le impedía hablar. Hizo un débil intento de levantar el brazo y susurró: «Gracias por intentarlo». Murió menos de una hora después, llevándose con él lo que había querido compartir con nosotros y lo que nosotros deseábamos saber tan desesperadamente. Fue nuestra primera lección, la más dolorosa, pero también el comienzo de un curso que empezó como un experimento y acabó siendo toda una experiencia para muchos.

Después de este encuentro, hablé con los alumnos en mi oficina. Sentíamos la necesidad de hablar de nuestra experiencia personal y queríamos ponernos de acuerdo sobre nuestras reacciones para comprenderlas. Este procedimiento se ha mantenido hasta la actualidad. Técnicamente, poco ha cambiado en este sentido. Seguimos viendo a un enfermo terminal una vez por semana. Le pedimos permiso para grabar la conversación y dejamos a su entera discreción el tiempo que debe durar la charla. Hemos cambiado la habitación del paciente por una pequeña sala de entrevistas desde la que se nos puede ver y oír, pero nosotros no vemos al público. De un grupo de cuatro estudiantes de Teología, la clase pasó a tener hasta cincuenta, y esto nos obligó a colocar este sistema de ventana unidireccional.

Cuando sabemos de un paciente que podría estar disponible para el curso, hablamos con él, a solas o con un estudiante, el médico que nos lo envió o el sacerdote del hospital, o los dos. Tras un breve preámbulo, exponemos el objetivo y el momento de nuestra visita de forma clara y concreta. A cada paciente le digo que tenemos un grupo interdisciplinar de personal hospitalario que quiere aprender del enfermo. Subrayamos el hecho de que buscamos información sobre los enfermos terminales. En ese momento, hacemos una pausa y esperamos la reacción, verbal o no, del paciente. Esto solo lo hacemos cuando el paciente nos ha invitado a hablar. He aquí un diálogo típico:

DOCTORA: Hola, señor X. Soy la doctora R. y este es el sacerdote N. ¿Se siente con fuerzas para hablar un poco?
PACIENTE: Sí, claro, siéntense.
DOCTORA: Hemos venido a pedirle una cosa especial. El sacerdote N. y yo estamos trabajando con un grupo de gente del hospital que quiere conocer a los pacientes que están muy graves o terminales. ¿Se siente con ánimos para responder a unas preguntas?
PACIENTE: ¿Por qué no me pregunta y yo ya veo si puedo contestarle?
DOCTORA: ¿Qué tan grave está usted?
PACIENTE: Tengo metástasis por todas partes...

[Otra paciente podría decir: «¿De verdad quiere hablar con una anciana moribunda? ¡Usted es joven y está sana!»].

Otros no se muestran tan receptivos al principio. Empiezan a quejarse de sus dolores, de sus molestias, de su coraje, hasta que acaban compartiendo todo el alcance de su sufrimiento. Y entonces les recordamos que eso es justo lo que queríamos que oyeran los demás, y que si pueden repetirlo más tarde.

Una vez que el paciente acepta, el médico da su permiso y se organizan los trámites, lo llevamos personalmente a la sala de entrevistas. Muy pocos caminan, la mayoría va en silla de ruedas, a unos pocos hay que llevarlos en camilla. Cuando necesitan gotero, también nos lo llevamos. Los familiares no fueron incluidos, aunque a veces se les haya entrevistado después de hablar con el paciente.

En nuestras entrevistas tenemos en cuenta el hecho de que ninguno de los presentes está familiarizado con la historia clínica del paciente. Antes de entrar en la sala de entrevistas, solemos exponer de nuevo el objeto de la entrevista, y en ese momento insistimos en que el paciente tiene derecho a poner fin a la sesión en cualquier momento y por cualquier motivo.

De nuevo describimos el espejo de la pared, el que permite al público vernos y escucharnos, y el paciente suele aprovechar estos momentos de intimidad para confesarnos sus últimos temores e inquietudes.

Una vez en la sala de entrevistas, la conversación fluye con soltura, empezando por información general y siguiendo por inquietudes mucho más personales, como se refleja en entrevistas reales que tenemos grabadas, algunas de las cuales se presentan en este libro.

Después de cada sesión, el paciente vuelve a su habitación, tras lo cual continúa la clase. Los pacientes no esperan en los pasillos. Cuando el entrevistador vuelve al aula, debate el tema con el público. Salen a la luz nuestras reacciones espontáneas, sean apropiadas o irracionales. Hablamos de la reacción emocional o intelectual de cada uno. Analizamos la respuesta del paciente a diferentes entrevistadores y a distintas preguntas y métodos, y finalmente intentamos comprender sus mensajes desde un punto de vista psicodinámico. Estudiamos sus puntos fuertes y débiles, así como los nuestros, en el tratamiento de esta persona determinada, y terminamos recomendando ciertos métodos que esperamos que hagan más cómodos los últimos días o semanas del paciente.

Ninguno de nuestros pacientes ha muerto durante la entrevista. El plazo de sobrevivencia oscila entre doce horas y unos meses. Muchos de nuestros últimos pacientes siguen vivos, y muchos de los que estaban en estado crítico han tenido una remisión y han vuelto a casa. Algunos no han sufrido recaídas y se encuentran bien. Hago hincapié en esto porque estamos hablando de morir respecto a pacientes que, en realidad, no se están muriendo en el sentido clásico del término. Hablamos con muchos de ellos, si no con la mayoría, sobre este hecho porque es algo a lo que se han enfrentan debido a la aparición de una enfermedad que suele ser mortal; nuestra intervención puede producirse en cualquier momento entre el diagnóstico y las horas que preceden inmediatamente a la muerte.

Este debate, como hemos comprobado por experiencia, es muy útil en muchos sentidos. Ha servido para que los estudiantes tomen conciencia de la necesidad de considerar la muerte como una posibilidad real, no solo para los demás, sino también para sí mismos. Ha demostrado ser una forma importante de desensibilización, algo que llega lenta y dolorosamente. Muchos estudiantes que se presentaban por primera vez se iban antes de que terminara la entrevista. Algunos por fin conseguían aguantar una sesión completa, pero no lograban expresar su opinión durante el debate. Algunos de ellos proyectaban toda su ira y coraje sobre otros participantes o sobre la entrevistadora, y, a veces, sobre el paciente. Esto último sucedió solo ocasionalmente. Un paciente asumía la muerte con calma y serenidad; el estudiante, en cambio, se mostraba muy afectado por el encuentro. En esos casos, la conversación ponía de relieve que el estudiante creía que la persona enferma pecaba de falta de realismo o que incluso estaba fingiendo, porque le resultaba inconcebible que alguien pudiera enfrentarse a semejante crisis con tanta dignidad.

Otros participantes empezaban a identificarse con el paciente, sobre todo si era de su misma edad y tenían que abordar el conflicto en el debate... y durante mucho tiempo más tarde. Cuando los miembros del grupo empezaron a conocerse y se dieron cuenta de que nada era tabú, los debates se convirtieron en una especie de terapia de grupo para los participantes, con muchas conversaciones sinceras, apoyo mutuo y, a veces, observaciones y descubrimientos muy dolorosos. Los pacientes no tenían idea de la huella y el duradero efecto que muchas de las conversaciones estaban dejando en muchos y muy distintos alumnos.

Dos años después de la creación de este seminario, se convirtió en un curso reconocido por la Facultad de Medicina y el Seminario de Teología. También contamos con la presencia de muchos médicos visitantes, enfermeras y auxiliares de enfermería, camilleros, asistentes sociales, sacerdotes y rabinos, expertos en terapia inhalatoria y terapeutas ocupacionales, pero solo en raras ocasiones miembros del personal docente del propio hospital. Los estudiantes de Medicina y Teología que siguen el curso como asignatura reconocida con créditos también asisten a una sesión teórica en la que se abordan cuestiones teóricas, filosóficas, morales, éticas y religiosas, y que imparten alternativamente la autora y el sacerdote del hospital.

Todas las entrevistas se graban en cinta y quedan a disposición de estudiantes y profesores. Al final de cada trimestre, los estudiantes escriben un trabajo sobre un tema de su elección. Estos documentos se presentarán en una futura publicación; abarcan desde reflexiones muy personales sobre el concepto y el miedo a la muerte hasta ensayos de alto contenido filosófico, religioso o sociológico sobre la muerte y su antesala.

Para garantizar la confidencialidad, se elabora una lista de todos los asistentes y se modifican los nombres y datos identificativos presentes en todas las grabaciones transcritas.

En dos años, aquel encuentro informal de cuatro estudiantes se ha convertido en un curso al que asisten hasta cincuenta miembros de las profesiones asistenciales. Al principio tardábamos un promedio de diez horas a la semana en obtener el permiso de un médico para pedir una entrevista a un paciente; ahora rara vez nos vemos obligados a buscar pacientes. Nos los envían los médicos, las enfermeras, los asistentes sociales y, quizá lo más alentador, otros pacientes que han asistido al curso y que han contado su experiencia a otros enfermos terminales que a su vez nos piden asistir, a veces para hacernos un favor, otras, para que los escuchemos.

Los enfermos terminales como maestros

Contarlo o no contarlo, esa es la cuestión.

Cuando hablamos con médicos, sacerdotes de hospital y personal de enfermería, nos llama la atención lo mucho que les preocupa el tema de la tolerancia a «la verdad» por parte del paciente. «¿Qué verdad?», solemos preguntar. Enfrentarse a un paciente que acaba de recibir un diagnóstico de malignidad nunca es fácil. Algunos médicos son partidarios de decírselo a los familiares, pero ocultárselo al paciente, para evitar un arrebato emocional. Otros son sensibles a las necesidades de este y saben transmitirle la gravedad de su enfermedad sin arrebatarle toda esperanza.

Yo, personalmente, creo que la cuestión no es esa. La pregunta no debería ser «¿se lo decimos?», sino «¿cómo se lo digo al paciente?». Intentaré explicar esta actitud en las páginas siguientes. Para ello deberé hacer una categorización aproximada de las muchas experiencias que viven los pacientes cuando de pronto adquieren conciencia de la finitud de su vida. Como hemos dicho, el ser humano no está dispuesto a contemplar espontáneamente el fin de su vida en la tierra, y solo de vez en cuando examinará renuente la posibilidad de su propia muerte. Una de esas ocasiones, obviamente, es aquella en que adquiere conocimiento de una enfermedad que puede ser mortal. El solo hecho de decirle a un paciente que tiene cáncer le hace consciente de su posible muerte.

Suele decirse que la gente equipara un tumor maligno a una enfermedad terminal, y que considera sinónimos los dos términos. Esto es más o menos cierto, y puede ser una bendición o una maldición, según cómo se trate al paciente y a su familia en esta situación crucial. El cáncer sigue siendo, para la mayoría de las personas, una enfermedad terminal, a pesar del creciente número de curaciones auténticas y remisiones importantes. Creo que deberíamos adoptar la costumbre de reflexionar sobre la muerte y su antesala de vez en cuando, y mejor si lo hacemos antes de enfrentarnos a ella personalmente. Si no lo hemos hecho así, un diagnóstico de cáncer en nuestra familia vendrá a recordarnos brutalmente nuestra propia finitud. Puede ser una bendición, por lo tanto, utilizar este tiempo de enfermedad para reflexionar sobre la muerte y su antesala en relación con nosotros mismos, con independencia de si el paciente tendrá que aceptar su muerte u obtener un aplazamiento.

Si un médico puede hablar francamente con el paciente sobre su diagnóstico de malignidad sin equipararlo necesariamente con una muerte inminente, estará haciendo un gran servicio. Y al mismo tiempo debe dejar la puerta abierta a la esperanza, es decir, a nuevos medicamentos, tratamientos, posibilidad de nuevas técnicas e investigaciones. Se trata de hacer saber al paciente que no todo está perdido; que no lo abandonará por un diagnóstico determinado; que, al margen del desenlace, esta es una batalla que van a librar juntos —paciente, familia y médico—. Este paciente no temerá sufrir aislamiento, engaño, rechazo, sino que seguirá confiando en la sinceridad de su médico y sabrá que, si hay algo que pueda hacerse, lo harán juntos. Este método también tranquilizará a la familia, que suele sentirse terriblemente impotente en estos momentos. Necesitan que el médico los tranquilice de alguna manera, por medios verbales o no. Les anima saber que se va a hacer todo lo posible, si no para prolongar la vida, sí al menos para reducir el sufrimiento.

Si una paciente acude a consulta con un bulto en el pecho, un médico empático la preparará ante la posibilidad de un tumor maligno y le dirá que una biopsia, por ejemplo, revelará su verdadera naturaleza. También le dirá con tiempo que, si se detecta un tumor maligno, se deberá realizar una intervención quirúrgica más extensa. De esta manera, la paciente tendrá más tiempo para prepararse ante la eventualidad de un cáncer, y estará más dispuesta a aceptar una cirugía más extensa si esta fuera necesaria. Cuando la paciente se despierte en el quirófano, el médico puede decir: «Lo siento, hemos tenido que hacer una cirugía más extensa». Y si la paciente responde: «Gracias a Dios, era benigno», él puede decir simplemente: «Ojalá fuera así», y sentarse en silencio con ella un rato, en lugar de salir corriendo. Esta paciente puede fingir ignorancia durante días. Sería cruel que un médico la obligara a aceptar el hecho cuando ella le está diciendo claramente que aún no está preparada para hacerlo. El hecho de que el médico se lo haya dicho una vez será suficiente para mantener la confianza en él. Esta paciente volverá a llamar a su puerta cuando pueda, cuando esté lo bastante fuerte para aceptar el posible desenlace fatal de su enfermedad.

Otra paciente puede reaccionar diciendo: «Ay, doctor, qué horror, ¿cuánto tiempo me queda de vida?». Entonces el médico puede explicarle lo mucho que se ha avanzado en los últimos años en cuanto a prolongar la esperanza de vida de esa clase de pacientes, y sobre la posibilidad de practicar una nueva cirugía que ha dado buenos resultados; puede decirle francamente que nadie puede saber cuánto tiempo le queda de vida. Creo que nombrar un número concreto de meses o años es la peor forma posible de tratar a cualquier paciente, por fuerte que este sea. Dado que este dato nunca va a ser correcto, y la excepción es la regla en ambos sentidos, no veo motivo alguno para tener en cuenta siquiera esa información. En algunos casos excepcionales, puede ser necesario informar a la persona cabeza de familia de la brevedad de la esperanza de vida del paciente, para que pueda resolver los asuntos pendientes. Creo que, incluso en estos casos, un médico comprensivo y con tacto puede comunicar a su paciente que, mejor que esperar, puede que sea mejor resolver los asuntos pendientes cuando aún tiene tiempo y fuerzas para hacerlo. Este paciente probablemente entenderá el mensaje implícito al mismo tiempo que conservará esa esperanza que debe mantener todo enfermo, incluso aquellos que dicen estar preparados para la muerte. Nuestras entrevistas indican que todos los pacientes mantienen una puerta abierta a la posibilidad de seguir existiendo, y ninguno de ellos ha afirmado en todo momento que ya no tiene ganas de vivir.

Cuando preguntamos a nuestros pacientes cómo se les había informado, descubrimos que todos estaban al tanto de su enfermedad terminal, se lo hubieran dicho explícitamente o no, pero querían que el médico les diera la noticia de una manera aceptable.

Pero ¿qué es una manera aceptable? ¿Cómo sabe un médico qué paciente quiere que se lo digan brevemente, cuál con profusión de detalles científicos, cuál va a preferir evitar el tema por completo? ¿Cómo podemos saberlo, cuando no tenemos la ventaja de conocer lo suficiente al paciente antes de vernos obligados a tomar una decisión como esa?

✳·✢·✳

La respuesta depende de dos factores. El más importante es nuestra propia actitud y capacidad personal de aceptar la enfermedad terminal y la muerte. Si este concepto es un problema grave en nuestra vida, si consideramos la muerte algo terrible, tabú y horrendo, no vamos a poder afrontarlo con calma y de una manera útil para el paciente. Y digo «muerte» con intención, aunque solo se trate de responder a la pregunta de si el tumor es maligno o no. La primera opción siempre se asocia a la muerte inminente, al carácter destructivo de la muerte, y es el que despierta todas las emociones. Si nosotros mismos no podemos afrontar la muerte con serenidad, ¿cómo vamos a poder ayudar al paciente? Y entonces solo esperamos que el paciente no nos haga la pregunta horrenda. Evitamos el tema, hablamos de cosas triviales, del tiempo tan maravilloso que hace afuera, y el paciente sensible nos sigue el juego y habla de la próxima primavera, aunque sea muy consciente de que para él no va a existir. Y entonces estos médicos, cuando se les pregunta, dicen que sus pacientes no quieren saber la verdad, que nunca la piden y que creen que todo está bien. De hecho, les alivia enormemente no verse puestos contra la pared, y no suelen darse cuenta de que son ellos mismos los que han provocado esa reacción en sus pacientes.

Aquellos médicos que, si bien se sienten incómodos con esta clase de conversaciones, no adoptan una actitud tan defensiva, a lo mejor llaman a un párroco o a un sacerdote católico y le piden que hable con el paciente. Puede que les resulte más cómodo traspasar esta difícil responsabilidad a otra persona, lo cual probablemente es mejor que rehuirla por completo. O a lo mejor el tema los desasosiega de tal manera que acaban ordenando explícitamente al personal y al sacerdote que no se lo digan al paciente. El grado de explicitud de esta orden dirá más del desasosiego del médico de lo que este puede estar dispuesto a reconocer.

Otros tienen menos problemas con este tema y encuentran un número mucho menor de pacientes que se muestran reacios a hablar sobre su grave enfermedad. Por las numerosas conversaciones que he mantenido con pacientes sobre dicha cuestión, estoy convencida de que aquellos médicos que necesitan negar la realidad ellos mismos encuentran esta misma negación reflejada en sus pacientes, y que aquellos que son capaces de hablar sobre una enfermedad terminal descubren que sus pacientes son más capaces de aceptarla y asumirla. La necesidad de negación va en proporción directa con la necesidad de negación del médico. Pero eso solo es la mitad del problema.

Hemos comprobado que cada paciente reacciona ante la noticia a su manera, según su personalidad y la actitud que ha manifestado ante la vida anteriormente. Las personas que utilizan la negación como principal mecanismo de defensa recurrirán a ella en mucha mayor medida que otras. Aquellos pacientes que supieron afrontar las situaciones de estrés en el pasado harán lo mismo en la situación presente. Por eso es muy útil intentar conocer a un paciente nuevo, para descubrir sus debilidades y fortalezas. Pongo un ejemplo:

> La señora A., una mujer blanca de treinta años, nos pidió que fuéramos a verla durante su estancia en el hospital. Era una mujer bajita, obesa y de aspecto alegre que nos habló sonriente de su «linfoma benigno», para el que le habían administrado distintos tratamientos, entre ellos cobalto y mostaza nitrogenada, que la mayoría de la gente del hospital conocía por su empleo en tumores malignos. Conocía bien su enfermedad y reconoció prontamente que había leído los libros que hablaban de ella. De repente empezó a sollozar y contó una historia algo patética sobre cómo su médico de cabecera le había contado lo de su «linfoma benigno» tras recibir los resultados de la biopsia. «¿Un linfoma benigno?», repetí yo, dejando entrever cierta duda, y esperé la respuesta en silencio. «Por favor, doctora, dígame si es maligno o benigno», me preguntó, pero, sin esperar respuesta, empezó a contarme la historia de su intento infructuoso de quedar embarazada. Llevaba nueve años soñando con ser madre, se había sometido a toda clase de pruebas y al final había recurrido a orfanatos. Esperaba poder adoptar. La habían rechazado por muchos motivos. Primero, porque solo llevaba casada dos años y medio, y, más tarde, por una posible inestabilidad emocional. No había podido aceptar el hecho de que ni siquiera podía adoptar. Y ahora aquí estaba, en el hospital, donde la obligaban a firmar un papel para someterse a un tratamiento de radioterapia que, según una advertencia explícita, le iba a provocar esterilidad, la iba a incapacitar definitiva e irrevocablemente para ser madre. Esto, aunque había firmado el documento y se había sometido a las pruebas previas a la radio-

terapia, resultaba inaceptable para ella. Le habían marcado el abdomen e iba a recibir la primera dosis a la mañana siguiente. Esta información me indicó que la mujer seguía sin aceptar la realidad. Había hecho la pregunta del tumor maligno, pero no había esperado respuesta. También me habló de su incapacidad para aceptar el hecho de no poder tener hijos a pesar de haber aceptado la radioterapia. Habló largo y tendido, me contó todos los detalles de su deseo incumplido sin dejar de mirarme con la duda pintada en la cara. Le dije que quizá no estaba hablando de su incapacidad para aceptar su esterilidad, sino de su incapacidad para aceptar su enfermedad. Le dije que lo entendía. También le dije que las dos situaciones eran difíciles, pero no irremediables, y me fui tras prometerle que volvería al día siguiente, después de la sesión de radioterapia.

Fue de camino a esta primera sesión cuando confirmó que sabía que tenía un tumor maligno, pero que confiaba en curarse con este tratamiento. Durante las siguientes visitas, que fueron informales, casi de carácter social, alternó entre hablar de bebés y de su tumor maligno. Durante estas sesiones lloraba cada vez más, y acabó abandonando su aspecto alegre. Pidió un «botón mágico» que le permitiera deshacerse de todos sus miedos, que la liberara de la pesada carga que le oprimía el pecho. Estaba muy preocupada por la nueva compañera de habitación que le iban a poner, «muerta de miedo», como ella decía, de que le tocara una enferma terminal. Como el personal de enfermería de su planta era muy comprensivo, les transmitimos este temor, y la compañera acabó siendo una alegre joven que resultó un gran alivio para ella. Además, el personal de enfermería empezó a animarla a llorar cuando quisiera, en lugar de pretender verla sonreír todo el tiempo, y la paciente se mostró agradecida. Sabía decidir con quién podía hablar de su enfermedad y reservaba la charla sobre bebés para los menos dispuestos. El personal del hospital se sorprendió bastante al saber que estaba informada y que era capaz de hablar de su futuro con realismo.

No fue hasta después de unas cuantas visitas muy fructíferas que la paciente me preguntó de pronto si yo era madre y, cuando reconocí que así era, me pidió poner fin a la visita, porque estaba cansada. En las visitas siguientes hizo airados y desagradables comentarios sobre el personal de enfermería, los psiquiatras y otra gente, hasta que por fin reconoció la envidia que le provocaban las personas jóvenes y sanas, pero especialmente yo, que parecía tenerlo todo. Cuando vio que no la rechazaban pese a lo difícil que podía llegar a ser como paciente, empezó a comprender el origen de su ira y la describió sin rodeos como ira contra Dios, por permitirle morir tan joven y tan insatisfecha. El sacerdote del hospital, por suerte, no era un hombre punitivo, sino muy comprensivo, y habló con ella sobre esa ira que sentía en términos muy parecidos a los que yo había empleado, hasta que la ira dio paso a una depresión más profunda y, esperamos, a la aceptación definitiva de su destino. Esta paciente sigue manteniendo hasta hoy esa dicotomía respecto a su principal problema. Un grupo de personas solo ve en ella a una mujer afligida por su incapacidad para tener hijos; para el sacerdote y para mí, esta mujer está hablando del sentido de su corta existencia y de la esperanza que aún conserva (con razón) de prolongarla. En el momento de la escritura de estas líneas, su mayor temor es la posibilidad de que su esposo se case con otra mujer que sí pueda tener hijos, pero entonces reconoce riendo: «Bueno, es un hombre magnífico, pero tampoco es el sah de Persia». Aún no ha resuelto del todo la envidia que le producen los vivos. El hecho de que no necesite mantener su actitud de negación o desplazarla hacia otro problema trágico, pero más aceptable, le permite aceptar mejor su enfermedad.

Otro ejemplo del problema de «contarlo o no contarlo» es el señor D., en cuyo caso nadie sabía si conocía la realidad de su dolencia. El personal del hospital estaba convencido de que el paciente no estaba al tanto de la gravedad de su estado, porque no permitía que nadie se le acercara. No preguntaba nada y, en general, parecía que el personal le temía. Las enfermeras apostaban a que no iba a aceptar la invitación a hablar del asunto conmigo. Me presenté ante él con cautela, temiendo problemas, y le pregunté simplemente: «¿Es muy grave su enfermedad?». «Tengo un cáncer fulminante», contestó. El problema era que nadie le preguntaba nada directamente. Confundían su expresión sombría con una puerta cerrada, cuando, en realidad, era su propio miedo lo que les impedía descubrir lo que él estaba deseando compartir con otro ser humano.

Si un tumor maligno se presenta como una enfermedad incurable, con el consiguiente efecto de «para qué, si de todas formas no hay nada que hacer», lo que nos espera son muy malos momentos para la persona enferma y para quienes la rodean. El paciente sentirá un aislamiento cada vez mayor, una pérdida de interés por parte del médico, una soledad y una desesperanza creciente. Puede deteriorarse rápidamente o caer en una profunda depresión de la que quizá no salga a menos que alguien pueda darle un destello de esperanza.

Las familias de estos pacientes pueden acabar compartiendo esta sensación de tristeza e inutilidad, desesperanza y desesperación, y aportar poco al bienestar del enfermo. Quizá pasen el poco tiempo que queda sumidos en una depresión malsana, en lugar de en esa experiencia enriquecedora que suele obtenerse cuando el médico reacciona como hemos expuesto anteriormente.

Debo señalar que la reacción del paciente no depende solo de cómo se lo diga el médico. Sin embargo, la forma de dar una mala noticia es un factor importante que muchos subestiman, y al que debería darse más importancia en la formación médica y a la hora de supervisar a los médicos jóvenes.

En conclusión, creo que la pregunta no es «¿se lo digo al paciente?», sino «¿cómo se lo digo al paciente?». El médico debe empezar estudiando su propia actitud hacia el cáncer y la muerte, para poder enfrentar estos temas tan serios con serenidad y sin demasiado desasosiego. Deberá prestar atención a aquellas señales del paciente que le van a permitir animarle a aceptar la realidad. Cuantas más personas del entorno del paciente conozcan el diagnóstico de malignidad, antes se hará cargo este de la situación, porque poca gente sabe actuar lo suficiente como para mantener un aspecto alegre que resulte creíble durante mucho tiempo. De todos modos, la mayoría de los pacientes, si no es que todos, lo sabe. Lo notan en el cambio en la atención que los rodea, en cómo se transforma la actitud de la gente hacia ellos, en las voces quedas, en la falta de contacto directo, en el rostro lloroso de un familiar o de ese que sonríe y no puede ocultar lo que siente. Cuando vean que el médico o el familiar no son capaces de hablar de lo que les aqueja francamente, harán como si no supieran y recibirán con los brazos abiertos a cualquiera que quiera hablar de ello, pero al mismo tiempo les permita mantener sus barreras de defensa mientras las necesiten.

Se le informe explícitamente o no, el paciente siempre llegará a saberlo, y puede perder la confianza en un médico que le mintió o no le ayudó a afrontar la gravedad de su enfermedad cuando aún tenía tiempo de resolver sus asuntos.

Compartir esta dolorosa información con un paciente es todo un arte. Cuanto más simplemente se haga, más fácil será para un paciente que va a recordarlo más tarde, aunque no sea capaz de «escucharlo» en ese momento. Nuestros pacientes agradecían cuando se lo decían en privado, en la intimidad de una sala pequeña, en lugar de en el pasillo de una clínica llena de gente.

Algo en lo que todos nuestros pacientes pusieron interés fue la empatía que percibieron, que para ellos era más importante que el drama inmediato de la noticia en sí. Era el hecho de saber que se iba a hacer todo lo posible, que no iban a verse «abandonados», que había tratamiento, que había un destello de esperanza incluso en los casos más avanzados. Si recibe la noticia de esta manera, el paciente seguirá confiando en el médico y tendrá tiempo de completar la secuencia de reacciones, lo cual a su vez le ayudará a aceptar esta nueva y estresante situación vital.

En las siguientes páginas vamos a intentar resumir lo que hemos aprendido de nuestros enfermos terminales en materia de mecanismos de afrontamiento durante una enfermedad mortal.

Capítulo 3

Primera etapa: negación y aislamiento

> El hombre se atrinchera frente a sí mismo.
>
> Rabindranath Tagore, *Pájaros perdidos*, LXXIX

Entre los más de doscientos pacientes moribundos que hemos entrevistado, la reacción inicial de la mayoría ante la noticia de que padecían una enfermedad terminal fue la siguiente: «No, yo no, no puede ser». Esta negación inicial se dio tanto en los pacientes a los que se informó sin rodeos al principio de la enfermedad como en aquellos que llegaron a esta conclusión por su cuenta un poco más tarde sin que nadie les informara explícitamente. Una justificó su reacción describiendo un ritual, como ella lo llamaba, tan costoso como elaborado. Convencida de que habían «confundido» las radiografías, pidió que le confirmaran que su diagnóstico patológico no podía estar listo tan pronto, y que, sin duda, habían asignado su nombre al informe de otra paciente. En vista de que no era posible confirmar esto, se apresuró a pedir el alta para buscar otro médico que, esperaba en vano, «me explique mejor mis problemas». Esta paciente hizo una «comparativa» de médicos, algunos de los cuales la tranquilizaron, mientras que otros le confirmaron la primera sospecha. Se la confirmaran o no, reaccionó de la misma manera; pidió pruebas y más pruebas, sabiendo en parte que el primer diagnóstico era correcto, pero también buscando nuevas evaluaciones con la esperanza de que la primera conclusión hubiera sido errónea, al mismo tiempo que se mantenía en contacto con un médico para disponer de ayuda «en todo momento», como ella decía.

Esta actitud de negación nerviosa tras recibir un diagnóstico es más típica del paciente que recibe la noticia de forma abrupta o prematura por boca de alguien que no lo conoce bien, o que se la da rápidamente, que la «suelta» sin tener en cuenta si el paciente está preparado o no para escucharla. De este mecanismo de negación, al menos parcial, se apoyan casi todos los pacientes, no solo durante las primeras fases de la enfermedad o después de saberlo, sino también, de vez en cuando, más adelante. ¿Quién dijo aquello de «no podemos mirar al sol todo el tiempo, no podemos encarar la muerte todo el tiempo»? Estos pacientes pueden contemplar la posibilidad de su propia muerte por un tiempo, pero luego tienen que apartar la idea de su mente para poder seguir viviendo.

Hago hincapié en esto porque lo considero una forma sana de afrontar la incómoda y dolorosa situación con la que algunos de estos pacientes tienen que convivir durante mucho tiempo. Este mecanismo de negación funciona como un amortiguador tras una noticia inesperada e impactante, y permite al paciente recomponerse y, con el tiempo, movilizar otras defensas menos radicales. Pero esto no significa que más adelante el mismo paciente no vaya a estar dispuesto o incluso deseoso y aliviado de poder sentarse a hablar con alguien sobre su muerte inminente. Esta conversación debe producirse en el momento más conveniente para la persona enferma, cuando esta (¡y no su interlocutor!) esté preparada para mantenerla. También habrá que poner fin a este diálogo cuando el paciente ya no sea capaz de afrontar la realidad y recaiga en su actitud de negación. El momento en que se produzca la conversación es irrelevante. Muchas veces nos acusan de hablar con pacientes graves sobre la muerte cuando el médico considera, con razón, que no se están muriendo. Yo prefiero hablar sobre la muerte y su antesala con los pacientes mucho antes de que esta se produzca, si el paciente indica que desea hacerlo. Una persona más sana y fuerte puede aceptarla mejor y asustarse menos ante la idea de la muerte inminente cuando esta, aún está «a kilómetros de distancia» que cuando la tiene ya «en la puerta», como tan acertadamente expresó una de nuestras pacientes. Y a la familia también le va a resultar más fácil enfrentar estos temas en un momento de salud y bienestar relativos, y ocuparse de la seguridad económica de los hijos y demás cuando la cabeza de familia aún puede desenvolverse. Aplazar esta clase de conversaciones no suele hacerse para favorecer al paciente, sino por nuestra propia necesidad de defensa.

La negación suele ser un mecanismo de defensa temporal que no tardará en ser reemplazado por una aceptación parcial. La negación que se mantiene en el tiempo no siempre es causa de mayor sufrimiento cuando se sostiene hasta el final, cosa que yo sigo considerando una rareza. Entre nuestros doscientos enfermos terminales, solo he conocido a tres que intentaran negar la cercanía de la muerte hasta el último momento. Dos de estas mujeres hablaron brevemente sobre la muerte, pero solo como «una molestia inevitable que, con suerte, llega durante el sueño», y que esperaban que viniera «sin dolor». Después de decir esto, recayeron en su actitud de negación.
La tercera paciente, también una mujer soltera de mediana edad, por lo visto se había pasado casi toda su vida negando la realidad. Tenía un cáncer de mama de tipo ulceroso, visible y grande, pero se negó a recibir tratamiento hasta poco antes de morir. Muy devota de la ciencia cristiana, se aferró a su fe hasta el último día. Aunque negara su enfermedad, supongo que una parte de ella acabó aceptando la realidad, porque se resignó a ingresar en el hospital, y también aceptó, al menos, algunos de los tratamientos que le ofrecieron. Cuando la visi-

té antes de la operación, la describió como «cortar parte de la herida para que cicatrice mejor». También dejó claro que solo quería conocer aquellos detalles de su estancia en el hospital «que no tengan nada que ver con mi herida». Después de varias visitas, me quedó claro que la mujer temía que el personal le dijera algo, lo que fuera, que pudiera echar abajo su mecanismo de negación. Que le hablaran de su cáncer avanzado, por ejemplo. A medida que se debilitaba, su maquillaje se volvía más grotesco. Al principio se aplicaba un discreto pintalabios rojo y colorete, pero el maquillaje se fue haciendo tan vivo y encarnado que acabó pareciendo un payaso. Y a medida que se acercaba el final, su ropa también se hacía cada vez más llamativa y de colores más intensos. Durante sus últimos días evitaba mirarse al espejo, pero seguía aplicándose aquella máscara, como si quisiera cubrir su creciente depresión y aquel rostro que se deterioraba rápidamente. Cuando le preguntábamos si podíamos hacer algo por ella, contestaba: «Vengan mañana». No «déjenme en paz», ni «no me molesten». Dejaba abierta la posibilidad de que mañana fuera el día en que sus defensas se derrumbaran, y entonces habría que ayudarla obligatoriamente. Lo último que dijo fue «Creo que ya no puedo». Murió menos de una hora después.

La mayoría de los pacientes no se aferra a la negación durante tanto tiempo. Pueden hablar un momento de la realidad de su situación y, de pronto, manifestar su incapacidad para seguir contemplándola con realismo. ¿Cómo saber, pues, cuándo un paciente no desea seguir mirando a la cara a la muerte? Puede hablar de temas relevantes que, eso sí, tengan que ver con su vida, contar fantasías importantes sobre la propia muerte o la vida después de esta (lo cual es una negación en sí misma), pero entonces, al cabo de unos minutos, cambiará de tema, casi contradiciendo lo que acaba de decir.

Escucharlo en ese momento puede parecer como escuchar a un paciente que sufre una pequeña dolencia, nada tan serio como una enfermedad mortal. Es entonces cuando intentamos captar las señales y reconocer (ante nosotros mismos) que en este momento el paciente prefiere pensar en cosas más alegres y risueñas. Y entonces le dejamos fantasear con cosas más positivas, por improbables que sean. (Hemos tenido pacientes que fantaseaban con situaciones aparentemente imposibles que —para nuestra sorpresa— se hicieron realidad). Lo que intento subrayar es que todo paciente necesita recurrir a la negación a veces, más al principio de una enfermedad grave que en sus últimos días de vida. Más adelante, esa necesidad va y viene, y el interlocutor sensible y perspicaz la reconocerá y permitirá que el paciente haga uso de sus defensas sin ponerlo ante sus contradicciones. Suele ser mucho más tarde cuando el paciente recurre al aislamiento más que a la negación. Entonces quizá hable de su salud y de su enfermedad, de su mortalidad e inmortalidad, como si fueran hermanas gemelas a las que se permite coexistir, lo cual a su vez le permite afrontar la muerte y conservar la esperanza al mismo tiempo.

En resumen, pues, la primera reacción del paciente puede ser un estado temporal de *shock,* del que se recupera gradualmente. Cuando el estupor inicial se va desvaneciendo y el paciente consigue recomponerse, suele reaccionar diciendo: «No, esto no me puede estar pasando a mí». Puesto que en nuestra mente inconsciente todos somos inmortales, nos resulta casi inimaginable reconocer que también nosotros debemos afrontar la muerte. Dependiendo muy mucho de cómo se informe al paciente, del tiempo que este tenga para reconocer gradualmente el hecho inevitable y de cómo se haya preparado a lo largo de la vida para afrontar situaciones de estrés, abandonará gradualmente su actitud de negación y utilizará mecanismos de defensa menos radicales.

También hemos comprobado que muchos de nuestros pacientes han recurrido a la negación cuando se han encontrado con miembros del personal del hospital que han tenido que utilizar este mecanismo de afrontamiento por motivos personales. Estos pacientes suelen ser selectivos a la hora de hablar de su enfermedad o su inminente fallecimiento con miembros de su familia o del personal del centro, mientras que fingen estar bien con aquellos que no soportan la idea de su muerte. Quizá esta sea la razón de la discrepancia de opiniones respecto a la necesidad del paciente de saber que padece una enfermedad mortal.

El siguiente resumen del caso de la señora K. es un ejemplo de una paciente que utilizó el mecanismo de negación intensivamente durante mucho tiempo, y ejemplifica el modo en que tratamos a esta enferma desde el momento de su ingreso hasta su muerte unos meses después.

La señora K. era una mujer blanca de veintiocho años, católica y madre de dos niños en edad preescolar. Ingresó con una enfermedad hepática terminal. Para mantenerla con vida era imprescindible imponerle una dieta muy determinada y hacer pruebas de laboratorio a diario.

Nos dijeron que dos días antes de ingresar en el hospital había acudido a una revisión en la que le habían dicho que no había esperanza de recuperación. La familia explicó que la paciente «se había derrumbado», pero que una vecina la había tranquilizado diciéndole que siempre había esperanza y animándola a asistir a un templo en el que muchas personas se habían curado. A continuación, la paciente acudió a su párroco en busca de apoyo, pero este le dijo que no acudiera a un curandero.

El sábado, al día siguiente de la revisión, la paciente acudió a ese curandero y «enseguida se encontró de maravilla». El domingo, su suegra la encontró en trance, mientras el esposo estaba trabajando y los niños solos, sin nadie que les diera de comer ni se ocupara de ellos. El esposo y la suegra la llevaron al hospital y se fueron antes de que el médico pudiera hablar con ellos.

La paciente pidió ver al sacerdote del hospital «para darle la buena noticia». Cuando este entró en la habitación, lo recibió exaltada: «Ay, padre, qué maravilla. Me curé. Voy a demostrar a los médicos que Dios me curará. Ya estoy bien». Expresó su pesar por el hecho de que «ni mi propia iglesia comprenda cómo actúa Dios», refiriéndose al consejo que le había dado el sacerdote de no visitar aquel templo.

La paciente era un problema para los médicos. Negaba casi por completo estar enferma y no era responsable con su dieta. A veces se atiborraba hasta el punto de entrar en coma; otras, obedecía las instrucciones. Por este motivo, pidieron una consulta psiquiátrica.

Cuando vimos a la paciente, se encontraba de un humor extrañamente alegre, se reía sin parar y nos aseguró que se encontraba perfectamente. Recorrió toda la unidad visitando a los pacientes y al personal y pidiendo dinero para hacerle un regalo a un médico del hospital en el que tenía una fe inmensa, cosa que parecía indicar que era consciente, al menos en parte, de la gravedad de su enfermedad. Esta mujer representaba un grave problema de gestión del paciente, porque se había vuelto irresponsable con su dieta y su medicamento y porque «no se comportaba como una paciente». Tenía una fe inquebrantable en su salud e insistía en que le confirmaran este extremo.

Una conversación con el esposo lo reveló como un hombre sencillo y poco sentimental que creía sinceramente que para su mujer iba a ser mejor vivir un corto periodo de tiempo en casa con los niños que ver prolongado su sufrimiento con largas estancias en el hospital, un sinfín de gastos y todos los altibajos de una enfermedad crónica. Mostraba poca empatía con ella y separaba eficazmente sus propios sentimientos del contexto de sus pensamientos. Con naturalidad nos explicó que no le era posible llevar una vida familiar estable, porque trabajaba por las noches y los niños no vivían en casa entre semana. Escuchándolo y poniéndonos en su lugar comprendimos que solo esta actitud desapegada le permitía aceptar su actual situación vital. No pudimos transmitirle lo que su mujer necesitaba, que era lo que pretendíamos para que su empatía contribuyera a calmar la necesidad que tenía ella de negar la realidad, y así se mostrara más dispuesta a admitir un tratamiento eficaz. El hombre abandonó la entrevista como si diera por cumplida una tarea necesaria. Era claramente incapaz de cambiar de actitud.

A la señora K. la seguimos visitando en intervalos regulares. Le gustaban estas charlas, en las que hablábamos del devenir diario y le preguntábamos por lo que necesitaba. Se fue debilitando gradualmente y, durante un par de semanas, se limitó a dormitar y a tomarnos de la mano, sin hablar mucho. En adelante, se fue mostrando cada vez más confusa y desorientada. Sufría delirios en los que veía un bonito cuarto lleno de fragantes flores que le traía su esposo. Cuando recuperaba el sentido, intentábamos ayudarla con trabajos manuales, para pasar el rato. Había pasado gran parte de las semanas anteriores sola en una habitación, con la puerta doble cerrada. Pocos miembros del personal pasaban a verla. Pensaban que no podían hacer gran cosa por ella y justificaban su ausencia con comentarios como «está tan desorientada que no se daría cuenta» o «no sabría qué decirle, tiene unas ideas de lo más disparatadas».

Ella notaba ese aislamiento y su creciente soledad, y con frecuencia se le veía descolgar el teléfono «solo para escuchar una voz».

Cuando le pusieron una dieta sin proteína, pasó mucha hambre y perdió mucho peso. Ahí, sentada en la cama, sujetaba las bolsitas de azúcar entre los dedos y decía: «Este azúcar sí me va a matar». Yo me quedaba sentada a su lado, y ella decía cuando me tomaba de la mano: «Qué calientes tiene las manos. Espero que esté conmigo cuando empiece a entrarme el frío». Y sonreía con aire sabio. Lo sabía, y yo en ese momento supe que había renunciado a negar nada. Era capaz de pensar y hablar sobre su muerte, y solo pedía un poco de compañía que la consolara y una última etapa sin pasar mucha hambre. No intercambiamos más que las palabras que mencioné; nos quedamos en silencio un rato y, cuando ya me iba a ir, me preguntó si volvería y si traería a esa maravillosa terapeuta ocupacional que la estaba ayudando a hacer unos trabajos en piel para su familia, «para que tengan algo con lo que recordarme».

El personal de los hospitales —médicos, enfermeras, asistentes sociales o sacerdotes— no sabe lo que se pierde cuando evita a esta clase de pacientes. Si a uno le interesan los comportamientos humanos, los mecanismos de adaptación y defensa que usamos para gestionar estas situaciones estresantes, este es el lugar para aprender sobre ello. Si se sientan a escuchar, si vuelven a ver al paciente que no tiene ganas de hablar en el primer o segundo encuentro, este no tardará en percibir que hay alguien que se preocupa, que se ofrece, que se queda a su lado.
Cuando estén preparados para hablar, se abrirán y comunicarán su sensación de soledad, a veces con palabras, a veces con pequeños gestos o mensajes no verbales. En el caso de la señora K., nunca intentamos derribar su mecanismo de negación, nunca la contradijimos cuando nos decía que estaba bien. Solo le recordamos que, si quería volver a casa con sus hijos, tenía que tomarse su medicacamento y seguir la dieta. Había días en que se atiborraba de alimentos prohibidos, y entonces sufría el doble en los días siguientes. Esto era inaceptable, y así se lo dijimos. Esta era una parte de la realidad que nosotros no podíamos negar con ella. Así que, en cierto modo, implícitamente le estábamos diciendo que se encontraba gravemente enferma. No lo hicimos de forma explícita, porque era evidente que en esa fase de su enfermedad aún no

toleraba la verdad. Solo mucho más tarde —después de varias fases de sopor semicomatoso y retraimiento extremo, y fases de confusión acompañada de delirios sobre el tierno amor de su esposo expresado en las flores— adquirió la fortaleza necesaria para afrontar la realidad de su situación y pedir comida más apetitosa y esa compañía final que intuía que su familia no iba a darle.

Al recordar ahora esta relación tan larga y profunda, estoy segura de que solo fue posible porque ella comprendió que respetábamos su deseo de negar su enfermedad el mayor tiempo posible. Por muchos problemas de gestión que representara, nunca la juzgamos. (Es cierto que para nosotros era mucho más fácil. Nosotros éramos una especie de personal visitante, no debíamos ocuparnos de que siguiera una dieta equilibrada ni estábamos con ella continuamente, acompañándola en todas sus frustrantes experiencias). Seguimos visitándola incluso en los momentos en que se mostraba completamente desorientada y no recordaba ni nuestras caras ni cuál era nuestro objetivo profesional. A la larga es el papel constante y protector del terapeuta que ha sabido gestionar adecuadamente su propio complejo de muerte el que ayuda al paciente a superar la ansiedad y el miedo que le produce la idea de su muerte inminente. Durante sus últimos días en el hospital, la señora K. preguntó por dos personas; una, la terapeuta, con la que apenas hablaba en esos momentos, limitándose a veces a tomarla de la mano y expresando cada vez más indiferencia hacia cosas como la comida, las molestias o el dolor. La otra persona era la terapeuta ocupacional, que la ayudaba a olvidarse de la realidad por un rato y le permitía mostrarse como una mujer creativa y productiva, que hacía objetos que pensaba dejar a su familia, quizá como pequeñas muestras de inmortalidad.

Utilizo este ejemplo para demostrar que no siempre afirmamos explícitamente que el paciente se encuentra en una fase terminal de su enfermedad. Antes intentamos identificar sus necesidades, conocer sus fortalezas y debilidades, detectar los mensajes explícitos o sobreentendidos que nos permiten determinar hasta qué punto aquel desea aceptar la realidad en un momento dado. Esta paciente, excepcional en muchos aspectos, dejó muy claro desde el principio que necesitaba negar la realidad para no volverse loca. Muchos miembros del personal la consideraban claramente psicótica, pero las pruebas realizadas demostraron que, a pesar de las apariencias, su sentido de la realidad estaba intacto. De esto dedujimos que la paciente no lograba aceptar la necesidad de su familia de verla muerta «cuanto antes», que era incapaz de admitir que su final estaba cerca cuando acababa de empezar a disfrutar de sus hijos, y que se aferraba desesperadamente al refuerzo que le daba el curandero, que le aseguraba que disfrutaba de una salud excelente.

Pero otra parte de ella era muy consciente de su enfermedad. No luchó por obtener el alta; es más, se sentía muy cómoda en el hospital. Se había rodeado de muchos objetos familiares, como si fuera a quedarse mucho tiempo. (Nunca abandonó el hospital). También aceptó los límites que establecimos. Comía lo que le decían, con algunas excepciones en forma de excesos. Más tarde reconoció que no podía soportar tantas restricciones y que el sufrimiento era peor que la propia muerte. Los episodios de ingesta excesiva de alimentos prohibidos podrían considerarse una forma de intento de suicidio, en el sentido de que habrían provocado un rápido fallecimiento si el personal no hubiera intervenido tan enérgicamente.

En cierto modo, pues, esta paciente fluctuaba entre negar su enfermedad casi por completo y reiterados intentos de provocarse la muerte. Rechazada por su familia, descuidada o ignorada con frecuencia por el personal del hospital, se convirtió en una figura lastimosa: una joven desaliñada que, desesperadamente sola, se sentaba en la orilla de su cama y se aferraba al teléfono para escuchar una voz. Encontraba un refugio temporal en sus delirios de belleza, flores y ese amor y esos cuidados que no le daban en la vida real. No tenía una base religiosa sólida que la ayudara a sobrellevar aquella crisis y necesitó semanas y meses de acompañamiento, muchas veces callado, para ayudarla por fin a aceptar su muerte sin recurrir al suicidio ni caer en la psicosis.

Nosotros reaccionamos de múltiples maneras. Al principio, con incredulidad total. ¿Cómo podía pretender estar tan sana cuando su ingesta de alimentos era tan limitada? ¿Por qué seguía en el hospital y se sometía a todas esas pruebas si tan convencida estaba de que estaba sana? Pronto nos dimos cuenta de que no podía escuchar esa clase de preguntas y decidimos conocerla mejor hablando de cosas menos dolorosas. El hecho de que fuera una chica joven y alegre, con hijos pequeños y una familia que no la apoyaba, contribuyó a que nos reafirmáramos en el afán de ayudarla a pesar de su sostenida negación de la realidad. Le permitimos negar todo lo que necesitara para su sobrevivencia y nos mantuvimos a su disposición durante toda su estancia en el hospital.

Cuando veíamos que el personal contribuía a mantenerla aislada, solíamos enojarnos con ellos y adoptamos la costumbre de mantener la puerta abierta, aunque en la siguiente visita volvíamos a encontrarla cerrada. Sus peculiaridades nos iban pareciendo menos extrañas e irracionales a medida que nos familiarizábamos con ellas, y por eso nos costaba aún más entender la necesidad de las enfermeras de evitarla. Hacia el final, aquello se convirtió en una cuestión personal, la sensación de compartir un idioma extranjero con alguien que era incapaz de comunicarse con los demás.

Sin duda, nos implicamos mucho con esta paciente, mucho más de lo que suele ser habitual para el personal de un hospital. A la hora de intentar comprender nuestras razones para involucrarnos tanto, también tenemos que añadir que en parte se trataba de expresar nuestra frustración por no haber podido conseguir que la familia brindara su ayuda a esta patética paciente. Quizá expresamos nuestro coraje asumiendo el papel del visitante que consuela, ese que habíamos esperado que adoptara el esposo. Y, quién sabe, quizá esa necesidad de extremar el esfuerzo en tales circunstancias fuera la manifestación de un deseo inconsciente de no vernos rechazados algún día si el destino nos tenía reservado algo similar. Porque se trataba de una mujer joven con dos hijos pequeños; en retrospectiva, empiezo a preguntarme si no me mostré demasiado dispuesta a apoyar su afán en negar la realidad.

Esto demuestra la importancia de examinar con más detalle nuestras reacciones cuando trabajamos con pacientes, porque siempre se reflejarán en el comportamiento de estos y pueden influir considerablemente en su bienestar o malestar. Si somos capaces de observarnos sinceramente, esta actitud puede ayudarnos a crecer y a madurar. No hay mejor trabajo para lograr esto que el trato con enfermos graves, ancianos o terminales.

Capítulo 4

Segunda etapa: ira

Leemos mal el mundo y decimos que nos engaña.

Rabindranath Tagore, *Pájaros perdidos*, LXXV

Si ante una noticia catastrófica reaccionamos diciendo: «No, esto no puede ser verdad, no, no tiene que ver conmigo», esto tiene que dar paso a una nueva reacción, cuando por fin comprendamos: «Ah, sí, soy yo, no fue un error». Por suerte o por desgracia, muy pocos pacientes son capaces de mantener una realidad paralela en la que están bien de salud hasta que se mueren.

Cuando la primera fase de negación ya no se sostiene, lo que le sigue es un sentimiento de ira, coraje, envidia y rencor. Y entonces la siguiente pregunta lógica es «¿Por qué yo?». Pues, como dijo uno de nuestros pacientes, el doctor G.: «Supongo que la mayoría de las personas que se encuentran en mi situación mira a alguien más y dice: "¿Y por qué no le sucedió a ese?", y a mí la idea me ha pasado por la cabeza varias veces... Por la calle iba un señor mayor al que conozco desde que era pequeño. Tenía ochenta y dos años, y a nuestros ojos mortales diríamos que su presencia en este mundo ya no sirve para nada. Tiene reuma, cojea, está sucio; vaya, no es la clase de persona que nadie aspira a ser. Y entonces me sobresaltó la idea: "¿Por qué no es el viejo George en lugar de mí?"» (extracto de la entrevista al doctor G.).

Esta etapa de ira, a diferencia de la de negación, es muy poco llevadera desde el punto de vista de la familia y del personal hospitalario. Esto es así porque esta ira se desplaza en todas las direcciones y se proyecta sobre el entorno a veces casi aleatoriamente. Los médicos son unos incompetentes, no saben qué pruebas pedir ni qué dieta prescribir. Mantienen a los pacientes ingresados demasiado tiempo o no respetan sus deseos cuando piden privilegios especiales. Permiten que les metan en la habitación a una persona terriblemente enferma, con todo el dinero que pagan por disfrutar de un poco de intimidad y descanso, etc. A las enfermeras las convierten en blanco de su ira con aún más frecuencia. Estas no hacen nada bien. Si suena el timbre salen de la habitación al instante. En el momento en que empiezan a redactar el informe para el siguiente turno de enfermería, se enciende la luz. Cuando se molestan en sacudir las almohadas y tienden la cama, las acusan de no dejar en paz al paciente. Y cuando sí la dejan, se enciende la luz para que vayan a disponer la cama más cómodamente. A los familiares que van de visita se les recibe sin alegría ni emoción, y el encuentro acaba siendo patético. Y entonces estos reaccionan con tristeza y llanto, culpa o vergüenza, o dejan de visitar al paciente, que a su vez muestra aún más incomodidad y enojo.

El problema es que poca gente se pone en la piel del paciente, poca gente se pregunta de dónde viene toda esa ira. Quizá nosotros también nos enfadaríamos si todas nuestras actividades se vieran interrumpidas de una forma tan prematura; si tuviéramos que dejar que otros acabaran todos los edificios que hemos empezado; si hubiéramos ahorrado el dinero que hemos ganado con tanto esfuerzo para disfrutar de unos años de descanso y placer, viajar y dedicarnos a nuestros pasatiempos, solo para acabar descubriendo que «esto no va a ser para mí». ¿Qué otra cosa podríamos hacer con nuestra ira, sino descargarla sobre la gente que probablemente va a disfrutar de todo eso? Gente que se afana a nuestro alrededor, recordándonos constantemente que nosotros ya no podemos ni mantenernos en pie. Gente que pide pruebas molestas, que prolonga nuestra estancia en el hospital, con todas sus limitaciones, restricciones y gastos, y que al final del día puede irse a su casa a disfrutar de la vida. Gente que nos dice que no nos movamos, para no tener que reiniciar el gotero, ¡cuando nos estamos volviendo locos, nos morimos por hacer algo que nos permita saber que seguimos funcionando en algún nivel!

En esos momentos, allá donde mire, el paciente solo encontrará agravios. Prenderá la televisión y se encontrará con un grupo de alegres jóvenes ofreciendo algunos de esos bailes tan modernos que tanto le molestan, cuando él sufre dolor o se ve limitado en cada movimiento. Verá una película del Oeste en la que matan a la gente a sangre fría mientras otros espectadores siguen bebiéndose su cerveza. Los comparará con su familia o con el personal que lo atiende. Escuchará noticias que solo hablan de destrucción, guerra, incendios y tragedias, cosas que suceden en lugares lejanos, indiferentes a la lucha y la odisea de una persona que pronto será olvidada. Y entonces este paciente decide asegurarse de que será recordado. Alza la voz, pide, se queja, exige atención, tal vez como último clamor enérgico: «Estoy vivo, no lo olviden. Me están oyendo, ¡aún no estoy muerto!».

Un paciente al que se respeta y comprende, al que se presta atención y algo de tiempo, pronto bajará la voz y moderará sus airadas exigencias. Sabrá que tiene un valor como ser humano, que se le cuida, que se le permite funcionar al máximo nivel posible mientras pueda. Se le escuchará sin necesidad de berrinches, recibirá a las visitas sin tocar el timbre cada dos minutos, porque pasar a verlo no será un deber, sino un placer.

Lo trágico quizá sea que no nos paramos a pensar en las razones de la ira del paciente, que nos lo tomamos como algo personal, cuando fundamentalmente no tiene nada o poco que ver con las personas sobre las que descarga su ira. Sin embargo, cuando el personal del hospital o la familia reaccionan personalmente a esta ira, y por lo tanto responden con aún más coraje, esta a su vez alimenta la hostilidad del paciente. Pueden acabar por evitar al enfermo y abreviar las visitas o las rondas, o defender su postura enganchándose en discusiones innecesarias, porque no saben que muchas veces el tema es completamente irrelevante.

Un ejemplo de enojo racional provocado por la reacción de una enfermera es el caso del señor X. Este paciente llevaba varios meses en cama y acababan de permitirle estar sin el respirador unas horas al día. Había llevado una vida muy activa y le había costado mucho verse tan limitado. Era muy consciente de que tenía los días contados, y solo deseaba que le cambiaran de postura continuamente (estaba paralizado hasta el cuello). Rogó a la enfermera que no le pusiera nunca las barreras, que le recordaban a un ataúd. La enfermera, que se mostraba muy hostil con el paciente, aceptó mantener siempre las barreras bajadas. Esta enfermera privada se enojaba mucho si la molestaban cuando estaba leyendo, y sabía que él no hablaría mientras se respetara su deseo.

En la última visita que hice al señor X., encontré enloquecido a este hombre habitualmente tan circunspecto. Le repetía a la enfermera: «Me mintió», mientras la miraba con incredulidad y coraje. Le pregunté el motivo de este arrebato. Intentó decirme que la enfermera le había subido las barreras en cuanto él le había pedido que lo enderezara en la cama, para poder sacar las piernas «una vez más». La enfermera interrumpió varias veces esta conversación para, no menos enojada, explicar su versión de la historia, que consistía en que había tenido que subir las barreras para ir a pedir ayuda y así atender la petición del paciente. Siguió una acalorada discusión en la que la ira de la enfermera quedó perfectamente expresada en la siguiente frase: «Si las hubiera dejado bajadas, se habría caído de la cama y se habría abierto la cabeza».

Si volvemos a analizar este incidente para intentar comprender las reacciones en lugar de juzgarlas, comprenderemos que sentarse en un rincón a leer un libro de bolsillo e intentar tener callado al paciente «a toda costa» también era un intento de evitación por parte de la enfermera. Le incomodaba profundamente tener que atender a un enfermo terminal y nunca lo miraba a la cara voluntariamente, ni intentaba dialogar con él. Estaba en la misma habitación porque era su «deber», pero emocionalmente no podía mantenerse más alejada de él. Para ella era la única forma de hacer aquel trabajo. Deseaba su muerte («se habría abierto la cabeza») y le ordenaba explícitamente que no se moviera, que se quedara acostado y sin hablar en la cama (como si ya estuviera en el féretro). Se indignaba cuando él pedía que lo moviera, algo que para él era una señal de que seguía vivo, y algo que ella le negaba. Era evidente que le aterraba tanto la cercanía de la muerte que tenía que defenderse de ella con mecanismos de evitación y aislamiento. Su deseo de que el paciente no hablara ni se moviera no hacía sino agravar el miedo de este a la inmovilidad y a la muerte. Estaba incomunicado, solo, aislado y totalmente indefenso en su dolor y con una ira creciente. Cuando vio que la respuesta a su última exigencia era una limitación inicialmente más severa (el encierro simbolizado en las barreras levantadas), ese coraje hasta entonces latente había dado paso a aquel incidente tan desafortunado. Si la enfermera no se hubiera sentido tan culpable por su deseo de destrucción, probablemente habría mostrado una actitud menos defensiva y contestataria, habría evitado el incidente y permitido al paciente expresar sus sentimientos y morir de una forma un poco más agradable unas horas después.

Menciono estos ejemplos para resaltar la importancia de tolerar la ira racional o irracional del paciente. Y esto, por supuesto, solo podemos hacerlo si no tenemos miedo y no nos ponemos a la defensiva como consecuencia. Tenemos que aprender a escuchar a nuestros pacientes y, a veces, incluso a aceptar cierto grado de ira irracional, porque sabemos que el alivio que sienten al expresar su coraje les ayudará a aceptar mejor sus últimas horas de vida. Pero, para hacer esto, primero debemos aceptar nuestro propio miedo a la muerte, nuestro propio deseo de destrucción, y comprender nuestros mecanismos de defensa, que pueden ir en detrimento de los cuidados que dispensamos al paciente.

Otro paciente problemático es el hombre que siempre ha llevado las riendas y que reacciona con coraje e ira cuando se ve obligado a renunciar a ese poder. Recuerdo ahora al señor O., que ingresó en el hospital con linfoma de Hodgkin, cuya causa, según él, eran sus malos hábitos alimentarios. Era un empresario rico y próspero que nunca había tenido problemas con la comida ni se había visto obligado a hacer dieta para adelgazar. Su versión de los hechos era muy poco realista, pero él insistía en que él y solo él era el causante de aquella «dolencia». Se mantenía en la negación a pesar de la radioterapia y de todos sus conocimientos e inteligencia. Decía que estaba en su mano levantarse y abandonar el hospital en el momento en que decidiera empezar a comer más.

Un día, su mujer se presentó en mi oficina con lágrimas en los ojos. Ya no aguantaba más, dijo. El hombre siempre había sido un tirano que ejercía un control estricto sobre sus negocios y su vida familiar. Ahora que estaba ingresado, se negaba a informar a nadie de las medidas que debían tomarse en su trabajo. Cuando ella lo visitaba, se enojaba con ella y, cuando ella intentaba darle algún consejo o le preguntaba algo, reaccionaba de manera dramática. La señora O. nos pidió que la ayudáramos a manejar a aquel hombre dominante, exigente, controlador, incapaz de aceptar sus limitaciones y poco dispuesto a informar de algunas de las realidades que debían saberse.

Poniendo como ejemplo la necesidad que tenía él de culparse a sí mismo de «su debilidad», hicimos ver a la señora que su esposo necesitaba llevar las riendas en todo momento, y planteamos que ella le permitiera sentir que estaba al mando en un momento en que él había perdido el control sobre gran parte de su mundo. Y ella así lo hizo. Siguió acudiendo a verlo a diario, pero llamando antes para preguntarle a qué hora quería que fuera y cuánto tiempo debía durar la visita. En cuanto él empezó a fijar la hora y duración de las visitas, estos encuentros se hicieron tan breves como agradables. Además, ella dejó de darle consejos sobre lo que debía comer y con qué frecuencia debía levantarse de la cama, y los reformuló mediante esta clase de comentarios: «Yo creo que solo tú puedes decidir cuándo puedes empezar a comer esto y lo otro». Pudo volver a comer, pero solo una vez que el personal y la familia dejaron de decirle lo que tenía que hacer.

El personal de enfermería empleó el mismo método: le permitió decidir los horarios de suero, cambio de sábanas, etcétera, y —cosa quizá no tan sorprendente— él escogió aproximadamente los mismos momentos del día que se observaban antes, y sin que surgieran conflictos ni problemas. Su mujer y su hija disfrutaban más de las visitas y también se enojaban menos, y se sentían menos culpables por las reacciones que a ellas mismas les provocaba este esposo y padre gravemente enfermo, con el que ya había sido difícil convivir cuando estaba bien, pero que se había vuelto casi insoportable cuando se había visto obligado a perder las riendas de su entorno.

Para un orientador, psiquiatra, sacerdote o demás miembros del personal, estos pacientes son los más difíciles, porque nosotros solemos ir con el tiempo contado y estamos muy ocupados. Cuando por fin tenemos un momento para visitar a pacientes como el señor O., nos dicen: «Ahora no, venga luego». Y entonces nos resulta fácil olvidarnos de ellos, dejarlos de lado; porque es su problema. Han tenido su oportunidad y a nosotros no nos sobra el tiempo. Pero es que son pacientes como el señor O. los que se sienten más solos, no solo porque son difíciles, sino porque empiezan rechazándonos, y al final solo aceptan si se hace a su manera. En ese sentido, el millonario próspero y controlador es quizá el más pobre en estas circunstancias, porque va a perder esas mismas cosas que le hacían la vida tan cómoda. Al final todos somos iguales, pero los señores O. no pueden reconocerlo. Luchan hasta el final, y con frecuencia pierden la oportunidad de acabar aceptando humildemente el desenlace final que es la muerte. Provocan rechazo e ira, pero son los más desesperados.

La siguiente entrevista es un ejemplo de la ira de la enferma terminal. La hermana I. era una joven monja que había vuelto a ingresar con linfoma de Hodgkin. Lo que sigue es una transcripción de una conversación entre el sacerdote, la paciente y yo durante su undécima estancia en el hospital.

La hermana I. era una paciente iracunda y exigente que provocaba rechazo afuera y adentro del hospital por su comportamiento. Cuanta más autonomía perdía, más difícil resultaba tratarla, sobre todo para el personal de enfermería. Durante su estancia en el hospital, adoptó la costumbre de caminar por las habitaciones de los pacientes más graves para preguntarles por lo que necesitaban. Y luego se plantaba frente al puesto de control de enfermería y exigía atención para esos pacientes, un comportamiento que las enfermeras consideraban una intromisión improcedente. Como ella misma estaba bastante enferma, no la amonestaban por su conducta, pero expresaban su desagrado abreviando sus visitas a su habitación y evitando el contacto con ella. La situación parecía ir de mal en peor, y cuando llegamos nosotros, notamos un alivio generalizado al saber que otras personas iban a hacerse cargo de la hermana I. A ella le preguntamos si quería venir al curso a hablarnos de lo que estaba pensando y sintiendo. Se mostró muy dispuesta a complacernos; la siguiente conversación tuvo lugar unos meses antes de su muerte.

SACERDOTE: Bueno, esta mañana ya hablamos un poco del objetivo de la charla. Usted sabe que a los médicos y a las enfermeras les preocupa saber cómo reaccionar más eficazmente ante los enfermos graves. No digo que se haya convertido usted en parte del paisaje, pero ya la conoce mucha gente. Íbamos andando por el pasillo, no habríamos recorrido más de veinte metros, y ya se habían parado a saludarnos cuatro miembros del personal.
PACIENTE: Justo antes de que llegaran ustedes, una limpiadora que estaba encerando el suelo se asomó por la puerta solo para saludarme. Yo no la conocía para nada. Me pareció extraordinario. Me dijo: «Solo quería ver cómo era usted [risas], porque no sé...».
DOCTORA: ¿Quería ver a una monja que estaba en el hospital?
PACIENTE: O a una monja que estaba en la cama, o a lo mejor me había oído o visto en el pasillo y tenía ganas de hablar, pero luego decidió que no debía perder el tiempo. No sé, es la sensación que me dio. Lo que me dijo fue «Solo quería saludarla».
DOCTORA: ¿Cuánto tiempo lleva usted internada? Solo para hacernos una idea de los acontecimientos.
PACIENTE: Esta vez van a ser casi once días.
DOCTORA: ¿Cuándo la ingresaron?
PACIENTE: El lunes por la noche, hace dos semanas.
DOCTORA: Pero usted ya había pasado por aquí.
PACIENTE: Este es mi undécimo ingreso.
DOCTORA: Once ingresos, ¿desde cuándo?
PACIENTE: Desde 1962.
DOCTORA: ¿Desde 1962 ingresó en el hospital once veces?

Paciente: Sí.
Doctora: ¿Por la misma enfermedad?
Paciente: No. El diagnóstico fue en 1953.
Doctora: Ajá. ¿De qué la diagnosticaron?
Paciente: De linfoma de Hodgkin.
Doctora: Linfoma de Hodgkin.
Paciente: Pero en este hospital hay una máquina de radioterapia de alta energía que en nuestro hospital no tienen. Aun así, cuando me ingresaron se habló de si el diagnóstico de hacía años había sido correcto. Vi al médico de aquí y en cinco minutos confirmamos que sí, que tenía lo que yo decía.
Doctora: ¿Que era linfoma de Hodgkin?
Paciente: Sí. En cambio, otros médicos que vieron las imágenes dijeron que no. La última vez que me ingresaron, tenía una erupción por todo el cuerpo. No una erupción, llagas, porque me rascaba por la comezón. La verdad es que estaba cubierta de llagas. Me sentía como una leprosa, y creían que lo mío era un problema psicológico. Yo les dije que tenía un linfoma de Hodgkin y pensaron que ese era el problema psicológico, que me empeñaba en lo del Hodgkin. Cuando ya no palpaban esos nódulos que antes sí me habían encontrado, pero donde yo vivo me los habían controlado con radioterapia. Y me dijeron que en ese momento ya no lo tenía. Yo les dije que sí, porque yo me notaba igual que antes. Y él me dijo: «¿A usted qué le parece?». Y yo: «Yo creo que todo esto es por el linfoma de Hodgkin». Y él me contestó: «Pues tiene usted toda la razón». En ese momento me devolvió mi autoestima. Supe que aquí había encontrado a alguien que iba a colaborar conmigo en esto, que no iba a intentar que creyera que, en realidad, no estaba enferma.

DOCTORA: ¿En el sentido de que...? [Fragmento ininteligible]. Bueno, era psicosomático.

PACIENTE: Sí, bueno, fue muy inteligente pensar que mi problema era ese, que pensaba que tenía linfoma de Hodgkin. Era porque no me encontraban los nódulos del abdomen, cuando en un venograma se ven enseguida, y con una placa normal o con un palpado, no. Fue mala suerte, pero yo tenía que pasar por eso, no hay más que hablar.

SACERDOTE: Pero para usted fue un alivio.

PACIENTE: Ah, sí, claro que es un alivio, porque el problema de estar enferma emocionalmente no iba a poder resolverse hasta que pudiera demostrar que estaba enferma físicamente. Ya no podía hablar de ello con nadie ni me sentía comprendida, porque a mí me parecía que no creían que estuviera enferma. Ya me entiende, casi que tenía que esconderme las llagas, y me lavaba la sangre de la ropa lo mejor que podía. No me sentía aceptada. Creo que pensaban que lo que tenía que hacer era resolver mis problemas personales.

DOCTORA: ¿Usted es enfermera de profesión?

PACIENTE: Sí.

DOCTORA: ¿Dónde trabaja?

PACIENTE: En el Hospital S. T. Y en aquel momento, cuando empezó todo esto, me acababan de relevar de mi cargo de jefa del Servicio de Enfermería. Había hecho seis meses de posgrado, y entonces decidieron que volviera a la universidad para volver a impartir clases de Anatomía y Fisiología, pero yo les dije que no podía. Porque ahora la Química y la Física las habían combinado, y yo había hecho el último curso de Química hacía diez años, y ahora la Química no tiene nada que ver. Así que ese verano me metieron en un curso de Química Orgánica y lo suspendí. Fue la primera vez que suspendí un curso en toda mi vida. Y ese año murió mi padre, y el negocio se disolvió, porque los tres chicos no se ponían de acuerdo sobre quién iba a llevarlo, y la cosa se acrecentó hasta un punto que yo no creía que fuera posible en una familia. Y luego quisieron que vendiera mi parte. A mí me había hecho mucha ilusión ya solo el hecho de heredar una parte del negocio familiar, pero entonces fue como si yo ya no contara para nada en ningún sentido, que me podían sustituir en mi trabajo, que tenía que tomar un trabajo de profesora para el que no me sentía preparada. Yo veía que tenía muchos problemas psicológicos, y luego durante todo el verano se produjo esta situación, y en diciembre, cuando tuve la fiebre y los escalofríos y empecé a dar las clases, me resultó tan difícil y me puse tan enferma que tuve que pedir de verdad cita con un médico. Ni siquiera después de esta vez he vuelto al médico. Yo lo intentaba todo. Quería confirmar que los síntomas eran objetivos, debía tener suficiente fiebre para no tener que convencer a nadie. Antes de que pudieran ocuparse de mí.

DOCTORA: Esto es muy distinto de lo que nos cuentan habitualmente. Normalmente, el paciente prefiere negar su enfermedad. Pero usted tenía que demostrar que estaba enferma físicamente.

PACIENTE: Es que, si no, no conseguía que me atendieran, y entonces llegó a un punto en que necesitaba... necesitaba por todos los medios tener libertad para poder acostarme cuando me encontrara mal. Así que fingía y seguía...

DOCTORA: ¿No consigue que la atiendan..., que la atiendan profesionalmente cuando tiene un problema psicológico? ¿O creen que no tiene ningún problema psicológico?

PACIENTE: Creo que lo que intentaron fue tratarme desde el punto de vista sintomático. No me negaban una aspirina, pero a mí me parecía que nunca llegaría al fondo del asunto si no lo descubría,[1] y entonces fui a ver a un psiquiatra. Y el psiquiatra me dijo que tenía una enfermedad psicológica porque llevaba mucho tiempo con una enfermedad física. Y me trató de la enfermedad física. Insistió en que me saliera de trabajar, que tenía que hacer al menos diez horas de reposo al día. Me dio vitaminas en dosis muy altas. El que quería tratarme psicológicamente era el médico de cabecera. El psiquiatra me dio un tratamiento médico.

DOCTORA: Qué extraño es el mundo, ¿no?

PACIENTE: Sí. Y el miedo que yo tenía de ver a un psiquiatra. Pensé que el psiquiatra me iba a crear otro problema, pero no. Él hizo que dejaran de acosarme, porque cuando consiguieron que fuera a verlo, se tranquilizaron. Y fue una farsa, porque me dio justo el tratamiento que yo necesitaba.

SACERDOTE: El médico de cabecera.

PACIENTE: Y a todo esto me habían dado radioterapia. Él me estaba dando medicamento, pero pensaron que tenía colitis y la suspendieron. El radiólogo decidió que mis dolores abdominales eran colitis. Y entonces la suspendieron. Algo hicieron, pero no me dieron lo suficiente para erradicar los síntomas lenta e insidiosamente, que es lo que yo habría hecho. Pero es que ellos no podían verlos, los nódulos ellos no los palpaban, ellos se guiaban por dónde me dolía.

DOCTORA: O sea, resumiendo, para aclarar un poco, lo que dice usted es que, cuando le diagnosticaron el Hodg-

---

[1]. Acusaban a la paciente de fingir, cuando ella estaba convencida de que los distintos síntomas que padecía se debían a una enfermedad física. Para comprobar si tenía razón, acudió a un psiquiatra que confirmó su teoría.

kin, usted también tenía muchos problemas más. Su padre murió por esa época, el negocio familiar estaba en vías de disolución y le habían pedido que renunciara a su parte. En el trabajo le asignaron una tarea que no le gustaba.

PACIENTE: Sí.

DOCTORA: Y la comezón, que es un síntoma bien conocido de linfoma de Hodgkin, ni siquiera creían que formara parte de la enfermedad. La consideraban un problema psicológico. Y su médico de cabecera la trataba como un psiquiatra, y su psiquiatra, como un médico de cabecera.

PACIENTE: Sí, y al final me abandonaron. Dejaron de intentar ayudarme.

DOCTORA: ¿Por qué?

PACIENTE: Pues porque me negaba a aceptar el diagnóstico, lo que querían era que entrara en razón.

DOCTORA: Claro. ¿Y cómo aceptó el diagnóstico de linfoma de Hodgkin? ¿Qué significó para usted?

PACIENTE: Pues cuando... A ver, yo me lo diagnostiqué a mí misma cuando me lo noté, y entonces busqué información y se lo dije al médico, y él me dijo que no empezara pensando lo peor. Pero es que, cuando vino a decírmelo después de operarme, pensé que no me quedaba más de un año de vida. No me encontraba muy bien, pero lo olvidé y pensé, bueno, yo voy a vivir todo lo que pueda. Pero desde 1960, cuando empezaron todos los problemas, la verdad es que nunca he estado bien. Y a ciertas horas del día me encontraba muy mal. Pero ahora ya lo aceptan, y nunca me han hecho sentir que no creyeran que estaba enferma. Y en casa nunca me han dicho nada. Volví a ver al mismo médico que había suspendido la radio y eso, y él nunca me ha dicho nada, menos cuando volvieron a salirme los nódulos, y en ese momento él estaba de vacaciones, y entonces se lo dije cuando volvió. Este me parecía sincero. Otros me decían irónicamente que nunca había tenido linfoma de Hodgkin, que los nódulos que me habían salido debían de ser de base inflamatoria. Lo decían irónicamente, como diciendo «nosotros somos los expertos, nosotros decidimos». Este, al menos, era sincero, o sea, que él siempre esperó a contar con una prueba objetiva. Y el médico de aquí me dijo que recordara que el hombre aquel había visto a lo mejor cinco de esos en su vida, y que no hay dos iguales. La verdad es que a mí me cuesta entender estas cosas. Así que este está siempre llamando aquí y preguntándole al médico por las dosis y eso. Me da miedo que me siga tratando mucho tiempo, porque yo no lo veo competente. Porque si yo no hubiera seguido viniendo aquí, creo que ya no estaría viva. Fue porque nosotros no tenemos los mismos servicios, y también porque él no entiende de ese tipo de medicamentos. Él va probando con cada paciente, cuando aquí lo han probado con cincuenta antes que conmigo.

DOCTORA: ¿Y para usted qué significa ser tan joven y tener una enfermedad que va a acabar llevándola a la muerte, a lo mejor dentro de poco tiempo?

PACIENTE: Tan joven no soy. Tengo cuarenta y tres años. ¿Cree que eso es ser joven?

DOCTORA: Usted es quien tiene que creerlo. [Risas].

SACERDOTE: ¿Por usted o por nosotros?

DOCTORA: Por mí.

PACIENTE: Si alguna vez lo creí, ahora ya no, porque, por ejemplo, el verano pasado, que estuve aquí todo el verano, vi morir de leucemia a un niño de catorce años. Vi morir a un niño de cinco. Me pasé todo el verano con una niña de diecinueve que tenía muchos dolores y que estaba desesperada. Y que no podía estar en la playa con sus amigos. Yo he vivido más que ellos. No digo que crea haber logrado nada. Yo no quiero morir, me gusta la vida. No es eso, es que tuve pánico un par de veces, cuando pensé que no tenía a nadie o que no iba a venir nadie. O sea, a veces, con dolores muy fuertes y así. No molesto a las enfermeras pidiéndoles cosas que puedo hacer yo misma, y creo que con eso conseguí que no vean cómo estoy de verdad. Porque no entran a preguntarme. Porque me caería muy bien un masaje en la espalda, de verdad, pero es que conmigo no vienen a cada rato para hacerme lo que les hacen a otros pacientes a los que sí consideran enfermos. Yo no puedo darme un masaje en la espalda yo misma. Saco la cobija y bajo la cama con la manivela. Hago todo lo demás sola, y a veces tengo que hacerlo despacio y me duele. Creo que estoy bien con eso. Pero por eso no, creo que no... Pienso, durante horas..., pienso que, si algún día tengo una hemorragia o entro en *shock*, me encontraría la persona de limpieza, no las enfermeras. Porque ellas solo entran a darme la pastilla; me dan la pastilla dos veces al día, a menos que pida una para el dolor...

DOCTORA: Y todo eso ¿cómo la hace sentir?

PACIENTE: ¿Cómo?

DOCTORA: ¿Cómo la hace sentir eso?

PACIENTE: Pues no tengo problema, menos cuando los dolores eran muy fuertes o no podía levantarme y nadie se ofrecía a atenderme. Podría pedirlo, pero creo que no debería tener que hacerlo. Creo que deberían saber cómo están sus pacientes. Yo no pretendo ocultar nada, pero tú haces sola todo lo que puedes, otra vez pagas un precio por ello y mira, a veces estuve muy mal, cuando —por la mostaza nitrogenada y cosas así— tuve mucha diarrea, y nadie vino nunca a ver las heces ni a preguntarme si me había levantado diez veces. Yo tengo que decirles a las enfermeras los problemas. Que he hecho diez deposiciones, por ejemplo. Anoche vi que la radiografía de la mañana no era correcta porque me la mandaron hacer con demasiado bario. Y tuve que recordarles que para la de hoy necesitaba seis pastillas. Yo sé esas cosas, pero muchas veces me tengo que encargar yo misma. En cambio, donde vivo, al menos, en la enfermería, entran a preguntar, de verdad me tratan como a una paciente. Aquí no sé si todo esto lo provoqué yo misma, aunque no me da vergüenza haberlo hecho. Me alegro de hacer yo misma todo lo que puedo, pero un par de veces tuve dolores muy fuertes y no contestaron al timbre. Y también porque pensaba que, si pasaba algo, no iban a llegar a tiempo. Y pensaba que, si me hacían esto a mí, también se lo harán a los demás. Y mis visitas a los pacientes de los últimos años eran en parte para saber lo graves que estaban, y entonces me iba a control de enfermería y decía: «Fulana necesita algo para el dolor, y esperaba media hora...».

DOCTORA: Y las enfermeras ¿cómo reaccionaban?

PACIENTE: Pues depende. La única a la que creo que tenía harta era a la del turno de noche. Hubo un paciente, la noche anterior, un paciente había entrado en mi habitación y se había metido en la cama, conmigo. Yo conocía el caso, soy enfermera y no me da miedo. Así que encendí la luz y esperé. Pues bien, esa noche una señora se levantó de la cama y se saltó la barrera lateral. Le tendrían que haber puesto un cinturón. No se lo dije a nadie. Llamé a la enfermera y entre ella y yo la llevamos a la cama. Y luego, esa noche, cuando una señora se cayó de la cama, yo estaba en la habitación de al lado y fui la primera en llegar. Llegué mucho antes que la enfermera. Y luego, otra chica, de unos veinte años, se estaba muriendo y se quejaba en voz muy alta. O sea que esas noches yo no podía dormir igualmente. La política de este hospital es no dar somníferos después de las tres. No sé por qué, pero así es. Y si te encuentras... Si yo me tomo un hidrato de cloral suave, que no me deja noqueada al día siguiente, solo me ayuda de momento. Para ellos, la política del hospital es más importante que una pueda dormir una o dos horas más. Eso aquí es política. Los medicamentos que no crean hábito los tratan igual. No te dan... Si el médico pauta una codeína y media cada cuatro horas, no hay más hasta las cinco. El concepto es que, hasta pasadas cuatro horas, no te dan más, ¡por nada del mundo! Tanto si crea hábito como si no. No hemos cambiado el concepto. El paciente tiene dolores, lo necesita cuando tiene dolores. No tiene por qué ser dentro de cuatro horas, sobre todo si no crea hábito.

DOCTORA: ¿Le molesta la falta de atención personalizada? ¿De cuidados personalizados? ¿De ahí viene todo esto?

PACIENTE: Pues la verdad es que personalizada no es. Es que no entienden el dolor. Si no lo han tenido...

DOCTORA: ¿El dolor es lo que más le preocupa?

PACIENTE: Es lo que más me preocupa de los enfermos de cáncer a los que he visto. Y me molesta que intenten evitar que esta gente se convierta en drogadicta, cuando no van a vivir lo suficiente para eso. En esa unidad hay una enfermera que, para intentar disuadirlos, hasta se esconde la jeringa en la espalda. Hasta el último momento. No quiere que nadie se haga adicto por su culpa. Pero es que ese paciente no va a vivir lo suficiente. En realidad, tienen derecho, porque no pueden comer ni dormir, cuando se tienen tantos dolores solo se vegeta. Al menos con el piquete te relajas, puedes vivir, disfrutar de las cosas, hablar. Estás vivo. Pero lo otro es que solo quieres que alguien se apiade y te dé algo que te alivie.

SACERDOTE: ¿Y eso lo ha vivido usted aquí, desde que empezó a venir aquí?

PACIENTE: Sí. Sí. O sea, lo he visto. Creía que pasaba en determinados pisos, porque es el turno del mismo grupo de enfermeras. Es algo que llevamos adentro, que parece que no respetamos el dolor.

SACERDOTE: ¿Y cómo explica usted eso?

PACIENTE: Pues creo que tienen mucho trabajo. Eso quiero pensar.

DOCTORA: ¿El qué?

PACIENTE: Pero paso y las veo hablando, y luego las veo irse a descansar. Me pone mal eso. Cuando la enfermera se va a descansar y entonces viene la auxiliar y te dice que la enfermera está abajo con la llave y que hay que esperar. Cuando esa persona se quería tomar el medicamento antes de que la enfermera se bajara a comer. Y creo que debería haber alguien a cargo de esa planta que pudiera venir a darte el analgésico, que no tuvieras que esperar media hora más a que subiera alguien. Y a veces pueden pasar tres cuartos de hora hasta que suben. Y desde luego no van a ocuparse de ti primero. Van a contestar al teléfono y a mirar los horarios nuevos y las pautas que han dejado los médicos. No van a hacer eso primero, no van a preguntar si alguien pidió analgésicos.

DOCTORA: Y, para terminar, ¿le importa si... cambio de tema? Me gustaría aprovechar el tiempo que tenemos para analizar distintos aspectos. ¿Le parece?

PACIENTE: Sí, claro.

DOCTORA: Dijo que vio u observó una habitación en la que agonizaban una niña de cinco años y otra de nueve.

¿Cómo se plantea eso? ¿Tiene una imagen, tiene fantasías sobre eso?

Paciente: ¿Quiere decir que cómo lo acepto?

Doctora: Sí. Ya ha respondido parcialmente a esta pregunta, más o menos. Que no quiere estar..., que no le gusta estar sola. Que cuando tiene una crisis, por los dolores, por una diarrea o lo que sea, le gustaría poder contar con alguien. Eso significa que no le gusta que la dejen sola. Lo otro es el dolor. Si usted tiene que morir, le gustaría que fuera sin sufrimiento, sin dolor, sin soledad.

Paciente: Eso es muy cierto.

Doctora: ¿Qué más hay que le parezca importante, que deberíamos tener en cuenta? No solo con usted, sino con otros pacientes.

Paciente: Recuerdo a D. F., lo ponían frenético las paredes desnudas que tenía que ver en su habitación, eran muy feas. Y esa misma enfermera que no quiere darte medicamento le trajo unas fotos preciosas de Suiza. Y se las pegamos en las paredes. Cuando murió, antes de morir le pidió a ella que me las diera. Yo había ido a verlo unas cuantas veces y las convertí en cuadros, porque veía lo importantes que eran para él. Y así en todas las habitaciones, o sea, nosotras, la madre de la chica de diecinueve años, que siempre estaba con ella, me trajo unas cartulinas y las hicimos y las colgamos. No le pedimos permiso a la supervisora, pero usamos una clase de cinta adhesiva que no estropea las paredes. Y creo que le molestó. Creo que aquí hay mucha burocracia. Sé que un paisaje bonito le puede recordar a la gente..., le tiene que recordar la vida y el vivir, si no a Dios. De hecho, yo veo mucho a Dios en la naturaleza. O sea, si tuvieras algo que te hiciera formar parte de la vida, no estarías tan sola. Para D. F. eso era muy importante. Y para S., que estaba rodeada de flores y de llamadas telefónicas, y de las visitas que la dejaban tener, las amigas que venían a verla, y creo que, si las hubieran corrido a todas por lo grave que estaba, le habría molestado mucho. Cuando tenía visita, como que vivía, aunque tuviera dolores muy fuertes. Tampoco podía hablar con ellas. Yo pienso en ella. Las hermanas solo vienen una vez a la semana, a veces ni eso. O sea, que los que más me han hecho compañía han sido los visitantes o los pacientes a los que he visitado yo, y eso me ha ayudado mucho. Cuando lloro o me deprimo, sé que tengo que hacer algo para dejar de pensar en mí misma y, aunque tenga dolores, tengo que obligarme a ir a ver a otra persona, concentrarme en ella. Y entones ya me olvido de mis problemas...

DOCTORA: ¿Y cuando ya no pueda hacer eso?

PACIENTE: Pues entonces... Entonces necesito gente y la gente no viene.

DOCTORA: Pues ahí vamos a poder ayudarla.

PACIENTE: Sí. Pero eso no ha pasado nunca. [Llorando].

DOCTORA: Pero pasará. Es uno de los objetivos.

SACERDOTE: ¿Quiere decir que nunca ha pasado que hayan venido? ¿Cuándo las necesitaba?

PACIENTE: Solo a veces. Como digo, cuando estás enferma, la gente se aleja. Porque piensan que no quieres hablar. Aunque no puedas contestar a lo que te dicen, con solo que se estén ahí callados, tú sabes que no estás sola. Me refiero a las visitas normales. Si la gente tuviera que ver esto, y si es alguien que sepa rezar sin aspavientos, si pudieran rezar contigo el padrenuestro en voz baja, que tú no puedes desde hace días, por ejemplo, porque dices «Padre nuestro» y lo demás se te olvida. Entonces vuelves a recordar algo que tiene un sentido. Pero es que, si no tengo nada que darle a la gente, la gente me abandona. Si puedo dar algo, pero es que mucha gente no se da cuenta de todo lo que necesito.

DOCTORA: Cierto. [Conversación confusa].

PACIENTE: Y cuando no estoy en estado crítico, sí me dan. Me dan mucho, pero entonces no necesito tanto.

DOCTORA: Necesita mucho más cuando no puede dar nada.

PACIENTE: Sí, cada vez que me pongo mal, me preocupo por la economía, por lo que cuesta todo, otras veces por si seguiré teniendo trabajo cuando vuelva. Y otra vez me preocupo por si... A ver, por si me voy a convertir en una enferma crónica y si voy a ser dependiente siempre. Cada vez surge algo distinto, por eso siempre necesito algo.

DOCTORA: ¿Y su vida fuera de aquí? No sé nada de su vida privada, de cómo vive usted. ¿Qué pasa cuando no puede trabajar? ¿La ayuda la iglesia, o el sitio donde trabaja ahora, o su familia? ¿Quién se ocupa de eso?

PACIENTE: Sí, claro que me ayudan. Ya he estado internada tres veces en nuestro hospital. Una vez, una noche, el dolor era tal que no podía ni respirar. Salí al pasillo y llamé a la puerta de una enfermera, y ella me trajo y me puso una inyección, y luego decidieron dejarme en la enfermería. Es la enfermería de las monjas. Allí solo pueden estar ellas, y estás muy sola. Porque no hay tele ni radio, eso no forma parte de nuestra vida. Salvo con fines educativos a veces, y si la gente no viene, yo necesito esas cosas. Y no te las ofrecen, lo he hablado con mi médico para que, en cuanto se me pase el dolor y sea más llevadero, me dé el alta, sabiendo que yo necesito a la gente psicológicamente. Y si puedo ir a una habitación que sea mía y acostarme, y vestirme completamente cuatro o cinco veces al día y bajar a las comidas, entonces al menos me siento parte de la vida. No me siento tan sola. Aunque muchas veces tengo que sentarme en la iglesia, sin poder rezar, porque no me encuentro bien, pero estoy con gente. ¿Me explico?

DOCTORA: Sí. ¿Por qué cree que le asusta tanto la soledad?

PACIENTE: Pues creo... No, no creo que la soledad me asuste, porque hay veces que necesito estar sola. No es eso. Pero a menos que lo relacione con verme abandonada en esta situación, no puedo evitarlo. Me gustaría sentirme válida, no necesitar a la gente. Pero yo... No es morir sola, es la tortura que puede llegar a ser el dolor, que te saca completamente de quicio. Puedes estar días sin bañarte, porque es demasiado esfuerzo, como si fueras dejando de ser un ser humano.

SACERDOTE: Una cierta dignidad que quiere conservar mientras pueda.

PACIENTE: Sí, y a veces no puedo hacerlo sola.

DOCTORA: Mire, ha puesto usted en palabras todo lo que llevamos haciendo aquí un año entero, y lo que hemos intentado hacer de muchas maneras. Creo que lo ha plasmado perfectamente.

PACIENTE: Sigues queriendo ser una persona.

DOCTORA: Un ser humano.

PACIENTE: Sí. Y le digo otra cosa. El año pasado me dieron de alta de aquí. Tuve que volver adonde vivo, a nuestro hospital, en silla de ruedas, porque tenía la pierna rota. Era una fractura patológica. Y todas esas personas tan amables que me llevaban con la silla me pusieron muy nerviosa, porque me llevaban adonde querían ellas, no adonde quería yo. Y yo no siempre podía decirles adónde quería ir yo. Prefería acabar con dolor de brazos y empujarme yo misma hasta el baño que tener que decirle a la gente adónde quería ir y luego hacerles esperar afuera, y que me dieran un tiempo determinado para usar el baño. No sé si me explico. Decían que era muy independiente y eso, pero no era eso. Es que tenía que conservar la dignidad porque, si no, me la iban a arrebatar ellos. No creo que, cuando necesite ayuda de verdad, la rechace como lo hice entonces. Pero este tipo de ayuda que da mucha gente para mí es un problema. ¿No? Es porque son amables y sé que lo hacen con buena intención, pero lo que quiero es perderlos de vista cuanto antes. Por ejemplo, tenemos una monja que nos atiende y nos ofrece cosas, y luego se siente rechazada si no se las aceptas. Pero es que yo me sentía culpable. Sé que lleva un corsé en la espalda. Asignan a la enfermería a las monjas que no están bien, las que tienen como setenta y siete años. Bueno, pues yo, antes que pedírselo a una de esas, me levanto y yo misma manejo la manivela. Pero si se ofrece girar la manivela y yo me niego, se siente rechazada como enfermera. Así que me tengo que aguantar y confiar en que no venga al día siguiente a contarme que ha estado toda la noche con dolor de espalda, y que no ha podido dormir, porque voy a pensar que fue culpa mía.

SACERDOTE: Claro... Se lo hace pagar.
PACIENTE: Sí.
SACERDOTE: ¿Puedo cambiar...?
DOCTORA: Nos avisará cuando se canse, ¿no?
PACIENTE: Sí, sigan. Tengo todo el día para descansar.
SACERDOTE: En cuanto a su fe, ¿cómo ha afectado su enfermedad a su fe? ¿Ha fortalecido o debilitado su fe en Dios?
PACIENTE: No digo que mi enfermedad haya hecho eso, porque nunca he pensado en ella de esa manera. Yo quería entregarme a Dios como monja. Quería ser médico e irme a las misiones. Pero no he hecho nada de eso. Nunca he salido del país. Llevo muchos años enferma. Ahora sé que eso era... Había decidido lo que quería hacer por Dios. Me atraían esas cosas, y pensaba que eran su vo-

luntad. Pero no lo son, claro. Así que me resigné, aunque, si alguna vez me curo, seguiría queriendo hacer las mismas cosas. Seguiría queriendo estudiar Medicina. Esto... Lo de un médico en las misiones me parece formidable, más que una enfermera incluso, porque a las enfermeras los gobiernos les ponen muchas trabas.

Pero creo que fue aquí donde mi fe se vio sacudida de veras. No por mi enfermedad, sino por un hombre que estaba al otro lado del pasillo y que también era un paciente. Un judío que se portó muy bien. Nos conocimos en Rayos, en la cabina de allí. Los dos estábamos esperando una radiografía. De repente oí una voz que me dijo: «¿Por qué demonios está usted tan contenta?». Y yo lo miré y le dije: «No estoy tan contenta, pero no me da miedo lo que pueda pasar, si a eso se refiere». Me miraba con una cara muy cínica. El caso es que así nos conocimos, y descubrimos que estábamos más o menos enfrente en el mismo pasillo. Y es judío, y no practica ninguna tradición, y desprecia a la mayoría de los rabinos que conoce. El caso es que se me acercó y me dijo que, en realidad, Dios no existe. Que lo inventamos porque lo necesitábamos. A mí nunca se me había ocurrido pensar eso. Él lo creía sinceramente. Porque no cree en el más allá, me parece. También teníamos una enfermera agnóstica y ella decía que sí, que a lo mejor hay un Dios que creó el mundo. Me hablaban de eso. Creo que de eso es de lo que quiere hablar una. Empezaron ellos. Y ella me dijo: «Pero está claro que desde entonces no se ocupa del mundo». Yo nunca había conocido a gente así hasta que vine aquí. Fue la primera vez que tuve que evaluar mi fe. O sea, cada vez que digo: «Pues claro que hay un Dios. Ahí está la naturaleza, por ejemplo», esas cosas me las ha enseñado alguien.

SACERDOTE: ¿Eso le provocaba algo?

PACIENTE: Sí. Y también a la gente que me había enseñado eso. ¿Esa gente tenía más razón que esas personas que habían pensado todo eso? Porque es que yo me di cuenta de que yo no tenía religión. Tenía la religión de otras personas. Y eso es lo que me hizo M. Fue M. Él siempre hablaba con ironía, o la enfermera decía: «No sé por qué me ocupo tanto de la Iglesia católica, tanto que odio». Eso era cuando me daba la pastilla. Lo hacía para sacarme un poco de mis casillas. Pero con simpatía. Pero M. intentaba ser respetuoso, por mí. Me decía: «¿De qué quieres hablar?». O: «Quiero hablar de Barrabás». Y yo decía: «A ver, M., no puedes hablar de Barrabás en lugar de Cristo», y él decía: «La verdad es que da lo mismo. No te lo tomes a mal, hermana». Intentaba ser reverente y respetuoso, pero siempre me provocaba. Como si todo fuera una broma, ¿no?

DOCTORA: ¿Le cae bien M.?

PACIENTE: Sí. Me sigue cayendo bien.

DOCTORA: ¿Eso está pasando ahora? ¿Esa persona está aquí ahora?

PACIENTE: No, pasó la segunda vez que estuve en este hospital. Pero seguimos siendo amigos.

DOCTORA: ¿Sigue en contacto con él?

PACIENTE: Vino el otro día. Sí, me envió un ramo de flores muy bonito. Pero mi fe se la debo a él. De verdad, ahora mi fe es mía. Y es fe, no es teoría ajena, o sea, no entiendo los caminos de Dios y muchas cosas que pasan, pero creo que Dios es más grande que yo, y cuando veo morir a una persona joven, y a sus padres, y todo el mundo dice qué gran pérdida y eso, entonces lo veo. Y digo: «Dios es amor», y ahora lo digo de verdad. No son palabras, lo digo de verdad. Y que él, si es amor, sabe que este momento de la vida de esa persona es su mejor momento, y que, si hubiera vivido más, si hubiera vivido menos, él no podría darle tanta eternidad, o el castigo que la persona recibiría en la eternidad sería peor que el de ahora. Pienso en su amor, así puedo aceptar la muerte de gente joven e inocente y eso.

DOCTORA: ¿Le importa que le haga unas preguntas muy personales?

SACERDOTE: Solo una, un dato. Si entendí bien, lo que está usted diciendo es que ahora su fe y su capacidad para aceptar su enfermedad son más fuertes que al principio. Que le ha dado eso.

PACIENTE: No, lo que digo es solo en relación con mi fe, al margen de mi enfermedad. Pero no es la enfermedad, fue M., que cuestionó mi fe sin proponérselo.

DOCTORA: Ahora es su fe, no algo que le haya enseñado nadie.

SACERDOTE: Es algo que surgió de esa relación personal.

PACIENTE: Surgió aquí. Pasó aquí, en este mismo hospital. Y, bueno, llevo todos estos años trabajándolo, lo he madurado. Y ahora entiendo de verdad lo que significan la fe y la confianza. Lo que antes intentaba entender sin saber dónde pisaba. Y, aunque sepa más y eso, lo que no cambia es el hecho de que ahora hay muchas más cosas que veo y que me gustan. Le digo a M.: «Si Dios no existe, no tengo nada que perder, pero si existe, yo lo adoro como se merece, en la medida en que ahora puedo». Mientras que antes era de otra persona, una autómata, el resultado de mi educación y eso. Antes no..., no adoraba a Dios. Yo creía que sí, pero, de verdad, si alguien me hubiera dicho que yo no creía en Dios, me habría ofendido. Pero ahora veo la diferencia.

SACERDOTE: ¿Tenía usted más preguntas?

DOCTORA: Sí, pero creo que solo nos quedan cinco minutos. Pero a lo mejor podemos seguir en otra ocasión.

PACIENTE: Quiero contarles una cosa que me dijo una paciente: «No venga a decirme que esto es lo que quiere Dios para mí». Nunca había visto a nadie molestarse por esas palabras. Era una madre de veintisiete años que dejaba tres hijos. «No soporto que me digan eso. Yo ya lo sé, pero estoy muerta de dolor. Y si me duele, no me lo pintes de rosa». En ese momento es mucho mejor decir algo como «te duele», porque así ves que entienden tu sufrimiento, es mejor que ignorarlo y decir no sé qué. Cuando estás mejor, sí. Otra cosa que puedo decir es que la gente no es capaz de decir la palabra *cáncer*. Parece que esa palabra sigue provocando dolor.

DOCTORA: Hay más palabras así.

PACIENTE: Pero para mucha gente, mucho más que para mí. Creo que en muchos aspectos ha sido una enfermedad benévola, a mí me ha dado mucho. He hecho muchos amigos, he conocido a mucha gente. No sé si las enfermedades del corazón o la diabetes son más aceptables. Miro por el pasillo y me alegro de tener lo que tengo y no lo que no tengo. No envidio a la gente. Pero cuando estás muy enferma, no piensas en esas cosas. Solo esperas a ver si la gente te va a hacer daño o te va a ayudar.

DOCTORA: ¿Cómo era usted de niña? Cuando era niña, ¿por qué decidió ser monja? ¿Fue cosa de su familia?

PACIENTE: Yo era la única de la familia. Éramos diez hermanos, cinco chicos y cinco chicas. No recuerdo no haber querido ser monja. Pero a veces, desde que tengo más estudios de Psicología, me pregunto si aquello me estaba llevando a algún sitio donde pudiera destacar. Donde yo fuera distinta de mis hermanas, que le resultaban tan aceptables a mi familia. Eran buenas para atender la casa, y a mí me gustaban mucho más los libros y esas cosas. Pero yo diría que con los años no creo que fuera así. A veces, cuando no quiero ser monja, ahora, porque es muy duro, recuerdo que, si Dios lo hubiera querido, yo puedo aceptarlo como la voluntad de Dios. Dios me habría señalado otro camino hace años, de una forma u otra. Y esto también, pensaba... Llevaba pensando en eso toda la vida, y esto era lo único, y ahora también creo que habría sido una buena madre y esposa. En ese momento, en cambio, me parecía que era lo único que debía o podía hacer. O sea, que no fue por obligación, porque lo hice voluntariamente, pero no lo entendía. Yo ingresé con trece años, y los votos no los hice hasta los veinte. O sea, que tuve mucho tiempo, y después seis años más para decidirme, para los votos perpetuos. Y lo que digo es que, como en el matrimonio, tú decides. O lo aceptas o lo rechazas. Y puedes hacer que te resulte algo más pleno.

DOCTORA: ¿Aún tiene a su madre?
PACIENTE: Sí.
DOCTORA: ¿Cómo es?
PACIENTE: Mi padre y mi madre vinieron aquí como emigrantes, desde XY. Mi madre aprendió el idioma sola. Es una persona muy cercana. Creo que no entendía bien a mi padre. Él era artista, y un buen vendedor, y ella una persona muy retraída y reservada. Ahora entiendo que debía sentirse insegura. Valoraba mucho lo de ser reservada, y en nuestra familia estaba mal visto ser extrovertido. Y yo tendía a serlo. Porque quería salir y hacer cosas, y mis hermanas, en cambio, preferían quedarse en casa a coser, y a mi madre le encantaba eso. Yo me apuntaba a clubes y eso. Y ahora me dicen que soy introvertida. Siempre me ha costado...
DOCTORA: Yo no creo que usted sea introvertida.
PACIENTE: Pues eso me dijeron hace como dos semanas. No suelo encontrar gente que sea capaz de mantener algo más que una charla intrascendente conmigo. A mí me interesan muchas cosas, y nunca he tenido a nadie con

quien compartirlas. Y cuando te encuentras eso muchas veces en un grupo y estás en una mesa con un contador y otra persona, y muchas monjas no han tenido oportunidad de tener la educación que yo he tenido, creo que en el fondo les molesta. O sea, creen que te sientes superior. O sea, que si te encuentras con una persona así, pues te callas, porque no le vas a dar oportunidad para que piense eso. La educación te da humildad, no orgullo. Y yo no voy a cambiar el vocabulario que manejo. Porque si puedo usar la palabra «relevante», pues no tengo por qué decir nada más básico. Y si me consideran una pedante, pues no lo soy. Soy tan capaz como cualquiera de hablarle con palabras sencillas a un niño, pero no voy a adaptar lo que digo a cada persona. Pero antes sí quería. O sea, tenía que ser lo que la gente quería. Ahora ya no. Ahora también tienen que aprender a aceptarme a mí. Me he vuelto exigente con ellos, o ya llegará, no va a ser una tragedia. La gente se enoja conmigo, pero es que son ellos los que se ponen así. No es culpa mía.

DOCTORA: Usted también se enoja con la gente.

PACIENTE: Sí, es que me hizo enojar un poco que esa persona dijera que soy introvertida cuando esa persona ni se molesta en hablar de nada que no sean los temas más socorridos. No le interesa la actualidad ni lo que sucedió ese día. O sea, como para hablar del tema de los derechos civiles...

DOCTORA: ¿A quién se refiere?

PACIENTE: A las monjas de mi convento.

DOCTORA: Claro. Bueno, me encantaría seguir, pero creo que tenemos que terminar. ¿Sabe cuánto tiempo llevamos hablando?

PACIENTE: No. Una hora, supongo.

DOCTORA: Más.

Paciente: Sí, supongo. Sé que las sesiones de apoyo pasan más rápido cuando te enfrascas.

Sacerdote: Pero yo quería saber... Quería saber si quiere preguntarnos algo.

Paciente: ¿Los escandalicé?

Doctora: No.

Paciente: Con esta espontaneidad mía, a lo mejor he destruido la imagen que...

Doctora: ¿... la imagen que teníamos de una monja?

Paciente: Sí, eh...

Sacerdote: A mí me ha impresionado mucho, eso se lo digo.

Paciente: Pero no me gustaría que nadie se molestara por mi imagen. Sé que...

Doctora: No, en absoluto.

Paciente: Porque no quiero que piensen mal de las monjas, ni de los médicos ni de ninguna ni de las enfermeras...

Doctora: Yo no creo que vaya a pensar mal. Nos gusta que sea usted misma.

Paciente: A veces me pregunto si no me considerarán difícil.

Doctora: Pues seguro que a veces sí.

Paciente: Por eso de que soy enfermera y monja, me pregunto si me considerarán problemática.

Doctora: A mí me gusta que no adopte un aspecto de monja. Que siga siendo usted misma.

Paciente: Pero eso también se lo digo. Para mí eso también es un problema. En casa era incapaz de salir de mi habitación sin el hábito. Aquí me parecería una barrera, pero es que esta... Hay situaciones en las que puedo salir de mi habitación en bata, y eso escandalizaba a algunas hermanas en casa. Intentaron sacarme de este hospital. Creían que no me estaba comportando y que dejaba que la gente entrara y saliera de mi habitación cuando le daba la gana. Se llevaban las manos a la cabeza. A ellas no se les ocurría darme lo mismo cuando lo necesitaba: venir más a verme. Y venir a verme más cuando estoy aquí que cuando estoy en la enfermería. Allí estaba yo, metida en la cama, de hecho, estuve así durante dos meses, y muy pocas hermanas vinieron a verme. Pero eso puedo entenderlo, porque están ocupadas, porque están trabajando en la organización del hospital y en su tiempo libre quieren evadirse. Pero de alguna manera debo transmitir a la gente que no la necesito. Y, aunque les pido que vuelvan más veces, creo que no lo creen. Creen que tengo una fuerza especial, como que estoy mejor sola, y que ellas no son importantes para mí. Pero es que tampoco puedo suplicarles.

SACERDOTE: Sería despojarlo de significado.

PACIENTE: Eso no está bien. No puedo suplicar a alguien que me dé lo que necesito.

SACERDOTE: Creo que esto nos lo ha transmitido usted muy bien. Con todo su sentido. La importancia de la dignidad del paciente. No tener que suplicar, ni dejarse avasallar ni manipular.

DOCTORA: Pero creo que... Si me permite, voy a acabar dándole un consejo. Aunque no me gusta mucho esa palabra. Creo que, a veces, cuando tenemos dolores y sufrimos mucho, pero tenemos tan buena cara como usted, a lo mejor a la enfermera no le es fácil saber cuándo la necesitamos o la dejamos de necesitar. Y creo que a veces cuesta más pedir, que no es lo mismo que suplicar. ¿Sabe lo que le digo? A lo mejor es más difícil.

PACIENTE: Ahora mismo me duele muchísimo la espalda. Voy a pasar otra vez por control de enfermería y les pediré un analgésico. No sé cuándo lo voy a necesitar, pero debería bastar con pedirlo, ¿no? Porque tengo dolores, los tengo con buena cara o sin ella. Los médicos me han dicho que intente estar cómoda, o sea, que pase el día sin dolores, porque cuando vuelva a trabajar, voy a tener que ponerme a dar clase con dolor o sin él. Eso está bien, pero agradezco que comprendan que de vez en cuando necesitas quitarte el dolor, solo para relajarte un poco.

Esta entrevista refleja claramente lo que necesitaba aquella paciente. Estaba llena de ira y rencor, dos sentimientos que parecían tener su origen en su primera infancia. Venía de una familia de diez hermanos, y se sentía una extraña en ella. A sus hermanas les gustaba quedarse en casa bordando y complaciendo a la madre, mientras que ella parecía haber salido al padre, una persona inquieta que quería salir al mundo. Y esto se entendía como disgustar a la madre. Se diría que había renunciado a su necesidad de ser distinta de sus hermanas, de tener su propia identidad, y que se había hecho monja para ser la niña buena con la que la madre soñaba. No fue hasta los treinta y muchos, cuando enfermó y se volvió más exigente, cuando empezó a resultarle difícil seguir siendo «la niña buena». Parte de la aversión que sentía hacia las monjas era un eco de la aversión hacia la madre y las hermanas, hacia el hecho de que no la aceptaran, un eco de esa antigua sensación de rechazo. En lugar de intentar comprender la causa de su ira y rencor, la gente que la rodeaba lo tomaba como una cuestión personal y la rechazaba aún más. La única forma de compensar este creciente aislamiento era visitar a otros enfermos y exigir cosas para ellos, satisfaciendo así las necesidades de aquellos (que, en realidad, eran las suyas propias), y expresando al mismo tiempo su propia insatisfacción y desaprobación por aquella negligencia. Era esta hostilidad exigente la que incomodaba al personal de enfermería, comprensiblemente, y la que le permitía a ella justificar su propia hostilidad de una forma más aceptable.

Durante la entrevista se atendieron varias necesidades. Pudo ser ella misma, hostil y exigente, sin que la juzgaran y sin que nadie lo tomara como una cuestión personal. Se vio comprendida, no juzgada. También pudo desahogar parte de su ira. Liberar esta carga le permitió mostrar otra faceta de sí misma, la de una mujer cercana, capaz de amar, comprender y sentir afecto. Era evidente que quería a aquel hombre judío, y le atribuía el mérito de haberle hecho entender el sentido auténtico de su religión. Él había abierto una puerta que había conducido a muchas horas de introspección, y que al final le había permitido encontrar una fe en Dios más intrínseca que extrínseca.

Hacia el final de la entrevista pidió tener más ocasiones de expresarse así. Parafraseó este deseo, de nuevo enojada, en forma de petición de un analgésico. Seguimos visitándola, y nos sorprendió saber que había dejado de visitar a los demás pacientes terminales y que era cada vez más amable con el personal. Cuando empezó a mostrarse menos irritable con las enfermeras, estas empezaron a acudir más a su habitación, y acabaron pidiendo una reunión con nosotros «para entenderla mejor». Desde entonces, todo cambió.

En una de las últimas visitas que le hice, me miró de nuevo y acabó pidiéndome algo que nunca nadie me había pedido antes: que le leyera un capítulo de la Biblia. En aquellos días ya estaba bastante débil, y no levantaba la cabeza de la almohada mientras me decía qué páginas debía leer y cuáles omitir.

No me gustó hacer aquello. Me pareció un poco raro, algo que iba más allá de las cosas que solían pedirme. Para mí habría sido mucho más fácil darle un masaje en la espalda, vaciarle el cómodo o algo por el estilo. Pero también recordé que le había dicho que íbamos a intentar atender sus necesidades, y me pareció un poco mezquino llamar al sacerdote en un momento en que parecía necesitar algo urgente. Recuerdo cómo temí que algún compañero entrara en la habitación en ese momento y se riera de mi nueva función. Al final fue un alivio que no entrara nadie durante aquella «sesión».

Leí los capítulos sin saber lo que leía. Como ella tenía los ojos cerrados, no la veía reaccionar. Al final le pregunté si aquello era otro número suyo o si había algo más que se me escapaba. Fue la única vez que la oí reír con ganas, una risa llena de regocijo y buen humor. Dijo que las dos cosas, pero que lo había hecho con buena intención. No solo era la última vez que me ponía a prueba, sino también el último mensaje para mí, un mensaje que esperaba que recordara durante mucho tiempo después de que ella se hubiera ido...

Unos días después, vino a verme a mi oficina, completamente vestida, para despedirse. Parecía contenta, casi feliz. Ya no era la monja enojada que incomodaba a todo el mundo, sino una mujer que había encontrado cierta paz, así como aceptación, y que se iba a su casa, donde murió poco después.

Muchos aún la recordamos, no por los problemas que causó, sino por las lecciones que nos dio a muchos. Y así, en sus últimos meses de vida, se convirtió en aquello que siempre había querido ser: alguien diferente, pero aun así aceptado y querido.

Capítulo 5

Tercera etapa: negociación

> El hacha del leñador pidió al árbol que le diera su mango. Y el árbol se lo dio.
>
> Rabindranath Tagore, *Pájaros perdidos*, LXXI

La tercera etapa, la de negociación, es menos conocida, pero no menos útil para el paciente, aunque solo durante breves periodos de tiempo. Si no hemos podido aceptar la triste realidad en el primer momento y nos hemos enojado con la gente y con Dios en la segunda etapa, tal vez consigamos llegar a algún tipo de acuerdo que posponga el inevitable acontecimiento: «Si Dios ha decidido llevarnos de este mundo y no ha atendido mis airadas súplicas, quizá se muestre más solícito si se lo pido amablemente». Todos hemos visto esta reacción en nuestros hijos, cuando empiezan exigiendo y acaban pidiendo por favor. No siempre aceptan un «no» cuando quieren dormir en casa de un amigo. A veces se enojan y azotan el pie contra el suelo. A veces se encierran en su habitación y expresan su ira rechazándonos durante un tiempo. Pero también reflexionarán. Quizá se planteen un cambio de estrategia. Al final salen, se ofrecen a hacer ese tipo de tareas del hogar que en circunstancias normales nunca conseguimos que hagan, y por fin dicen: «Si me porto bien toda la semana y lavo los platos todas las noches, ¿puedo ir?». Por supuesto, siempre será posible que aceptemos el trato y que el niño consiga lo que le estábamos negando.

El enfermo terminal maniobra de la misma manera. Sabe por experiencia que hay una posibilidad, por pequeña que sea, de que se le premie por su buen comportamiento y se le conceda un deseo por los servicios prestados. Este deseo consiste casi siempre en que se le prolongue la vida, seguido del deseo de disfrutar de unos días sin dolor ni molestias físicas. Una paciente que era cantante de ópera, que tenía un tumor que le deformaba la mandíbula y la cara y que ya no podía cantar sobre los escenarios, pidió «actuar por última vez». Cuando supo que esto era imposible, ofreció la que quizá fuera la actuación más conmovedora de su vida. Pidió acudir al curso para hablar en público, no detrás de un espejo unidireccional. Contó a los alumnos la historia de su vida, su triunfo y su tragedia, hasta que recibió una llamada telefónica que la hizo volver a su habitación. Para proceder con el tratamiento de radioterapia, el médico y el dentista estaban dispuestos a arrancarle toda la dentadura. Había pedido cantar por última vez —para nosotros— antes de esconder su rostro para siempre.

Otra paciente padecía un dolor y malestar extremos, y no podía irse a su casa porque necesitaba las inyecciones analgésicas. Tenía un hijo que, por deseo de la paciente, había seguido adelante con sus planes de boda. A ella le entristecía mucho pensar que no iba a poder estar presente en el gran día de su primogénito, su preferido. Combinando esfuerzos, pudimos enseñarle autohipnosis, una técnica con la que pudo estar cómoda durante unas horas. Había hecho toda clase de promesas a cambio de vivir lo suficiente para asistir a esa boda. El día anterior a la boda, salió del hospital vestida como una gran señora. Nadie habría imaginado nunca lo enferma que estaba. Estaba radiante y se sentía «la persona más feliz del mundo». Me pregunté cómo reaccionaría cuando se agotara el plazo que había pedido.

Nunca olvidaré el momento en que volvió al hospital. Parecía cansada, un poco agotada, y yo no había podido ni saludarla cuando dijo: «¡No olviden que tengo otro hijo!».

En el fondo, la técnica de la negociación es un intento de aplazamiento; debe incluir un premio ofrecido «por buena conducta» y también establece un «plazo» autoimpuesto (por ejemplo, una actuación más, la boda del hijo), e incluye una promesa implícita de que, si se le concede esta prórroga única, el paciente no pedirá nada más. Ninguno de nuestros pacientes ha «cumplido su promesa»; o sea, son como niños que dicen: «Si me dejas ir, no volveré a pelearme con mi hermana». El niño volverá a pelearse con su hermana, por supuesto, igual que la cantante de ópera intentará cantar en público por última vez. Ella, que no podía vivir sin su público, abandonó el hospital antes de que le extrajeran la dentadura. La paciente que acabamos de describir no quiso volver a vernos a menos que reconociéramos el hecho de que tenía otro hijo a cuya boda también quería asistir.

La mayoría de los pactos se hacen con Dios, y suelen mantenerse en secreto o mencionarse entre líneas, o en la oficina de un sacerdote. En nuestras entrevistas individuales a puerta cerrada nos ha llamado la atención el número de pacientes que prometen «dedicar su vida a Dios» o «al servicio de la iglesia» a cambio de algo más de tiempo. Muchos de nuestros pacientes también prometían donar su cuerpo, todo o en parte, «a la ciencia» (a cambio de que los médicos utilizaran sus conocimientos científicos para prolongarles la vida).

Dado que, psicológicamente, una promesa puede ir asociada a un sentimiento de culpa reprimido, sería útil que el personal no se desentendiera de este tipo de comentarios de los pacientes. Si un sacerdote o un médico sensible escucha esta clase de comentarios, sería recomendable que averiguara si realmente el paciente se siente culpable por no frecuentar más la iglesia o si existe un deseo hostil más profundo, inconsciente, que pueda haber provocado ese sentimiento de culpa. Por eso considerábamos tan útil la adopción de un método interdisciplinar de atención al paciente, puesto que el sacerdote solía ser el primero en enterarse de esta clase de asuntos. Entonces los trabajábamos hasta que el paciente se sacudía el miedo irracional o el deseo de castigo provocado por un sentimiento de culpa excesivo, que no hacía sino reforzarse con una nueva negociación y una nueva promesa incumplida, que se producían una vez que se agotaba el «plazo».

Capítulo 6

Cuarta etapa: depresión

> El mundo se desliza sobre las cuerdas del corazón que suspira creando la música de la tristeza.
>
> Rabindranath Tagore, *Pájaros perdidos*, XLIV

Cuando el enfermo terminal ya no puede negar su enfermedad, cuando lo que queda es más quirófano y más hospital, cuando los síntomas se multiplican o se debilita y pierde peso, el problema ya no se puede resolver poniendo al mal tiempo buena cara. Su bloqueo o estoicismo, su ira y su coraje pronto darán paso a una profunda sensación de pérdida. Esta pérdida puede tener múltiples caras: una mujer con cáncer de mama puede reaccionar ante la pérdida de su figura; otra con cáncer de útero puede sentir que ha dejado de ser una mujer. Nuestra cantante de ópera reaccionó a la inevitable cirugía facial y a la extracción de su dentadura con consternación, desaliento y una profunda depresión. Pero esta es solo una de las muchas pérdidas que sufren esta clase de pacientes.

Tratamientos largos y hospitales añaden más carga económica; al principio deben renunciar a pequeños lujos; más adelante, quizá a las necesidades más básicas. Los tratamientos y estancias en hospitales, carísimos en los últimos años, han obligado a muchos pacientes a vender sus únicos bienes; no han podido conservar la casa que construyeron para su vejez; no han podido enviar a un hijo a la universidad, quizá no han podido hacer realidad muchos de sus sueños.

A esto se añade, en algunos casos, la pérdida del trabajo por ausencia o incapacidad, y las madres y esposas pueden verse obligadas a convertirse en el sostén de la familia, privando así a los hijos de la atención que tenían antes. Cuando son las madres las que enferman, puede que haya que enviar a los pequeños lejos de casa, lo que agrava la tristeza y el sentimiento de culpa de la paciente.

Estas causas de depresión las conocen bien todos aquellos que están en contacto con los pacientes. Pero lo que tendemos a olvidar es el duelo preparatorio por el que el enfermo terminal debe pasar para prepararse para su partida definitiva de este mundo. Si tuviera que intentar diferenciar entre los dos tipos de depresiones, definiría la primera como depresión reactiva y la segunda como preparatoria. La primera tiene otras características y debe tratarse de forma muy distinta a la segunda.

A una persona comprensiva no le costará descubrir la causa de la depresión y ayudar a aliviar parte de la culpa o vergüenza infundadas que suelen acompañar a estas crisis. A una mujer que crea que ha dejado de ser mujer se le puede hacer un cumplido por algún rasgo particularmente femenino; se le puede asegurar que sigue siendo tan mujer como antes de operarse. Las prótesis mamarias han ayudado mucho a preservar la autoestima de las pacientes con cáncer de mama. La asistente social, el médico, el sacerdote pueden comentar los temores de la paciente con el esposo y recabar su ayuda en la tarea de afirmar la autoestima de la paciente. En estos momentos, las asistentes sociales y los sacerdotes pueden ayudar a reorganizar el hogar, sobre todo cuando existen niños o ancianos solos para los que quizá haya que buscar un lugar donde enviarlos. Siempre nos llama la atención lo rápido que se alivia la depresión de una paciente una vez que ve resueltas estas cuestiones críticas. La entrevista de la señora C. en el capítulo 10 es un buen ejemplo de una mujer que estaba profundamente deprimida y se sentía incapaz de aceptar su propia enfermedad y su muerte inminente debido a toda la gente de su entorno que era dependiente de ella y a la falta de ayuda aparente. La señora C. ya no podía desempeñar su función de siempre, pero no había nadie para reemplazarla.

El segundo tipo de depresión es la que no se produce a consecuencia de una pérdida pasada, sino por la conciencia de una pérdida inminente. Nuestra primera reacción ante una persona que está triste suele ser intentar animarla, decirle que no vea las cosas de forma tan negativa o desesperanzada. La animamos a ver el lado bueno de la vida, todas las cosas alegres y positivas que tiene a su alrededor. Esto suele ser una manifestación de una necesidad propia, de nuestra incapacidad personal para tolerar una cara larga durante mucho tiempo. Y también puede ser una buena estrategia para tratar el primer tipo de depresión en pacientes terminales. A esa madre le ayudará saber que sus hijos están contentos jugando en el jardín del vecino, ya que allí es donde van cuando su padre está trabajando. A una madre puede ayudarle saber que aquellos siguen riendo y haciendo bromas, yendo a fiestas y trayendo buenas calificaciones, todo esto viene a demostrar que los hijos pueden seguir funcionando en ausencia de la madre.

Cuando la depresión se convierte en un instrumento para prepararse para la pérdida inminente de todo lo querido, para facilitar el estado de aceptación, las palabras de ánimo y tranquilidad ya no son tan pertinentes. No hay que animar al paciente a ver el lado bueno de las cosas, porque eso significa disuadirlo de contemplar la muerte que se avecina. Decirle que no esté triste estaría contraindicado, porque todos nos ponemos tristísimos cuando perdemos a un ser querido. El paciente está a punto de perder todas las cosas y a todas las personas que ha amado. Si se le permite expresar su dolor, le resultará mucho más fácil aceptar lo que viene, y se sentirá agradecido hacia las personas que puedan acompañarlo en esta fase de depresión sin decirle constantemente que no esté triste. Esta segunda clase de depresión, a diferencia de la primera, suele ser callada. En la primera, el paciente tiene muchas cosas que decir y requiere mucha interacción verbal y, usualmente, intervención activa por parte de los profesionales de distintas disciplinas. En el duelo preparatorio hay poca o ninguna necesidad de palabras. Es mucho más un sentimiento que se manifiesta mutuamente y que con frecuencia se plasma mejor en una mano que toca o que acaricia el cabello, o tan solo en un rato de silencio compartido. Este es el momento en que el paciente puede pedir tan solo una plegaria, cuando empieza a ocuparse de las cosas que van a llegar y no de las que han quedado atrás. Es el momento en que un exceso de visitas para intentar animar al paciente, más que facilitar su proceso de preparación emocional, lo obstaculiza.

El ejemplo del señor H. ilustra cómo una fase de depresión puede empeorar por culpa de la falta de sensibilidad y comprensión de las necesidades del paciente por parte de la gente que lo rodea y, sobre todo, de su familia inmediata. Él ilustra los dos tipos de depresión, pues expresó un profundo pesar por los «errores» que cometió cuando estaba bien, por las oportunidades que perdió cuando aún podía estar con su familia, y su dolor por no poder proveerlos mejor. Su depresión iba de la mano de su creciente debilidad e incapacidad para ejercer su función como hombre y como proveedor. No se animó ante la posibilidad de someterse a un nuevo tratamiento prometedor. Nuestras entrevistas revelaron que estaba preparado para despedirse de esta vida. Le entristecía que lo obligaran a luchar por su vida cuando ya estaba dispuesto a prepararse para morir. Esta discrepancia entre el deseo y la voluntad del paciente y lo que quieren sus allegados es la principal causa de dolor y desasosiego en nuestros enfermos.

Si a los miembros de las profesiones asistenciales se les pudiera hacer más conscientes de la discrepancia o el conflicto que se abre entre el paciente y su círculo, podrían transmitir esta percepción a las familias y prestarles, tanto a ellas como al paciente, una ayuda importante. Deben tener en cuenta que esta clase de depresión es necesaria y benéfica para que el paciente muera en estado de aceptación y paz. Solo aquellos pacientes que han conseguido superar su angustia y miedo logran alcanzar esta etapa. Si pudiéramos confortar a las familias haciéndoles saber esto, también a ellas podríamos ahorrarles mucha angustia innecesaria.

Nuestra primera conversación con el señor H. fue como sigue:

Paciente: ¿Tengo que hablar muy alto?
Doctora: No, así está bien. Si no le oímos, se lo diremos. Hable lo más alto que pueda sin esforzarse. El señor H. dijo que, si lo sostenía psicológicamente, podría mantener una buena conversación, porque había estudiado comunicación.
Paciente: Es que estoy muy mareado y cansado físicamente.
Doctora: ¿Qué quiere decir con eso de «sostenerlo psicológicamente»?
Paciente: Pues que es posible sentirse capaz físicamente, aunque no sea así, siempre que tengas como un estímulo psicológico. En cierto modo te sientes fenomenal, como si te hubieran dado una buena noticia o algo así. Solo quería decir eso.
Doctora: O sea, lo que quiere decir es que hablemos de cosas buenas y no de las malas.
Paciente: ¿Eso van a hacer?
Doctora: ¿Quería usted decir eso?
Paciente: ¡No, para nada!
Sacerdote: Creo que solo decía que necesita un poco de apoyo moral.
Doctora: Sí. Bueno, claro.

Paciente: Lo que quiero decir es que, si estoy aquí sentado más de cinco minutos, me voy a acabar desmayando de estar aquí sentado, porque estoy agotado, y me acabo de levantar.

Doctora: Claro, entonces ¿por qué no vamos al grano?

Paciente: De acuerdo.

Doctora: No sabemos prácticamente nada de usted. Lo que intentamos saber de los pacientes es cómo podemos hablar con ellos como seres humanos sin tener que repasar antes todo el historial médico y eso. Así que, para empezar, ¿podría hacernos un resumen muy breve con su edad, profesión y cuánto tiempo lleva en el hospital?

Paciente: Llevo aquí unas dos semanas, más o menos, y soy ingeniero químico. Y tengo un posgrado en Ingeniería Química y, además, hice unos cursos de comunicación en la universidad.

Doctora: [Ininteligible].

Paciente: Bueno, no, porque en la época en que lo hice tenían un curso de comunicación, y cuando ya lo estaba terminando, lo cancelaron.

Doctora: Entiendo.

Sacerdote: ¿Qué le llevó a interesarse por la comunicación? Como ingeniero químico, ¿formaba parte de su trabajo, o fue interés personal?

Paciente: Fue interés personal.

Doctora: ¿Por qué lo ingresaron esta vez? ¿Es la primera vez que ingresa en un hospital?

Paciente: Es la primera vez que ingreso en este hospital.

Doctora: ¿Y por qué lo ingresaron?

Paciente: Porque necesitaba más tratamiento para mi cáncer. Me operaron en abril...

Doctora: ¿En abril de este año?

Paciente: ... en otro hospital.

Doctora: ¿De este año? ¿Y luego le diagnosticaron el cáncer?

PACIENTE: Y luego, sin más diagnóstico, pedí ingresar en este hospital, y lo conseguí.
DOCTORA: Entiendo. ¿Cómo tomó la noticia? ¿Le dijeron que tenía cáncer en abril?
PACIENTE: Sí.
DOCTORA: ¿Cómo lo tomó, cómo se lo contaron?
PACIENTE: Pues fue un golpe, claro.
DOCTORA: Ajá. Pero cada uno reacciona a los golpes de distinta manera.
PACIENTE: Sí, bueno, fue un golpe más duro de lo que podría haber sido, porque no me dieron esperanzas.
DOCTORA: ¿Ninguna esperanza?
PACIENTE: Ninguna. El mismo doctor me dijo que su padre se había operado de lo mismo, en el mismo hospital, con el mismo cirujano, y que no se recuperó y murió al cabo de un año y medio, más o menos, a la misma edad. Y que solo me quedaba esperar a que llegara el desenlace fatal.
DOCTORA: Eso es un poco cruel. Deberíamos preguntarnos si ese médico hizo eso porque era lo que había pasado en su familia.
PACIENTE: Sí, el resultado fue cruel, pero la causa fue el hecho de que él había tenido esa misma experiencia.
DOCTORA: Y usted piensa que eso lo disculpa. Que lo hace comprensible.
PACIENTE: Sí.
SACERDOTE: ¿Cómo reaccionó cuando el doctor hizo eso, cuando se lo dijo?
PACIENTE: Pues me dio mucha tristeza, claro, y me quedé en casa como él me dijo, e hice reposo, en lugar de moverme demasiado. Pero la verdad es que me moví bastante, y también salí bastante, a ver a gente y eso. Pero cuando llegué aquí y descubrí que había alguna esperanza para mi enfermedad, que no era incurable, des-

cubrí que me había equivocado, que había hecho demasiado deporte, y que, si lo hubiera sabido entonces, ahora estaría fenomenal.

DOCTORA: O sea, que ahora se recrimina el haber estado tan activo.

PACIENTE: No, eso no, yo no lo sabía. Ninguna de las dos cosas es recriminable. No le recrimino al médico la experiencia que tuvo, no me recrimino a mí mismo el no haberlo sabido.

DOCTORA: Sí. Antes de ir a ese hospital, ¿presentía algo? ¿Qué tipo de síntomas tuvo? ¿Tenía dolores, o la sensación de tener algo grave?

PACIENTE: Pues estaba cada vez más flojo, pero un día tuve una afección intestinal muy seria y me hicieron una colostomía. Fue la única vez que me operaron.

DOCTORA: Sí. Lo que quiero decir es hasta qué punto estaba preparado para este golpe. ¿Presentía algo?

PACIENTE: No, nada en absoluto.

DOCTORA: Nada en absoluto. ¿Hasta cuándo estuvo bien de salud?

PACIENTE: Hasta que llegué al hospital.

DOCTORA: ¿Y por qué fue al hospital?

PACIENTE: Pues solo para que me vieran, porque tenía un estreñimiento muy fuerte, alternado con diarrea.

DOCTORA: Ajá. O sea, lo que quiere decir es que no estaba preparado.

PACIENTE: No, para nada. No solo eso, sino que me mandaron al hospital como dos horas después de llegar al consultorio, y tan solo una semana después ya me estaban operando.

DOCTORA: O sea que la sensación era de urgencia. ¿Y luego le hicieron la colostomía o qué?

PACIENTE: Sí.

DOCTORA: Sí, y eso tampoco es fácil de asimilar, ¿no?

PACIENTE: ¿Cómo?
DOCTORA: Que no es fácil de asimilar.
PACIENTE: Ah, no, lo de la colostomía es fácil.
DOCTORA: ¿De asimilar?
PACIENTE: Era la idea de que era solo una parte; o sea, se supone que la colostomía revela muchas otras cosas, pero las cosas que reveló por lo visto no eran buenas.
DOCTORA: Todo es relativo. Sí, estaba pensando que una colostomía tiene que ser muy dolorosa, pero cuando se trata de vida o muerte, una colostomía es el menor de los males.
PACIENTE: Claro, si la persona va a vivir, pues no sería nada.
DOCTORA: Sí. Cuando le dieron la noticia, supongo que pensaría en cómo debe ser morir. Que cuánto tiempo iría a vivir. ¿Cómo se plantea esas preguntas un hombre como usted?
PACIENTE: Pues la verdad es que entre tanto había tenido tantas desgracias personales que no me pareció para tanto. Nada más.
DOCTORA: Ah, ¿sí?
SACERDOTE: ¿Desgracias personales?
PACIENTE: Una serie de desgracias a lo largo de un periodo de tiempo.
SACERDOTE: ¿Se siente con ánimo para hablar de ello?
PACIENTE: Sí, claro, sin problema.
DOCTORA: ¿Quiere decir que perdió a seres queridos?
PACIENTE: Sí, murieron mi padre y mi madre, un hermano, una hija de veintiocho años, quien dejó dos niños pequeños de los que nos hicimos cargo durante tres años, hasta diciembre pasado. Y ese fue el golpe más duro, porque me traían a la memoria su muerte constantemente.
SACERDOTE: Los niños en la casa. ¿De qué murió?
PACIENTE: Del duro clima de Persia.
SACERDOTE: ¿Estaba allí?

PACIENTE: Cincuenta grados a la sombra la mayor parte del año.
SACERDOTE: Entonces estaba allí.
PACIENTE: No era de las que pueden con una vida tan dura.
DOCTORA: ¿Tiene usted más hijos? ¿Era hija única?
PACIENTE: No, tenemos tres más.
DOCTORA: Tiene tres más. ¿Y cómo están?
PACIENTE: Bien.
DOCTORA: ¿Están bien? ¿Sabe qué es lo que no entiendo? Usted es un hombre maduro —aún no sé cuántos años tiene—, pero muchos hombres maduros han perdido a su padre y a su madre. Lo de su hija es lo más doloroso, por supuesto, un hijo siempre es más doloroso. Pero ¿por qué dice que, como había perdido a tantos seres queridos, su propia vida le parecía insignificante?
PACIENTE: No puedo responder a esa pregunta.
DOCTORA: Es una paradoja, ¿no? Porque si su vida fuera insignificante, no le importaría perderla, ¿verdad? ¿Ve lo que no entiendo?
SACERDOTE: No sé si era eso lo que ha querido decir. ¿Era eso lo que quería comunicarnos? No me ha quedado claro, lo que entendí es que la noticia de que tenía usted cáncer fue un golpe distinto por la gente a la que había perdido.
PACIENTE: No, no, no he querido decir eso. Lo que quiero decir es que, además del cáncer, estaban las demás desgracias que he sufrido. Lo que sí digo es que, ah, estaba pensando en una ideíta que me estaba rondando, que era importante. Ha mencionado usted la cuestión de por qué me había de interesar más la muerte que la vida, si tenía tres hijos más.
DOCTORA: Eso lo he dicho para ver el lado positivo también.
PACIENTE: Sí, bueno..., eh... no sé si lo sabe, pero..., eh..., cuando tocan este tipo de desgracias, no solo repercuten en el padre, sino en toda la familia. ¿Me explico?

DOCTORA: Sí, eso es verdad.
SACERDOTE: ¿Así que para su mujer también fue duro?
PACIENTE: Para mi esposa y para todos mis hijos, todos. Así que aquí estaba yo, viviendo en un depósito de cadáveres, como quien dice.
DOCTORA: Durante un tiempo. Sí.
[Conversación confusa].
PACIENTE: Así estuvimos, y ahora lo veo como un duelo inconcluso.
DOCTORA: Sí. Lo que el señor H. quiere decir es que han sufrido tanto que ahora es muy difícil asumir otra desgracia.
PACIENTE: Eso.
DOCTORA: ¿Y cómo podemos ayudarlo? ¿Quién puede ayudarlo? ¿Alguien puede ayudarlo con esto?
PACIENTE: Yo creo que sí.
DOCTORA: [Ininteligible]. ¿Le ha ayudado alguien?
PACIENTE: Nunca le he pedido ayuda a nadie, salvo a usted.
DOCTORA: ¿Alguien ha hablado con usted como estamos hablando ahora?
PACIENTE: No.
SACERDOTE: ¿Y las otras personas a las que perdió? Cuando murió su hija, ¿habló usted con alguien? ¿Usted o su mujer? ¿O se lo callaron? ¿Hablaban entre ustedes?
PACIENTE: No mucho.
SACERDOTE: ¿Se lo callaron?
DOCTORA: ¿Su mujer está tan afectada ahora como lo estaba entonces? ¿O ya se ha recuperado un poco?
PACIENTE: No lo sé.
DOCTORA: ¿No se comunica?
PACIENTE: Sobre eso no. Es una buena comunicadora, es profesora.
DOCTORA: ¿Qué clase de mujer es?
PACIENTE: Pues es una mujer corpulenta, con muy buen humor, la clase de persona a la que aplauden de pie al

principio de curso, y a la que le hacen un regalo muy caro al final.

DOCTORA: Pues eso es significativo.

SACERDOTE: Esa clase de personas no abundan.

PACIENTE: No.

DOCTORA: No.

PACIENTE: También se desvive por mí y por la familia.

DOCTORA: Por lo que dice, yo diría que es una persona que, con un poco más de ayuda, sí podría hablar esas cosas.

PACIENTE: Sí, se diría, ¿no?

DOCTORA: ¿Le da miedo a usted hablar de ello, o es ella la que se inhibe?

PACIENTE: Repita eso.

DOCTORA: ¿Quién de los dos pone obstáculos a esa conversación?

PACIENTE: Bueno, sí tuvimos nuestras conversaciones. Y su reacción fue irse al extranjero a criar a los niños. Así que se fue dos años seguidos, en verano, incluido el último. Y el viaje lo pagó nuestro yerno, claro. Los nietos estuvieron con nosotros hasta diciembre y luego se regresa. Y luego la señora H. se fue allí en diciembre, por Navidad, y este verano volvió un mes. Iba a quedarse dos meses, pero por mí se quedó solo uno, porque fue durante mi convalecencia.

SACERDOTE: Me preguntaba hasta qué punto quiere tener conversaciones sobre su enfermedad cuando su mujer tiene la cabeza en lo otro y con lo preocupada que está por la responsabilidad que tiene con sus nietos. Si esto ha influido algo en su capacidad de contar las cosas, o quizá le ha llevado a pensar que no debía hablar ni cargarla con más problemas. ¿Ha habido algo de eso?

PACIENTE: Entre ella y yo hay otros problemas. Aunque, como digo, ella es muy extrovertida, aun así, me preocupa, ella piensa que no he sido muy eficaz.

Doctora: ¿En qué sentido?
Paciente: Pues que nunca he ganado mucho dinero. Y con cuatro hijos, es normal que piense eso. Es que ella cree que yo debería ser como el yerno. Y también me hace responsable de no educar bien a mi hijo pequeño. Porque él tiene un rasgo hereditario bien identificado. Pero ella me echa la culpa a mí, incluso ahora.
Doctora: ¿Lo culpa a usted de eso?
Paciente: Sí.
Doctora: ¿Su hijo qué hace?
Paciente: Estuvo en los Marines, pero lo despidieron.
Doctora: ¿Y ahora qué hace?
Paciente: Pues iba a presentarse a un trabajo, el que tenía antes, de reponedor.
Sacerdote: ¿Y sus otros dos hijos?
Paciente: De lo del segundo también me echa la culpa. Porque es un poco lento en los estudios. Ella pensaba que, si alguien hubiera intervenido, porque ella es un torbellino de energía, que habría sido un número uno. Pero, claro, creo que tarde o temprano ella se dará cuenta de que no podrá serlo nunca. Es un tema hereditario. Al mayor no le va mal porque ella lo anima, y está acabando la carrera de electrónica.
Sacerdote: ¿Porque ella lo anima?
Paciente: Bueno, no, él es muy listo, diría que es el único listo, aparte de la hija.
Sacerdote: También ha hablado del tema hereditario. ¿De qué parte cree que le viene esa carencia? Me ha dado la impresión de que usted cree que viene de la parte de usted. O que eso insinúa su mujer.
Paciente: No sé qué es lo que insinúa a ese respecto. No creo que lo considere hereditario. Creo que piensa que no es solo cuestión de que yo intervenga y lo intente por todos los medios. En mi tiempo libre debería hacerlo.

No solo debería ganar más, eso que ha sido el tema de nuestras vidas. Ella me ayuda hasta cierto punto, pero siempre me culpará por no hacer mi parte. Debería ganar quince mil al año como mínimo.

DOCTORA: Me da la sensación de que lo que quiere decir el señor H. es que su mujer es tan vital y enérgica que quiere que también lo sean usted y sus hijos.

PACIENTE: Exacto.

DOCTORA: Y que no soporta que usted no sea como ella...

PACIENTE: Eso.

DOCTORA: O sea, vital y enérgica. Y luego dice: «Mira mi yerno, gana mucho dinero y seguramente es muy vital y enérgico».

PACIENTE: No solo el yerno, todo el que conoce.

DOCTORA: Cosa que también afecta al señor H., el paciente, porque cuando se pone mal y está débil...

PACIENTE: ¿Perdón?

DOCTORA: Sí, cuando usted se pone mal y está débil, está menos vital y enérgico y gana menos dinero.

PACIENTE: Pues sí, eso es justo lo que le dije en un momento dado. Cuando..., cuando cumplí los cuarenta, más o menos, empecé a perder un poco el ritmo y me dije, si ahora es así, imagínate luego, porque ella es cada vez más vital.

DOCTORA: Será horrible, ¿no?

PACIENTE: Porque cada vez es más vital y enérgica.

DOCTORA: Pero lo que para usted supone eso es que va a ser más difícil. ¿Ella es intolerante con las personas que tienen que ir en silla de ruedas?

PACIENTE: Es muy intolerante con las personas que no son lo bastante listas.

DOCTORA: Pero cuando se está débil físicamente, también se puede ser listo.

PACIENTE: Sí.

DOCTORA: Pero ¿es intolerante con las personas que no pueden hacer las cosas físicamente?
PACIENTE: Sí.
DOCTORA: Porque listo se puede ser siempre.
PACIENTE: Bueno, cuando decimos listo, queremos decir serlo en la práctica. Eso quiere ella.
SACERDOTE: Usted se refiere a triunfar en la vida.
PACIENTE: Triunfar, eso.
DOCTORA: Ajá.
SACERDOTE: Que no solo tienen capacidad, sino que han hecho algo con ella. Pero lo que yo entiendo aquí es que, con este estado de cosas, a usted se le priva de todo derecho u oportunidad de hablar de sí mismo y de lo que le aqueja.
PACIENTE: Sí, y a mis hijos también.
SACERDOTE: Eso me preocupa.
PACIENTE: Creo que mis hijos se sienten oprimidos por el formidable nivel de exigencia de su madre. Por ejemplo, ella es muy buena costurera, además de profesora. Es capaz de hacer un traje de caballero a la medida en un fin de semana con solo una tela. Y le sale el traje más bonito del mundo, con una pinta carísima.
DOCTORA: Y eso ¿cómo lo hace sentir a usted?
PACIENTE: Pues de esa manera, que a mí no me importa lo fantástica que sea, porque yo la admiro como..., no sé cómo lo diría usted..., como a un ídolo. No me importaría si no se aferrara en que yo fuera igual.
DOCTORA: Sí. ¿Y cómo puede usted sobrellevar su enfermedad de esa manera?
PACIENTE: Pues esa es la cosa.
DOCTORA: Eso es lo que queremos saber, cómo ayudarlo...
PACIENTE: Esa es la cosa. Porque si tienes una enfermedad, y tienes dolores, y un duelo no resuelto, y tienes una persona con la que estás viviendo que sabe cómo en-

frentar todos los aspectos del duelo, y dices, no sé cómo voy a superar la cosa esta de la muerte de nuestra hija y eso, enseguida te contestan: «Hacia adelante siempre, pensamiento positivo»; de hecho, ella es una fan del pensamiento positivo.

SACERDOTE: Ir siempre corriendo, para no tener que pararse a pensar.

PACIENTE: Eso.

DOCTORA: Pero él está dispuesto a pensar y hablar de ello. Debe usted hablar de ello; necesita a alguien con quien hablar de ello.

PACIENTE: Mi esposa me interrumpe en plena frase. No hay forma de hablar con ella de nada de esto.

SACERDOTE: Creo que usted alberga una fe muy profunda.

PACIENTE: He pensado mucho en cómo resolver estos problemas. Porque yo soy muy trabajador, como ella quiere. Siempre lo he sido, siempre fui muy buen estudiante. En el curso que hice en la universidad, saqué excelentes calificaciones en todas las asignaturas.

SACERDOTE: Pero creo que lo que quiere decir usted es que la capacidad la tiene, pero que también sabe que el esfuerzo no va a ser suficiente para resolver el tipo de conflictos que le ha traído la vida en este momento. Usted distinguía entre pensar en la vida y pensar en la muerte, ¿recuerda?

DOCTORA: ¿Alguna vez piensa en morir?

PACIENTE: Sí. ¿Qué iba a decir de eso?

SACERDOTE: Me gustaría saber lo que opina de la vida en relación con la muerte, y viceversa.

PACIENTE: Bueno, tengo que reconocerlo, nunca he pensado en la muerte como tal, pero sí en la inutilidad de la vida en situaciones así.

SACERDOTE: ¿La inutilidad?

PACIENTE: Que si yo me muriera mañana, mi esposa seguiría viviendo con toda normalidad.
DOCTORA: ¿Como si no hubiera pasado nada?
PACIENTE: Es lo que pienso. No perdería el tiempo.
SACERDOTE: ¿Como hizo con las otras muertes? ¿O no exactamente?
PACIENTE: Cuando murió mi hija, se puso a ocuparse de sus hijos. Pero si yo no dejara hijos, su vida no cambiaría en absoluto.
SACERDOTE: ¿Qué le da la fuerza necesaria para decir que una de las cosas más estimulantes de venir aquí fue que le dieron esperanza? Dijeron que pueden hacer algo y lo están haciendo. ¿Qué removió sus ganas de vivir? Pese a lo inútil de sus sentimientos, algo en su interior ha encontrado consuelo y ganas de vivir. ¿Estamos hablando de fe?
PACIENTE: Bueno, es esperanza ciega más que otra cosa, diría yo, y mi grupo de la iglesia también me ha ayudado mucho. Desde hace muchos años colaboro activamente con la obra de la Iglesia presbiteriana. El hecho de poder hacer cosas que no le gustaban a mi esposa, claro, como cantar en el coro, dar clases en la escuela dominical y cosas así. El hecho de poder hacer cosas de ese tipo, que a mí me parecía que valían la pena para la comunidad, y ese tipo de trabajo, a mí me ayudaba. Pero cualquier trabajo que hiciera de ese tipo, por mínimo que fuera, resulta que era inútil porque no servía para ganar montones de dinero.
DOCTORA: Pero eso es lo que piensa ella. ¿Usted piensa que valía la pena?
PACIENTE: Creo que vale la pena, y mucho.
DOCTORA: Pues creo que eso es lo que importa. Que usted conserve su autoestima. Por eso creo que la esperanza es importante para usted. Usted aún quiere vivir. Porque no quiere morir, ¿no? Por eso ha venido a este hospital.

Paciente: Sí.
Doctora: ¿Qué significa la muerte para usted? No es una pregunta fácil, pero a lo mejor me la puede contestar.
Paciente: ¿Que qué significa la muerte para mí?
Doctora: ¿Qué significa la muerte para usted?
Paciente: La muerte. Significa el cese de una actividad valiosa. Valiosa para mí no significa lo mismo que para mi esposa. No me refiero a una actividad lucrativa.
Sacerdote: Habla de cantar en el coro y dar clases en la escuela dominical. Estar con gente, ese tipo de cosas.
Doctora: Sí.
Paciente: Yo siempre he participado activamente en la actividad comunitaria, en todo tipo de actividades. Lo que hace mi vida inútil en este momento es que me veía a mí mismo desde el punto de vista del otro médico, o sea, pensaba que ya nunca más iba a poder hacer ese tipo de cosas.
Doctora: ¿Y qué es lo que está haciendo ahora mismo aquí?
Paciente: ¿Mmm?
Doctora: ¿Qué está haciendo aquí ahora mismo?
Paciente: Lo que estoy haciendo es intercambiar impresiones que puedan ser útiles.
Doctora: Eso es una actividad valiosa. A usted le puede ser útil. A nosotros, seguro.
Sacerdote: Una actividad valiosa en el sentido que le da él, no su mujer.
Doctora: Sí, [risas] por eso quería aclararlo. Lo que realmente está diciendo es que la vida vale la pena mientras usted pueda ofrecer algo de valor y hacer algo que valga la pena.
Paciente: Pero también está bien que la otra persona sepa apreciar eso. Si quieres a esa persona.
Doctora: ¿Realmente cree que nadie lo aprecia?
Paciente: Creo que mi esposa no.

SACERDOTE: Eso me había parecido.
DOCTORA: Sí, ¿y sus hijos?
PACIENTE: Creo que ellos sí. Pero lo que cuenta es la mujer, tu mujer. Sobre todo, si la admiras mucho. Y es que ella es adorable. Por toda la energía y la chispa que tiene.
SACERDOTE: ¿Y eso ha sido una constante en su matrimonio? ¿O lo ha notado más después de las épocas del duelo? ¿De pérdida?
PACIENTE: No ha sido distinto. De hecho, después de las pérdidas que hemos tenido, la cosa ha mejorado. Ahora mismo, por ejemplo, está muy linda conmigo desde hace un tiempo. Desde que me ingresaron. Pero es que siempre ha sido así. Cuando me ponía enfermo o así, era muy amable conmigo durante un tiempo. Pero luego no podía evitar pensar que lo que tenía ahí era un vago que no ganaba dinero.
SACERDOTE: ¿Cómo explica usted las cosas que le han pasado en la vida? Dijo que va a la iglesia. ¿Cómo explica las cosas que le han pasado, en cuanto a su actitud ante la vida, lo que algunos llamarían su fe en la vida? ¿Todo eso tiene algo que ver con Dios?
PACIENTE: Ah, sí. Para empezar, como cristiano, Cristo actúa como intermediario. Es muy sencillo. Cuando no pierdo de vista la visión, todo está bien. Y encuentro alivio en mi..., encuentro soluciones a los problemas que preocupan a la gente.
SACERDOTE: Justo de lo que ha hablado sobre él y su mujer es que necesitan un mediador, y usted ha hablado de Cristo como mediador para el resto de sus problemas. ¿Ha pensado en ello para su mujer y la relación entre ustedes?
PACIENTE: Sí, pero, por suerte o por desgracia, mi esposa es una persona muy dinámica.

SACERDOTE: Lo que está diciendo usted es que su mujer es tan dinámica y activa que no hay lugar para un Dios activo en su vida. No habría lugar para un mediador.
PACIENTE: Sí, en el caso de mi esposa viene a ser así.
DOCTORA: ¿Cree que estaría dispuesta a hablar con alguno de nosotros?
PACIENTE: Yo sí, sin duda alguna.
DOCTORA: ¿Y si usted se lo pidiera a ella? ¿Lo haría usted?
PACIENTE: A mi esposa ni le pasaría por la cabeza ir a un psiquiatra, y menos conmigo.
DOCTORA: Ajá. ¿Por qué le da tanto miedo esto del psiquiatra?
PACIENTE: Pues por todo eso de lo que hablábamos. Creo que ella lo mete debajo de la alfombra, por decirlo de alguna forma.
DOCTORA: Bueno, a ver cómo va esa entrevista. Podría resultar útil. Pasaremos a verlo de vez en cuando, si le parece bien. ¿Sí?
PACIENTE: ¿Dice que pasarán?
DOCTORA: A verlo.
PACIENTE: ¿En mi cama?
DOCTORA Y SACERDOTE: Sí.
PACIENTE: Me voy el sábado.
DOCTORA: Ah. Entonces ya no hay mucho tiempo.
SACERDOTE: Bueno, si vuelve a consulta alguna vez. ¿A lo mejor viene a ver al médico?
PACIENTE: Lo dudo, pero puede ser. Es un viaje muy largo.
SACERDOTE: Ah, ya.
DOCTORA: Bueno, si esta es la última sesión, a lo mejor quiere preguntarnos algo.
PACIENTE: Pues creo que una de las mayores ventajas de esta entrevista es que han surgido muchas preguntas que a mí no se me habrían ocurrido.
DOCTORA: A nosotros también nos ha ayudado.

PACIENTE: Creo que la doctora R. ha hecho unas sugerencias muy buenas, y usted también. Pero de una cosa estoy seguro, a menos que haya una mejoría radical, no me voy a curar físicamente.
DOCTORA: ¿Y eso le da miedo?
PACIENTE: ¿Miedo?
DOCTORA: No le noto ningún miedo.
PACIENTE: No, no me da miedo, por dos razones. La primera, tengo una buena base religiosa, basada en el hecho de que se la he transmitido a otras personas.
DOCTORA: Así que usted se describiría como un hombre que no teme a la muerte y que la aceptará cuando llegue, sin más.
PACIENTE: Sí, la muerte no me da miedo, pero sí un poco la oportunidad de seguir con lo que hacía antes. Porque, mire, a mí no me gustaba tanto la ingeniería como trabajar con la gente.
SACERDOTE: De ahí su interés por la comunicación.
PACIENTE: Sí, en parte.
SACERDOTE: Lo que me llama la atención no es la ausencia de miedo, sino también la desazón, la tristeza que siente por su relación con su mujer.
PACIENTE: Siempre me ha producido tristeza no poder comunicarme con ella. En realidad, si vamos al fondo de la cuestión, se puede decir que, en mis estudios de comunicación, no lo sé muy bien, pero creo que seguramente el 90% era intentar conectar con mi esposa.
DOCTORA: Intentar comunicarse con ella, ¿no? ¿Y nunca buscó ayuda profesional para eso? Porque yo creo que esto tendría solución, que aún la tiene.
SACERDOTE: Por eso es tan importante la reunión de mañana.
DOCTORA: Sí, sí... Así que no me siento impotente. Esto no es irreparable. Aún está a tiempo.
PACIENTE: Bueno, yo diría que mientras hay vida, hay esperanza.

DOCTORA: Eso.
PACIENTE: Pero la vida no lo es todo. La calidad de vida, por qué vivir esa vida.
SACERDOTE: Agradezco haber tenido la oportunidad de hablar con usted. Me gustaría pasar a verlo esta tarde antes de irme.
PACIENTE: Sí me gustaría hacer eso... Ah... [el paciente no quiere irse], ... iba a hacerme unas preguntas que no me ha hecho.
DOCTORA: Ah, ¿sí?
PACIENTE: Sí.
DOCTORA: ¿Qué se me olvidó?
PACIENTE: Por lo que dijo, entendí que ella no solo estaba a cargo de este curso, sino..., bueno, de lo que está usted a cargo, digamos. A alguien le interesaba la relación entre religión y psiquiatría.
DOCTORA: Ah, ya entiendo. Verá, cada persona tiene su propia idea de lo que hacemos aquí. Lo que a mí más me interesa es hablar con enfermos o pacientes terminales. Para comprenderlos mejor. Enseñar al personal del hospital a ayudarlos mejor, y la única forma de hacer eso es que el paciente nos enseñe a nosotros.
SACERDOTE: ¿Quería preguntar algo sobre la relación entre la religión...?
PACIENTE: Sí, algunas cosas. Por ejemplo, que la mayoría de los pacientes solo llaman al sacerdote. Cuando se encuentran mal, no llaman al psiquiatra.
DOCTORA: Eso es verdad.
PACIENTE: Sí. Entonces esta pregunta ya me la hizo usted o alguien, que qué opino del servicio que dan los sacerdotes. Y yo diría que me quedé estupefacto una noche que pedí ver a uno y no había ninguno de noche, lo cual me parece inaudito. Porque ¿cuándo necesita uno un sacerdote? Solo por la noche, se lo digo yo. Ese es el momen-

to en que te pones los guantes de boxeo y te das de topes contigo mismo. Entonces es cuando necesitas un sacerdote. Yo diría que sobre todo a partir de las doce...

DOCTORA: De madrugada.

PACIENTE: Y si viéramos un gráfico, seguramente la punta estaría hacia las tres. Y tendría que ser así exactamente. Tocas el timbre, viene la enfermera, «me gustaría hablar con un sacerdote», a los cinco minutos aparece él y ya puedes empezar a...

DOCTORA: Comunicarte de verdad.

PACIENTE: Sí.

DOCTORA: Esa es la pregunta que quería que le hiciera, que si está usted contento con los servicios del sacerdote. Esta pregunta ya se la hice quizá de manera indirecta cuando le pregunté quién le había ayudado, si hubo alguien que hiciera algo por usted. Y en ese momento no me habló usted del sacerdote...

PACIENTE: Ese es el problema de la Iglesia. Porque cuándo necesita uno un pastor.

DOCTORA: Sí.

PACIENTE: Pues normalmente lo va a necesitar a las tres de la mañana.

DOCTORA: Bueno, a eso puede contestarle el sacerdote N., porque se pasó toda la noche viendo a los pacientes.

SACERDOTE: Por eso no me siento tan culpable como podría pensarse, porque anoche solo dormí dos horas. Aunque lo entiendo, creo que se habla mucho más de lo que se siente.

PACIENTE: Y creo que no deberían dar prioridad a otras cosas por encima de eso.

SACERDOTE: Lo que está angustiando a alguien que pide ayuda.

PACIENTE: Desde luego, el pastor... El pastor presbiteriano que casó a mi padre y a mi madre era de esa clase de hombres. No le importaba nada. Lo conocí a los noventa y cinco años. Tenía el oído igual de bien que siempre, la vista también, daba la mano como un hombre de veinticinco años.

SACERDOTE: Lo cual, de nuevo, simboliza algunas de las decepciones que se ha llevado usted.

DOCTORA: Esto es parte del curso, desvelar esas cosas para aprender a ser más eficaces.

PACIENTE: Eso. Y en el caso de los pastores, supongo que no es tan fácil conseguir una consulta cuando la necesitas como en el caso de un psiquiatra —esto es algo peculiar—, porque un pastor no va a ganar dinero, mientras que un psiquiatra sí pretende ganar una cantidad mínima. O sea, que hay un tipo que gana dinero, que podría estar ganando dinero por el día, por la noche o cuando quisiera, pero, aun así, puedes quedar con él por la noche, pero intenta sacar de la cama a un pastor por la noche.

SACERDOTE: Parece que ha tenido usted ciertas experiencias con el clero.

PACIENTE: Mi pastor de ahora es muy bueno, pero el problema es que tiene bajo su techo a todo un rebaño de niños. Cuatro por lo menos. ¿Cuándo va a poder salir? Y luego me dicen que en el seminario hay chicos jóvenes y eso. No muchos, de hecho incluso tuvimos problemas para conseguir algunos que nos ayudaran con Educación Cristiana. Pero creo que, si tuvieran una iglesia activa, no tendrían problemas para atraer gente joven.

SACERDOTE: Parece que vamos a tener que hablar de algunas cosas que no forman parte del curso. Él y yo nos pondremos de acuerdo un día y hablaremos de la Iglesia. Estoy de acuerdo con lo que dice en parte.

DOCTORA: Sí, pero yo me alegro de que haya sacado el tema aquí. Es una parte importante. ¿Y qué tal el servicio de enfermería?

PACIENTE: ¿El de aquí?
DOCTORA: Sí.
PACIENTE: Pues casi todas las noches que necesité un sacerdote fue porque durante el día me atendió alguna enfermera rara. Algunas enfermeras de aquí son eficaces, pero tratan mal al paciente. De hecho, mi compañero de habitación me dijo: «Si no te atiende esa enfermera, te curas el doble de rápido». Es que discute por todo. Tú llegas y dices: «¿Me ayuda un poco a empezar a comer? Porque tengo una úlcera, problemas de hígado y tal». Y entonces va ella y dice: «Es que tenemos mucho trabajo, eso tiene que hacerlo usted. Si quiere comer, coma; si no, no pasa nada». Luego hay otra enfermera que es linda y ayuda, pero que no sonríe ni un poquito. Y para una persona como yo, que normalmente sonríe y lleva la buena voluntad por delante, pues te da hasta pena mirarla a la cara. Todas las noches entra, y ni rastro de una sonrisa.
DOCTORA: ¿Cómo es su compañero de habitación?
PACIENTE: Pues desde que empezó con el tratamiento de respiración no he podido hablar con él, pero supongo que será llevadero, porque no tiene tantas dolencias como yo.
DOCTORA: Al principio dijo usted que cinco o diez minutos, pero luego dijo que se iba a cansar muchísimo. ¿No se cansa de estar sentado?
PACIENTE: Pues no, mira, estoy bien.
DOCTORA: ¿Sabe cuánto tiempo llevamos hablando? Una hora.
PACIENTE: Nunca me hubiera imaginado que aguantaría una hora.
SACERDOTE: Nos estamos empezando a preocupar, no queremos cansarlo.
DOCTORA: Sí, creo que deberíamos dejarlo ya.
PACIENTE: Creo que abordamos casi todos los temas.
SACERDOTE: Pasaré a verlo a la hora de cenar, antes de irme.

Paciente: Ah, ¿a las seis?
Sacerdote: De cinco y media a seis, más o menos.
Paciente: Perfecto. Me ayudará a comer, porque mi enfermera no es buena.
Sacerdote: Claro.
Doctora: Gracias por venir. Se lo agradezco.

La sesión del señor H. es un buen ejemplo de eso que llamamos «entrevista de desbloqueo».

El personal del hospital lo consideraba un hombre hosco y poco comunicativo, y pensaban que no iba a querer hablar con nosotros. Al principio de la sesión, nos avisó que podía desmayarse si estaba sentado más de cinco minutos, pero al cabo de una hora entera de conversación no quería irse y se encontraba perfectamente, tanto física como emocionalmente. Estaba obsesionado con las muchas pérdidas personales que había sufrido, la más grave de las cuales era la muerte de una hija en un país lejano. Pero lo que más le angustiaba era la pérdida de la esperanza. Al principio lo presentó desde el punto de vista de su médico: «No me dieron esperanzas. El mismo doctor me dijo que su padre se había operado de lo mismo, en el mismo hospital, con el mismo cirujano, y que no se recuperó y murió al cabo de un año y medio, más o menos, a la misma edad. Y que a mí solo me quedaba esperar a que llegara el desenlace fatal».

Pero el señor H. no se rindió y pidió ingresar en otro hospital, donde sí le dieron esperanzas.

En un momento posterior de la entrevista expresa otra clase de desesperanza, que es el hecho de no conseguir que su mujer lo siga en algunos de los intereses y valores que él tiene en la vida. Muchas veces ella lo hacía sentirse fracasado, lo culpaba de la falta de éxito de los hijos, de ganar poco dinero, y él sabía perfectamente que ya era tarde para satisfacer sus exigencias, de estar a la altura de sus expectativas. Cuando empezó a debilitarse y ya no pudo trabajar, miró hacia atrás sobre su vida y fue aún más consciente de la distancia que separaba los valores de su mujer de los suyos. La brecha era tan inmensa que la comunicación se hizo casi imposible. Todo esto le ocurrió a este hombre durante el proceso de duelo por su hija y reavivó la tristeza que había sentido cuando murieron sus padres. Por sus palabras sentimos que su dolor era tan grande que ya no era posible añadir más sufrimiento, lo cual dejaba en el aire la conversación más vital, aquella que, creemos, le hubiera ofrecido algo de paz. En medio de tanta depresión había un sentimiento de orgullo, de autoestima pese a la falta de reconocimiento de su familia. Así que no podíamos más que desear contribuir a establecer un último puente de comunicación entre el paciente y su esposa.

Por fin comprendimos por qué el personal del hospital no sabía decir hasta qué punto el señor H. conocía la realidad de su enfermedad. Él no pensaba tanto en su cáncer como en revisar el sentido de su vida y buscar formas de compartirlo con la persona que más le importaba: su mujer. Estaba profundamente deprimido, no por su enfermedad terminal, sino porque no había cerrado su proceso de duelo por los padres y la hija difuntos. Cuando hay tanto dolor, un dolor añadido no se nota tanto como cuando cae sobre un cuerpo sano y no torturado. Aun así, nosotros creíamos que ese dolor podía erradicarse encontrando el medio de transmitirle todo esto a la señora H.

A la mañana siguiente nos reunimos con ella, una mujer fuerte, potente, sana, enérgica, como él la había descrito. Ella confirmó casi textualmente lo que él había dicho el día anterior: «La vida seguirá igual cuando él ya no esté». Él estaba débil, ni siquiera podía cortar el pasto, se desmayaría. Los hombres del campo eran de otra calidad, eran musculosos y fuertes. Trabajaban de sol a sol. Y a él lo de ganar dinero tampoco le interesaba mucho... Sí, la mujer sabía que a él no le quedaba mucho tiempo de vida, pero no podía llevárselo a casa. Estaba organizando su traslado a un asilo, allí lo visitaría... La señora H. dijo todo esto en el tono de una mujer muy ocupada que tenía muchas cosas que hacer y no podía perder el tiempo. Quizá en aquel momento perdí la paciencia, o tal vez sentí la desesperanza del señor H. El caso es que repetí con mis propias palabras la esencia del mensaje de la señora. Resumí brevemente estas ideas: que el señor H. no había estado a la altura de lo que ella esperaba, que el señor H. no valía para nada, que no habría duelo cuando se fuera. Si repasábamos la vida del señor H., cabía preguntarse si había habido algo memorable en ella...

La señora H. me miró de repente, y entonces dijo con emoción, casi a gritos: «Pero ¡qué dice! ¡Era el hombre más honrado y fiel del mundo...!».

Hablamos unos minutos más, y yo le conté algunas de las cosas que habíamos escuchado durante la entrevista. La señora H. me confesó que nunca había pensado en él de esa manera, y que estaba dispuesta a reconocerle esos méritos. Volvimos juntas a la habitación del paciente y la señora H. repitió espontáneamente lo que habíamos hablado en la consulta. Nunca olvidaré el rostro pálido del paciente, ahí, hundido en sus almohadas, la expectación en su cara, la sorpresa sobre si habíamos podido comunicarnos. Y entonces se le iluminaron los ojos cuando oyó decir a su mujer: «Y le dije que eras el hombre más honrado y fiel del mundo, y que eso es raro en estos tiempos. Y que de camino a casa pasaríamos por la iglesia y recogeríamos tu trabajo de la iglesia, ese que es tan importante para ti. Y así tendrás trabajo para unos días...».

Había un afecto sincero en su voz cuando hablaba con él, cuando lo preparaba para abandonar el hospital. «No la olvidaré nunca mientras viva», me dijo él cuando ya me iba; los dos sabíamos que eso no era decir demasiado, pero en ese momento no importaba.

Capítulo 7

Quinta etapa: aceptación

> Me despido. ¡Díganme adiós, hermanos míos!
> Los saludo y me retiro.
> Devuelvo las llaves de mi puerta y renuncio a todo derecho sobre mi hogar. Solo les pido unas últimas palabras gentiles.
> Largo tiempo fuimos vecinos, pero recibí más de lo que podía dar. Ahora ya amaneció, se apagó la lámpara que alumbraba mi rincón oscuro. Me llaman y debo partir.
>
> Rabindranath Tagore, *Gitanjali*, XCIII

Si el paciente ha tenido tiempo (esto es, si la muerte no ha sido inesperada y repentina) y se le ha prestado la ayuda necesaria para superar las etapas que ya describimos, alcanzará una fase en la que ya no se encontrará ni deprimido ni enojado por el «destino» que le corresponde. Habrá podido expresar sus primeros sentimientos, su envidia hacia los vivos y sanos, su coraje hacia quienes no tienen que enfrentarse tan pronto al final de su vida. Habrá llorado la pérdida inminente de tantas personas y lugares significativos y contemplará el final que se avecina con cierta expectación serena. Estará cansado y, en la mayoría de los casos, debilitado. También sentirá la necesidad de cabecear o dormir con frecuencia y a intervalos breves, que no es lo mismo que necesitar dormir en momentos de depresión. No es un sueño de evasión, ni un descanso necesario para aliviar el dolor, la incomodidad o la comezón. Se trata de una necesidad creciente de prolongar las horas de sueño, similar a la de un recién nacido, pero en orden inverso. No se trata de una renuncia resignada e impotente, un «para qué», un «ya no puedo seguir luchando», aunque también escuchamos esta clase de comentarios. (También señalan el principio del fin de la lucha, pero las últimas frases no son síntoma de aceptación).

La fase de aceptación no debe confundirse con una de dicha. Es una fase casi despojada de sentimientos. Es como si el dolor hubiera cesado, la lucha terminado, y hubiera llegado el momento de aquello que una paciente describió como «el último descanso antes del largo viaje». También es el momento en que la familia suele necesitar más ayuda, comprensión y apoyo que el propio paciente. A medida que el paciente terminal encuentra cierta paz y aceptación, su círculo de intereses se reduce. Desea que lo dejen solo, o que al menos no lo alteren con noticias y problemas externos. Las visitas ya no suelen ser bienvenidas y, si se producen, el paciente ya no tiene ganas de hablar. Suele pedir que se limite el número de personas y que las visitas sean breves. Este es el momento en que la televisión se apaga. La comunicación con nosotros se hace más muda que verbal. El paciente puede limitarse a hacer un gesto con la mano para invitarnos a sentarnos un rato. Quizá solo nos sostenga la mano y nos pida que nos quedemos a su lado en silencio. Para las personas que no se sienten incómodas en presencia de alguien que se está muriendo, estos momentos de silencio pueden ser los mensajes más significativos. Podemos escuchar juntos el canto de ese pájaro que llega de afuera. Nuestra presencia puede simplemente confirmar que vamos a estar ahí hasta el final. Quizá solo le hagamos saber que no hace falta decir nada cuando las cuestiones importantes han quedado resueltas, y que solo es cuestión de tiempo antes de que pueda cerrar los ojos para siempre. Cuando ya no hable, puede reconfortarlo saber que no está solo; y un apretón de manos, una mirada o un recostarse en las almohadas pueden expresar más que tantas palabras «ruidosas».

Una visita a última hora de la tarde puede ser lo más propicio para esta clase de encuentro, ya que es el final del día tanto para el paciente como para el visitante. Es el momento en que el sistema de avisos del hospital no interrumpe la visita, en que la enfermera no entra a tomar la temperatura, en que la señora de la limpieza no se pone a trapear el suelo: es este pequeño momento de intimidad que puede cerrar la jornada al final de la ronda del médico, cuando nadie interrumpe. Es solo un momento, pero al paciente le reconforta saber que no lo han olvidado cuando ya no pueden hacer nada más por él. También es gratificante para la persona que está de visita, que ve que morir no es eso tan terrible que tantos quieren evitar.

Algunos pacientes luchan hasta el final, se resisten, conservan una esperanza que hace casi imposible alcanzar esta fase de aceptación. Estos son los que dirán algún día: «Ya no puedo más», y el día que dejen de luchar, acabará la lucha. En otras palabras, cuanto más se esfuercen por evitar la muerte inevitable, cuanto más intenten negarla, más difícil les resultará alcanzar esta etapa final de aceptación con paz y dignidad. La familia y el personal pueden considerar a estos pacientes duros y fuertes, pueden animarlos a luchar hasta el final, y pueden transmitirles tácitamente que para ellos aceptar el final será una renuncia cobarde, un engaño o, peor aún, una forma de rechazar a la familia.

Entonces ¿cómo saber cuándo un paciente se está rindiendo «demasiado pronto», cuando nosotros pensamos que un esfuerzo más por su parte, combinado con la ayuda de la profesión médica, podría darle la oportunidad de vivir más tiempo? ¿Cómo diferenciar esto de la etapa de aceptación, cuando tantas veces nuestro deseo de prolongar su vida se opone al deseo del paciente de descansar y morir en paz? Si no conseguimos diferenciar entre las dos etapas, haremos más mal que bien a nuestros pacientes, nos sentiremos frustrados con nuestros esfuerzos y convertiremos su muerte en una dolorosa última experiencia. El caso de la señora W. es un breve resumen de uno de estos casos en los que esta distinción no se hizo.

La señora W., una mujer casada de cincuenta y ocho años, fue internada con un tumor maligno en el abdomen que le producía mucho dolor y muchas molestias. Había sabido afrontar su grave enfermedad con valor y dignidad. Rara vez se quejaba e intentaba hacer todo lo que podía sin pedir ayuda a nadie. Mientras pudo valerse por sí misma, rechazó toda oferta de ayuda y sorprendía al personal y a su familia con su alegría y su capacidad para aceptar su muerte inminente con ecuanimidad.

Al poco tiempo de su último ingreso, se deprimió repentinamente. El personal, desconcertado por el cambio, pidió una consulta psiquiátrica. Cuando fuimos a buscarla, no estaba en su habitación. Y unas horas después seguía sin aparecer. Al final la encontramos en el pasillo, frente a la sala de Rayos, acostada en una camilla. Se notaba incómoda y claramente dolorida. En una breve entrevista, descubrimos que se había sometido a dos radiografías bastante largas, y que ahora tenía que esperar a que le tomaran otras imágenes. Estaba muy incómoda por la llaga que tenía en la espalda, no había comido ni bebido nada en las últimas horas y, lo más molesto de todo, necesitaba ir urgentemente al baño. Nos contó todo esto en voz baja, diciendo que estaba «entumecida de dolor». Me ofrecí a llevarla al baño contiguo. Me miró —por primera vez, con una leve sonrisa en los labios— y me dijo: «No, estoy descalza, prefiero esperar a volver a mi habitación. Allí puedo ir sola».

Este breve comentario hizo evidente una de las necesidades de la paciente: valerse por sí misma mientras pudiera, conservar la dignidad y la independencia mientras fuera posible. Veía su resistencia puesta a prueba hasta el punto de querer ponerse a gritar en público y aliviarse en el pasillo, donde se le salían las lágrimas ante desconocidos «que solo estaban haciendo su trabajo».

Cuando hablamos con ella unos días después, en circunstancias más favorables, comprendimos que estaba cada vez más cansada y preparada para morir. Nos habló brevemente de sus hijos, de su esposo, que, sin duda, iba a poder seguir adelante sin ella. Estaba convencida de que su vida, sobre todo su matrimonio, había sido positiva y con sentido, y de que dejaba poco por hacer. Pedía que la dejaran morir en paz, que la dejaran sola, pedía incluso menos implicación por parte de su esposo. Dijo que lo único que la mantenía con vida era la incapacidad de este de aceptar el hecho de que ella iba a morir. Estaba enojada con él por no aceptar la realidad, por aferrarse tan desesperadamente a algo a lo que ella sí estaba dispuesta a renunciar. Le hice ver que deseaba cortar sus vínculos con el mundo y asintió agradecida mientras me iba.

A todo esto, el personal médico-quirúrgico, sin conocimiento de la paciente ni de mí, celebró una reunión que incluyó al esposo. Los cirujanos creían que otra intervención quirúrgica podía prolongarle la vida, y el esposo les rogó que hicieran todo lo posible para «retroceder en el esposo». No aceptaba la idea de perder a su mujer. Encontraba inconcebible que ella ya no necesitara estar con él. Él interpretaba su necesidad de cortar vínculos, para facilitar su despedida, como un rechazo que escapaba de su comprensión. No había nadie para explicarle que se trataba de un proceso natural, de un avance, sí, quizá de una señal de que la persona moribunda ha encontrado la paz y se está preparando para enfrentarse a la muerte en soledad.

Decidieron operar a la semana siguiente. En cuanto informaron del plan a la paciente, se debilitó rápidamente. Casi de la noche a la mañana, necesitó el doble de dosis de medicamento para el dolor. Cuando le ponían una inyección, solía aprovechar para pedir fármacos. Se impacientaba, se inquietaba, llamaba con frecuencia pidiendo ayuda. Ya no era la paciente de unos días atrás; la señora digna que no podía ir al baño porque no llevaba zapatos.

Estos cambios de conducta deberían servirnos de aviso. Los pacientes se están comunicando, intentan decirnos algo. Una paciente no siempre puede rechazar explícitamente una operación que puede prolongarle la vida, no frente a un esposo y unos hijos que le suplican, que están desesperados, que quieren recuperar a su madre. Por último, pero no menos importante, no debemos subestimar esa minúscula esperanza de curación que alberga la propia paciente a la vista de su muerte inminente. Como explicamos anteriormente, no es propio de nuestra naturaleza humana aceptar la irrevocabilidad de la muerte sin dejar una puerta abierta a la esperanza. Por lo tanto, no basta con escuchar solo los mensajes verbales explícitos de nuestros pacientes.

La señora W. había indicado claramente que deseaba que la dejaran en paz. Cuando le anunciaron la operación prevista, se mostró mucho más adolorida y molesta. Su nerviosismo fue en aumento a medida que se acercaba el día de la cirugía. Nosotros no teníamos autoridad para cancelar la operación. Solo expresamos importantes reservas, convencidos de que no toleraría la intervención.

La señora W. no tuvo fuerzas para rechazar la operación, y no murió antes de la cirugía ni durante su transcurso. En el quirófano sufrió un grave episodio psicótico durante el que expresó ideas persecutorias, gritó y protestó hasta que la devolvieron a su habitación minutos antes de la hora programada para la cirugía.

Presa de un claro delirio, sufrió alucinaciones visuales y manifestó ideas paranoicas. Asustada y desconcertada, sus mensajes al personal no tenían ningún sentido. Pero en medio de toda esta psicosis había un componente de lucidez y lógica que resultaba admirable. Cuando la devolvieron a su habitación, pidió verme. Cuando llegué al día siguiente, miró a su desconcertado esposo y dijo: «Hable con este, hágale entrar en razón». Dicho esto, nos dio la espalda, indicando claramente que necesitaba estar sola. Y así, tuve mi primera charla con el esposo, que no encontraba palabras. No entendía la «desquiciada» conducta de su esposa, que siempre había sido una señora muy digna. Le resultaba difícil aceptar su rápido deterioro físico y encontraba nuestras «disparatadas conversaciones» incomprensibles.

Con lágrimas en los ojos, se declaró perplejo ante este cambio tan repentino. Dijo que su matrimonio era muy feliz, y la enfermedad terminal de su esposa, totalmente inaceptable. Tenía la esperanza de que la operación les permitiera volver a estar «tan unidos» como lo habían estado durante los muchos años de felicidad conyugal. Le inquietaba el desapego de su mujer, y más aún su psicótica conducta.

Cuando le pregunté por las necesidades de la paciente, en lugar de las suyas propias, se quedó mudo. Poco a poco empezó a darse cuenta de que no estaba atento a las necesidades de ella, sino que daba por sentado que eran las mismas que las suyas. No comprendía el alivio que puede llegar a representar la muerte para un paciente, y que a estos les es más fácil morir si se les permite, si se les ayuda a desprenderse gradualmente de todas las relaciones importantes de su vida.

Fue una sesión muy larga. Mientras hablábamos, las cosas empezaron a aclararse y definirse gradualmente. Con un gran número de anécdotas, el hombre quiso corroborar que ella había intentado transmitirle sus necesidades, pero que él no podía escucharlas porque se oponían a las suyas propias. El señor W. se fue claramente aliviado, al rechazar mi oferta de acompañarlo a la habitación de la paciente. Se sentía más capaz de hablar con su mujer francamente sobre el desenlace de su enfermedad, y ahora casi se alegraba de que la operación hubiera tenido que cancelarse a causa de la «resistencia» de ella, como él la llamaba.

Reaccionó ante el brote psicótico diciendo: «Dios, a ver si va a ser más fuerte que todos nosotros. Nos ha engañado bien. Ha dejado muy claro que no quería operarse. A lo mejor la psicosis era la única forma de evitarlo sin tener que morir antes de estar preparada».

Unos días después, la señora W. nos confirmó que no podía morir hasta estar convencida de que su esposo estaba preparado para verla partir. Quería que él compartiera algo de lo que ella estaba sintiendo, en lugar de «siempre hacer como que me voy a curar». Su esposo hizo un intento de dejarla hablar de ello, aunque tuvo que hacer un esfuerzo, y sufrió numerosas «regresiones». Una vez, el hombre se aferró a la esperanza de la radioterapia; en otra ocasión intentó presionarla para que volviera a casa, prometiéndole contratar a una enfermera privada para que la atendiera.

Durante las dos semanas siguientes, vino con frecuencia a hablar de su esposa y de las esperanzas que él albergaba, pero también de la eventualidad de la muerte de ella. Y por fin acabó aceptando que ella se iría debilitando y sería menos capaz de compartir todas las cosas que habían sido tan importantes durante su vida en común.

Ella se recuperó del episodio psicótico tan pronto como la operación se canceló definitivamente, y el esposo aceptó que la muerte era inminente y así se lo dijo a ella. Menos adolorida, ella se convirtió de nuevo en la señora digna que continuaba haciendo tantas cosas como su enfermedad le permitía. El personal médico se mostraba cada vez más receptivo a los sutiles mensajes de ella, a los que respondían con tacto, teniendo siempre presente su necesidad prioritaria: vivir con dignidad hasta el final.

La señora W. es un buen paradigma de la mayoría de nuestros pacientes en fase terminal, aunque fue la única que recurrió a un episodio psicótico tan agudo. Yo estoy convencida de que aquello fue un mecanismo de defensa, un intento desesperado por evitar una intervención con la que se pretendía prolongar su vida, pero que llegaba demasiado tarde.

Como ya señalamos, hemos comprobado que los pacientes que mejor lo sobrellevan son aquellos a los que se les anima a expresar su ira, a llorar su duelo preparatorio y a expresar sus miedos y fantasías ante alguien que pueda sentarse a escucharlos en silencio. Debemos ser conscientes de la monumental tarea que conlleva alcanzar esta etapa de aceptación, que conduce hacia una separación gradual (decatexis) en la que desaparece la comunicación recíproca.

Hemos encontrado dos formas de alcanzar este objetivo más fácilmente. La primera clase de pacientes lo conseguirá con poca o ninguna ayuda de su entorno, más allá de una actitud de comprensión callada y no intrusiva. Este es el paciente de más edad, el que se siente al final de su vida, el que ha trabajado y sufrido, criado a sus hijos y cumplido con sus responsabilidades. Habrá encontrado sentido a su vida y se sentirá satisfecho cuando mire atrás y recuerde sus años de trabajo.

Otros, menos afortunados, pueden alcanzar un estado físico y mental parecido cuando se les da tiempo suficiente para prepararse para la muerte. Necesitarán más ayuda y comprensión de su entorno a medida que vayan superando todas las etapas que describimos. Hemos visto morir a la mayoría de nuestros pacientes en la fase de aceptación, una existencia sin miedo ni desesperación. Cabe compararla, quizá, con lo que dice Bettelheim de la primera infancia: «En efecto, era una época en la que no se nos pedía nada y se nos daba todo lo que queríamos. El psicoanálisis considera la primera infancia como una época pasiva, una edad de narcisismo primario en la que el yo es vivido como el todo».

Y así, quizá al final de nuestros días, una vez que hemos trabajado y dado, disfrutado y sufrido, regresamos al escenario en el que empezamos y se cierra el círculo de la vida.

※·※

Las dos entrevistas siguientes son ejemplos de un matrimonio que se esfuerza por alcanzar la fase de aceptación.

Dentista y padre de un joven de veinticuatro años, el doctor G. era un hombre profundamente religioso. Hemos mencionado su ejemplo en el capítulo 4, sobre la ira, cuando surgía la pregunta «¿por qué yo?», y él se acordaba del viejo George y se preguntaba por qué no se podían llevar la vida de ese hombre en lugar de la suya. A pesar de la imagen de aceptación que ofreció durante la entrevista, su caso también representa la actitud de esperanza. Intelectualmente, era consciente de la gravedad de su enfermedad, y como profesional sabía que tenía pocas posibilidades de seguir activo. Aun así, no quiso o no pudo plantearse la posibilidad de cerrar su consultorio hasta poco antes de esta entrevista. Mantenía a una secretaria para que atendiera el teléfono y conservaba la esperanza de que el Señor repitiera un incidente que le había ocurrido durante la guerra, cuando le dispararon a corta distancia y fallaron: «Si te disparan a seis metros y fallan, sabes que ahí hay algún poder distinto al hecho de que sabes esquivar las balas».

DOCTORA: ¿Puede decirnos cuánto tiempo lleva ingresado y por qué?
PACIENTE: Sí. Yo soy dentista, como sabrá, y llevo muchos años ejerciendo. A finales de junio tuve un dolor repentino que vi que no era normal; enseguida me hice una radiografía y el 7 de julio de este año me operaron por primera vez.
DOCTORA: ¿En 1966?
PACIENTE: En 1966, sí. Y me di cuenta de que había un 90% de probabilidades de que fuera maligno, aunque no era

una suposición muy fundamentada, porque era el primer episodio que sufría y la primera vez que me dolía algo. Salí de la operación en buen estado físico, me recuperé muy bien y luego sufrí una obstrucción intestinal, y el 14 de septiembre tuve que volver a operarme. Y desde el 27 de octubre no me gustaba cómo estaba progresando. Mi esposa se puso en contacto con un médico de aquí y nos vinimos. Así que llevo en tratamiento ininterrumpido desde el 27 de octubre. Y en eso consiste mi historial hospitalario, más o menos.

DOCTORA: ¿En qué momento de su enfermedad supo usted lo que tenía de verdad?

PACIENTE: Pues supe que seguramente era maligno en cuanto vi la radiografía, porque un tumor en esa zona es maligno el 90% de las veces. Pero, como digo, no pensé que pudiera ser tan grave, y yo me encontraba muy bien. El doctor a mí no me lo dijo, pero a mi familia sí la informaron de la gravedad de lo que tenía en cuanto salieron del quirófano. Fue al poco tiempo, yendo en coche a un pueblo cercano con mi hijo. Siempre hemos sido una familia muy unida, y nos pusimos a hablar de mi estado de salud en general, y él me dijo: «¿Te dijo mamá lo que tienes de verdad?». Le dije que no. Y sé que para él fue muy duro, pero me dijo que cuando me operaron por primera vez no solo era maligno, sino que había metástasis, y que estaban afectados todos los órganos, salvo el hígado y el bazo, por suerte. Era inoperable. Yo ya había empezado a sospecharlo. Mi hijo conoció al Señor cuando tenía diez años, y a lo largo de los años habíamos querido compartir su experiencia con el Señor, cuando se hizo mayor y se fue a la universidad. Esta experiencia le había hecho madurar enormemente.

DOCTORA: ¿Qué edad tiene ahora?

Paciente: El domingo cumple veinticuatro años. Comprendí hasta qué punto había madurado gracias a esa conversación.
Doctora: ¿Y usted cómo reaccionó cuando su hijo le dijo eso?
Paciente: Pues la verdad es que ya lo venía sospechando, por algunas cosas que había observado. No es que no sepa nada de eso; llevo veinte años vinculado a un hospital, formo parte del personal del centro desde entonces, y entiendo de esas cosas. En ese momento también me dijo que el cirujano adjunto le había dicho a mi esposa que me quedaban entre cuatro y catorce meses de vida. Y no sentí nada. Desde que lo sé, estoy completamente en paz conmigo mismo. No he tenido momentos de depresión ni nada. Supongo que cualquiera en mi situación miraría a otra persona y diría: «¿Por qué no él?». Y la verdad es que a mí se me ha pasado por la cabeza más de una vez. Pero solo por un momento fugaz. Recuerdo una vez que fuimos a correos a recoger las cartas, y por la calle venía un anciano al que conozco desde que era niño. Tiene ochenta y dos años, y a nuestros ojos mortales diríamos que su presencia ya no tiene sentido en este mundo. Tiene reuma, cojea, está sucio; vaya, no es la clase de persona que nadie aspira a ser. Y entonces me sobresaltó la idea: «¿Por qué no es el viejo George en lugar de mí?». Pero tampoco es una idea que pese mucho. Creo que ha sido lo único que he pensado. Yo quiero acudir al encuentro del Señor, pero al mismo tiempo me gustaría quedarme en la tierra el mayor tiempo posible. Lo que más me cuesta es separarme de mi familia.
Doctora: ¿Cuántos hijos tiene?
Paciente: Solo ese.
Doctora: Un hijo.
Paciente: Hemos sido una familia muy unida, como digo.

Doctora: Estando tan unidos, y siendo usted dentista y sabiendo como supo casi con toda seguridad que era cáncer cuando vio la radiografía, ¿por qué no lo habló con su mujer y su hijo?
Paciente: Pues no sabría decirle. Ahora sé que mi esposa y mi hijo estaban convencidos de que iba a ser una operación importante, y que después de una breve etapa de incomodidad, el resultado iba a ser positivo. Yo no quería revolverlos más. Creo que mi esposa se vino abajo cuando le dijeron la verdad. Mi hijo, y aquí es donde demostró su madurez, fue un baluarte de fortaleza en ese momento. Pero luego mi esposa y yo lo hablamos con toda franqueza, y ahora estamos buscando un tratamiento, porque yo creo que el Señor puede sanar. Puede hacerlo, y yo aceptaré cualquier método que emplee para hacerlo. No sabemos de qué es capaz la medicina, de dónde vienen los descubrimientos médicos. ¿Cómo puede un hombre arrancar una raíz del suelo y decir: «Creo que esto serviría para tratar esto y lo otro»? Pues ha pasado. Y en todos los laboratorios de nuestros hospitales te encuentras con esas cositas creciendo profusamente, porque creen que tienen relación directa con la investigación contra el cáncer. ¿Cómo han llegado a esa conclusión? Yo creo que es un misterio, un milagro, y creo que lo manda el Señor.
Sacerdote: Deduzco que su fe ha sido muy importante para usted, no solo durante esta enfermedad, sino desde antes.
Paciente: Sí que lo ha sido. Yo encontré a Jesucristo redentor hace ahora diez años. Llegué a esta situación gracias a mis estudios de las escrituras, que no terminé. La enseñanza que asimilé era que yo era un pecador. Yo no sabía eso, porque me porto bien, siempre lo he hecho.
Doctora: ¿Qué lo llevó a iniciarse en esto hace diez años?

PACIENTE: La cosa viene de más atrás. En el extranjero estuve en contacto con un sacerdote que me habló largo y tendido de estos asuntos. Y no creo que nadie pueda recibir más de un disparo que no le alcanza y no darse cuenta de que ahí hay algo más que tú mismo, ahí de pie, sobre todo cuando tienes al hombre a menos de seis metros de distancia. Como digo, yo siempre me he portado bien, no blasfemaba, no decía palabras malsonantes, no bebía, no fumaba, no me interesaban especialmente. No iba detrás de las mujeres, bueno, no mucho, y siempre me porté bien. Así que no comprendí que era un pecador hasta ese momento concreto, en una reunión que celebró él. Había como tres mil personas. Y cuando concluyó el servicio, que ahora no recuerdo de qué hizo el sermón, pidió que la gente se acercara para consagrarse al Señor. No sé por qué me acerqué, pero me sentí obligado a hacerlo. Luego me cuestioné mi decisión, había sido como cuando tenía seis años. Cuando cumplí seis, pensaba que el mundo iba a florecer espléndidamente y que todo cambiaría. Esa mañana bajó mi madre. Yo estaba enfrente de un espejo de unos tres metros cuadrados que teníamos en el salón, y ella me dijo: «Feliz cumpleaños, Bobby». Dijo: «¿Qué haces?». Yo le dije que me estaba mirando al espejo. Y ella contestó: «¿Y qué ves?». «Pues —dije yo— tengo seis años, pero estoy igual, yo me siento igual, y a ojos de Dios soy igual». Pero conforme avanzaba en mi experiencia, comprendí que ya no era igual, que ya no toleraba las cosas que antes sí.
DOCTORA: ¿Como qué?
PACIENTE: Pues, como sabe usted, cuando te relacionas con gente, sobre todo en el mundo de los negocios, te das cuenta de que se hacen muchos contactos en los bares. Antes de una reunión profesional, la mayoría de los hombres se

van al bar del hotel o del motel y se sientan a beber y compadrear. A mí eso no me molestaba mucho. Yo no bebía, pero tampoco me molestaba, pero luego sí empezó a molestarme, porque no creía en ello. No acababa de parecerme bien. Ya no hacía las cosas que hacía antes, y ahí es donde me di cuenta de que era distinto.

DOCTORA: Y todo esto ¿le ha ayudado ahora que se ve enfrentado a la perspectiva de morir, a una enfermedad terminal?

PACIENTE: Sí, mucho. Como le decía, desde que me desperté de la anestesia después de la operación, estoy en paz conmigo mismo. Sentía una serenidad absoluta.

DOCTORA: ¿Y no siente ningún temor?

PACIENTE: No puedo decir con sinceridad que lo haya sentido.

DOCTORA: Es usted un hombre diferente, doctor G., porque no hay muchos hombres que se enfrenten a la perspectiva de morir sin ningún temor.

PACIENTE: Pues es porque yo, cuando me muera, espero entrar en la casa del Señor.

DOCTORA: Por otro lado, aún alberga alguna esperanza de que haya tratamiento, de que se produzca un descubrimiento médico, ¿no?

PACIENTE: Sí.

DOCTORA: Creo que eso es lo que quiso decir antes.

PACIENTE: Las escrituras prometen sanación si invocamos al Señor. Yo he invocado al Señor y he invocado esa promesa. Pero, por otra parte, también quiero que se haga su voluntad. Y eso está por encima de todo, por encima de toda consideración personal.

DOCTORA: ¿Qué ha cambiado en su vida diaria desde que sabe que tiene cáncer? ¿Ha cambiado algo en su vida?

PACIENTE: ¿En mi actividad, quiere decir? Pues me dan de alta dentro de un par de semanas y no sé qué va a pasar. En el hospital he vivido más o menos al día, porque aquí conoces la rutina del hospital, sabes lo que hay.

SACERDOTE: Si he interpretado bien lo que dijo antes, me suena. Lo que dijo es lo que dijo Jesús antes de enfrentarse a la cruz: «Hágase tu voluntad».
PACIENTE: No lo había pensado así.
SACERDOTE: Lo que dijo quiere decir eso. Desea poder albergar esperanza de que no haya llegado su hora, a poder ser, pero ese deseo lo supedita a otro más profundo de que se haga su voluntad.
PACIENTE: Sé que me queda muy poco tiempo de vida, unos años, a lo mejor, con el tratamiento que tengo ahora, a lo mejor unos meses. Nadie tiene garantizado volver a casa esta noche, claro.
DOCTORA: ¿Tiene alguna imagen concreta de cómo será?
PACIENTE: No. Sé que está dispuesto, está en las escrituras, y en ellas deposito mi esperanza.
SACERDOTE: Creo que no debemos seguir. No hace mucho que el doctor G. puede levantarse de la cama. Quizá un par de minutos más.
PACIENTE: Yo estoy muy bien.
SACERDOTE: ¿Sí? Le dije al doctor que no nos demoraríamos.
DOCTORA: Dejemos que sea usted quien nos diga si se cansa, aunque sea solo un poco. Esto de hablar con franqueza de un tema que tanto asusta, ¿cómo le hace sentir, doctor G.?
PACIENTE: A mí no me parece que asuste. Esta mañana, cuando se han ido los reverendos I. y N., tuve tiempo de pensar, y no me sentí especialmente afectado, aparte de que espero poder ser de utilidad a alguien que esté pasando por lo mismo que yo, si no tiene la fe que tengo yo.
DOCTORA: ¿Qué cree que podemos aprender de nuestras entrevistas con enfermos graves y terminales que nos ayude a ser más eficaces a la hora de ayudarlos a enfrentarse a ello, sobre todo a los que no tienen, en cier-

to modo, tanta suerte como usted? Porque usted tiene fe, y es evidente que eso le ayuda de verdad.

Paciente: Pues sobre eso he reflexionado bastante desde mi enfermedad. Yo, por mi carácter, soy de los que quieren que les den el pronóstico completo; otras personas, en cambio, cuando se enteran de que tienen una enfermedad terminal, casi todas se derrumban por completo. Pero creo que esto solo se puede saber por experiencia, lo que hay que hacer a la hora de hablar con el paciente.

Doctora: Esa es una de las razones por las que entrevistamos a los pacientes aquí, de forma que el personal de enfermería y otros profesionales del hospital puedan verlo. Ver a un paciente tras otro, para saber cuáles quieren hablar de ello y cuáles prefieren no mencionarlo.

Paciente: Creo que sus primeras visitas deben ser neutras, hasta que averigüen hasta qué punto son profundos los sentimientos del paciente hacia sí mismo, su experiencia, su religión y su fe.

Sacerdote: Creo que la doctora R. ha dicho que el doctor G. es afortunado, pero creo que lo que quiere decir es que de esta experiencia han salido cosas importantes, como su relación con su hijo, que ha pasado a otro nivel, y que gracias a esto usted comprendió cómo había madurado.

Paciente: Sí, yo también pensé que éramos afortunados. Iba a hablar de eso, porque yo no creo que ese aspecto tenga que ver con la suerte. Esto de conocer al Señor, tu Salvador, no es suerte; es una experiencia muy profunda, maravillosa, que creo que nos prepara para las vicisitudes de la vida, por así decirlo, para las pruebas a las que nos enfrentamos. Todos nos enfrentamos a pruebas o enfermedades. Pero esto te prepara para aceptarlas, porque sabes que, como decía antes, si te disparan desde seis metros y fallan, sabes que ahí hay otro poder, aparte del hecho de que sepas esquivar las balas o lo que sea. Pero dicen que en las trincheras no hay ateos, y es cierto. Oyes que en las trincheras los hombres se acercan a Dios, o cuando peligra su vida, no en una trinchera, solo con sufrir un accidente grave y darse cuenta de repente de que les está pasando a ellos, y automáticamente invocan el nombre del Señor. No es cuestión de suerte. Es cuestión de buscar y encontrar lo que el Señor nos tiene preparado.

DOCTORA: No me refería a la suerte en un sentido superficial, como un hecho fortuito, sino más bien como una cosa feliz y afortunada que pasa.

PACIENTE: Sí, ya entiendo. Sí, es una experiencia feliz. Es increíble cómo se siente esta experiencia en un momento como este, cuando estás enfermo y los demás rezan por ti, y te das cuenta de que rezan por ti. A mí eso me ayuda enormemente. Me ha ayudado.

SACERDOTE: Es interesante, se lo decía a la doctora R. cuando llegamos al curso; no solo ha visto que la gente le recuerda a usted, sino que su mujer también ha podido dar fuerzas a personas que tenían a familiares muriendo aquí, y ha podido ofrecer una oración por ellos.

PACIENTE: También iba a decir eso. Mi esposa ha cambiado mucho últimamente. Se ha hecho mucho más fuerte. Antes era muy dependiente de mí. Yo, como ya se imaginarán ustedes, soy una persona muy independiente, y mi filosofía es que debo asumir mis responsabilidades según llegan. Y por eso ella no ha tenido la oportunidad de, digamos, hacer muchas cosas que hacen algunas mujeres, como ocuparse de la administración familiar, etcétera, y por eso se ha hecho bastante dependiente. Pero ahora ha cambiado bastante. Ahora es mucho más sólida y mucho más fuerte.

DOCTORA: ¿Cree que sería útil hablar con ella un poco de todo esto, o sería excesivo para ella?

PACIENTE: No veo por qué no. Es cristiana, sabe que el Señor es su Salvador, lo sabe desde que era niña. De hecho, de pequeña le hicieron una sanación, de un ojo. Los especialistas ya querían mandarla al hospital de San Luis para que le extirparan el ojo, por una úlcera que tenía. Pero le hicieron una curación milagrosa, y en esa curación acercó al Señor a otras personas, entre ellos un médico. Ella ya era una metodista convencida, pero ese fue el factor determinante. Tenía solo diez años o así, pero el factor determinante en su vida fue la experiencia con ese médico.

DOCTORA: Usted, antes de ponerse enfermo, en su juventud, ¿sufrió algún estrés importante o tuvo alguna desgracia? Para que compare cómo se lo tomó entonces con cómo se lo toma ahora.

PACIENTE: No, muchas veces me he parado a observarme y me he preguntado cómo he podido con todo esto. Y sé que ha sido gracias a la ayuda del Señor. Porque yo nunca he tenido ninguna experiencia muy estresante, aparte de algún peligro, que me haya afectado para nada. Y en la Segunda Guerra Mundial también estuve en el frente, claro. Esa fue mi primera situación estresante, y la primera vez en mi vida que miré a la muerte a la cara, que sabía que podía morir si hacía esto o aquello.

DOCTORA: Creo que tenemos que dejarlo aquí, a lo mejor podemos pasarlo a verlo de vez en cuando.

PACIENTE: Se lo agradezco.

DOCTORA: Muchas gracias por venir.

PACIENTE: Me gustó mucho.

Cuando llevábamos al paciente a la entrevista, por el pasillo apareció la señora G., la esposa del doctor G., para verlo. El sacerdote, que la conocía de otras visitas, le explicó en pocas palabras lo que estábamos haciendo. Ella se mostró interesada y la invitamos a unirse a nosotros más tarde. Durante la entrevista esperó en la habitación contigua y, cuando el esposo volvió a su habitación, le pedimos que pasara. Por lo tanto, tuvo poco tiempo para pensar o cambiar de opinión. (Normalmente intentamos dejar un espacio de tiempo adecuado entre la solicitud y el momento de la entrevista, para que la persona que va a ser entrevistada realmente pueda decidir con libertad).

DOCTORA: La tomó un poco por sorpresa esto de venir a ver a su esposo y verse haciendo una entrevista como esta. ¿Ha hablado con el sacerdote del tema?
SEÑORA G.: Más o menos.
DOCTORA: ¿Cómo reaccionó al saber que su esposo padecía una enfermedad grave que no se esperaban?
SEÑORA G.: Pues se puede decir que al principio me quedé conmocionada.
DOCTORA: ¿Estuvo bien de salud hasta ese verano?
SEÑORA G.: Sí.
DOCTORA: ¿Nunca se sentía muy mal ni se quejaba, nada?
SEÑORA G.: No. Solo se quejaba de algunos dolores.
DOCTORA: Y entonces ¿qué pasó?
SEÑORA G.: Que buscamos ayuda médica y alguien sugirió hacer una radiografía. Y luego nos operaron. Y la verdad es que hasta entonces no me di cuenta de que la cosa era grave.
DOCTORA: ¿Quién se lo dijo y cómo?
SEÑORA G.: Nuestro médico es muy amigo nuestro. Antes de entrar a quirófano, me llamó y me dijo: «Esto puede ser maligno». Y yo dije: «Ay, no». Y él dijo: «Sí, por eso te aviso». Así que iba más o menos preparada, pero cuando me dijeron que era más grave, no me entró en la cabeza que la cosa era seria. «No lo pudimos sacar todo», dijo el doctor. Es lo primero que recuerdo. Me quedé en

shock, porque pensé que no podía llevar con ello mucho tiempo. Un médico dijo que solo le quedaban como tres o cuatro meses. ¿Y cómo aceptar eso tan de repente? Así que lo primero que hice fue rezar. Recé mientras lo operaban. Pedí una cosa muy egoísta, que no fuera maligno. Pero es que así es el ser humano, claro. Quieres que sea como tú quieras. Hasta que no lo dejé en manos de Dios, no tuve la paz que debería haber tenido. Pero el día de la operación fue malo igualmente, claro, y esa noche tan larga fue horrible. Por la noche encontré una paz que me infundió auténtico valor. Encontré muchos pasajes de la Biblia que me dieron fuerzas. En casa tenemos un altar familiar. Mire, justo antes de que pasara esto, nos aprendimos un pasaje de las escrituras y empezamos a repetirlo sin cesar. Es Isaías 33:3. Dice: «Llámame y te responderé, y te mostraré cosas grandes y poderosas que no conoces». Nos lo aprendimos todos de memoria.

DOCTORA: ¿Eso fue antes de saber lo de la enfermedad?

SEÑORA G.: Unas dos semanas antes. Y, mire, me vino a la mente ese pasaje y empecé a repetirlo sin cesar. Y luego recordé muchas cosas del libro de Juan. «Si algo pidieras en mi nombre, yo lo haré». Yo quería que se hiciera la voluntad de Dios, pero es que solo a través de esto me encontré a mí misma. Pude seguir porque nos hemos entregado mucho y teníamos un hijo. Mi hijo se había ido a la universidad. Y allí los chicos tienen mucho que hacer, pero él se vino conmigo enseguida y literalmente buscamos ayuda en las escrituras. Juntos hicimos unas oraciones muy bonitas, y luego la gente de nuestra iglesia también se portó muy bien. Venían y sugerían distintos pasajes de la Biblia. Esos pasajes yo ya los había leído muchísimas veces, pero nunca habían significado lo que ahora para mí.

Sacerdote: En ese momento sería como si reflejaran sus sentimientos, casi como si los verbalizaran.

Señora G.: Cada vez que abría la Biblia, me encontraba algo que parecía que me hablara solo a mí. La cosa llegó a un punto en que pensé: «A ver si de todo esto va a salir algo bueno». Así me lo tomaba, y todos los días encontraba fuerzas para enfrentarme a esto. Mi esposo tenía mucha fe, y cuando le dijeron la verdad de su enfermedad, me dijo: «¿Tú qué harías si te dijeran esto, que te quedan entre cuatro y catorce meses de vida?». Lo pondría todo en manos de Dios y confiaría en él. En el aspecto médico quería que hicieran todo lo posible por él, claro. Y nuestros médicos nos dijeron que no había nada más, y yo hasta sugerí cobalto, o incluso algún tipo de radiografía o radioterapia. Ellos no lo sugirieron, dijeron que era incurable. Y mi esposo tampoco es de los que tiran la toalla. Así que cuando lo hablé con él, le dije: «Mira, Dios solo puede trabajar a través del hombre, e inspira a los médicos». Y le dije: «Vimos un pequeño artículo, una vecina ha traído una revista y lo leímos». Ni siquiera lo consulté con mi esposo. Simplemente, me puse en contacto con el médico de este hospital.

Doctora: ¿Había un artículo?

Señora G.: Sí, en una revista. Y pensé que sí que estaban haciendo avances. Sé que no hay tratamiento, pero hay avances. Voy a hablar con él. Le escribí una carta y se la envié por correo urgente, y el sábado por la mañana ya la tenía en su mesa. Su secretaria no estaba, así que me llamó él. Y me dijo: «Me interesó mucho su carta, es muy ilustrativa, pero necesito un informe microscópico. Podría usted pedírselo a su médico y enviármelo, como lo hizo con la carta, que la envió ayer y la recibí esta mañana». Y eso hice. Se lo envié. Y entonces él me llamó y me dijo: «En cuanto tenga cama, pues están reformando la unidad, la llamo». Y dijo: «No puedo prometerle mucho, pero lo que no comparto es ese punto de vista tan fatalista». A mí me pareció maravilloso. Porque podíamos hacer algo, no solo quedarnos sentados a esperar, como nos habían dicho nuestros médicos. Y luego todo fue muy rápido. Vinimos en ambulancia. Y debo decir que la noche que lo reconocieron no nos dieron muchas esperanzas. Casi estuvimos tentados a darnos media vuelta y regresarnos a casa. Y yo volví a rezar. Esa noche salí del hospital para instalarme en casa de unos parientes. No sabía lo que iba a encontrarme a la mañana siguiente. Lo dejaron así, para que nos pensáramos si seguir adelante con el tratamiento o no. Y otra vez recé, y dije que íbamos a intentarlo todo. Y pensé que era mi esposo a quien correspondía tomar la decisión, no a mí. Esa mañana, cuando llegué al hospital, él ya la había tomado: «Voy a hacerlo». Le dijeron que perdería entre veinte y treinta kilos. Con todo lo que ya había adelgazado con las dos operaciones. Yo no sabía qué hacer. La verdad es que no me sorprendió mucho, porque sabía que iba a ser así. Y luego, cuando empezaron con el tratamiento, se puso muy mal. Pero, como dije, no nos habían prometido nada, así que no teníamos más que un pequeño rayo de esperanza de que el tratamiento podía contribuir a reducir el tumor y liberar el intestino. Había obstrucción intestinal parcial y esto era una posibilidad. Durante todo el proceso, tuve mis momentos de desánimo, pero iba hablando con algunos pacientes del hospital, gente que había estado muy grave. Y pensaba: «Yo aquí dándoles ánimo, y mira lo negro que vemos lo nuestro muchas veces». Pero allí seguía. Y sigo con la misma actitud. Sé que se está investigando en este campo, y sé que de nuevo las escrituras dicen que para Dios no hay nada imposible.

DOCTORA: Acepta lo que depare el destino, pero algo de esperanza le queda de que ocurra algo.

SEÑORA G.: Eso.

DOCTORA: También habla en plural: «Nos operaron», «Decidimos seguir adelante». Parece que están muy sintonizados con hacer las cosas juntos.

SEÑORA G.: De verdad creo que si no está destinado a curarse, si ya le llegó la hora, creo que será la voluntad de Dios.

DOCTORA: ¿Qué edad tiene su esposo?

SEÑORA G.: El día que llegamos aquí cumplió cincuenta años.

DOCTORA: El día que vino al hospital.

SACERDOTE: ¿Diría usted que esta experiencia ha unido más a la familia?

SEÑORA G.: Uy, sí, nos ha acercado mucho. En todo caso nos pusimos en manos de Dios. Nosotros nos consideramos autosuficientes, pero en momentos como este te das cuenta de que no lo eres tanto. He aprendido a ponerme en sus manos, y a vivir al día, a no hacer planes. Tenemos el presente, pero a lo mejor no hay futuro. Y lo que yo digo es que, si esto es fatal para mi esposo, creo que está en manos de Dios, y quizá a través de nuestra experiencia alguien pueda aprender a confiar o encontrar la fuerza en Dios.

SACERDOTE: ¿Tiene buena relación con el personal? Sé que la tiene con otros pacientes, porque hemos hablado de intentar ayudar a los familiares de otros pacientes. Me quedé a escuchar una parte. Me recordó a lo que dijo usted antes. Eso de que acababa hablando con la gente en tono optimista. ¿Qué tal ha sido la experiencia de aquí para alguien de afuera? ¿Qué apoyo ha recibido del personal? ¿Cómo vive este momento un familiar de alguien que tiene tan cerca la muerte como su esposo?

Señora G.: Pues, como soy enfermera, he hablado bastante con las enfermeras. Las enfermeras con una fe cristiana arraigada dicen que la fe en Dios hace mucho, que luchar, no rendirse, hace mucho. En general creo que he podido comunicarme con ellas. Han sido muy francas, muy sinceras, eso es lo que me gusta de esto. Y creo que los familiares se desorientan menos si se les explican y cuentan las cosas, aunque haya poca esperanza. Creo que la gente lo acepta. Y la verdad es que admiro a mucha gente del hospital, creo que forman un equipo formidable.

Sacerdote: ¿Diría usted que esto es así no solo para usted, sino por lo que ha visto con otras familias que han pasado por aquí?

Señora G.: Sí.

Sacerdote: ¿Que quieren saber?

Señora G.: Sí. Muchas familias dicen que esta gente de aquí es maravillosa y que quién va a saber más que ellos. Esa es la actitud que veo, que la gente sale a las terrazas y habla con los visitantes. Dicen que este sitio es fantástico. Y tienen toda la razón.

Doctora: ¿Hay algo que podamos mejorar?

Señora G.: Supongo que todos podemos mejorar algo. Sí veo que falta personal de enfermería. Creo que a veces no contestan el timbre cuando deberían, pero en general creo que eso pasa en todas partes. Solo es falta de personal. Comparado con hace treinta años, cuando yo era enfermera, ha cambiado mucho todo. Pero sí creo que los enfermos críticos están muy bien atendidos sin enfermeras especializadas.

Doctora: ¿Quiere preguntarnos algo? Señora G., ¿quién le dijo a su esposo lo grave que era su enfermedad?

Señora G.: La primera fui yo.
Doctora: ¿Cómo se lo dijo, y cuándo?
Señora G.: Tres días después de la primera operación que le hicieron en el hospital. De camino al hospital me dijo: «Si es maligno, que no te dé un ataque». Así lo dijo. Y yo le dije: «No me va a dar un ataque, pero no va a serlo». Pero al tercer día, nuestro amigo médico se fue de vacaciones. Eso fue en julio, y entonces fue cuando se lo dije. Él como que me miró y yo le dije: «Supongo que querrás saber lo que te hicieron». «Ah —me dice él—, pues nadie me ha dicho nada». Y yo le dije: «Pues te han quitado cuarenta y cinco centímetros de la parte inferior del colon». Y él contestó: «¡¿Cuarenta y cinco centímetros?!». Dijo: «Bien, entonces conectaron con tejido sano». No le dije el resto hasta que llegamos a casa. Y luego, diría que unas tres semanas después de la operación, estábamos en la sala los dos solos, y se lo dije. Y él dijo: «Bueno, pues habrá que aprovechar lo que queda». Esa es su actitud. Así que durante dos meses volvió a la consulta y estuvo trabajando. Nos tomamos unas vacaciones. Mi hijo tuvo vacaciones en la universidad y estuvimos en Estes Park. La pasamos muy bien. Hasta jugó golf.
Doctora: ¿En Colorado?
Señora G.: Sí. Mi hijo nació en Colorado. Cuando mi esposo estaba en el ejército, estuvimos destinados allí. Nos encanta, vamos casi todos los años. Agradezco mucho haber podido pasar esos días juntos, porque lo disfrutamos de verdad. Solo una semana después, volvió a al consultorio y empezó con lo de la obstrucción intestinal. Y el tumor, donde lo habían operado, había vuelto a crecer.
Doctora: ¿Cerró el consultorio por completo?
Señora G.: No, solo cinco semanas. Luego volvió, después de la primera operación. Y después de aquellas vaca-

ciones, lo abrió. Solo estuvo una semana, dieciséis días ha trabajado desde la operación del 7 de julio.

DOCTORA: ¿Y ahora qué pasa con el consultorio?

SEÑORA G.: Que sigue cerrado. El teléfono lo atiende la secretaria. Todo el mundo quiere saber cuándo va a volver. Así que hemos..., puse un anuncio para venderla. Querríamos venderlo. Pero también es mala época del año. Este mes viene un señor a verlo. Y mi esposo ha estado muy enfermo, y lo pusieron en la lista de críticos. Yo no podía irme, pero es que tengo muchas cosas que hacer en casa. Pero mi hijo ha estado yendo y viniendo.

DOCTORA: ¿Qué estudia?

SEÑORA G.: Ya acabó. Estaba en el curso preparatorio de Odontología, pero se cambió, y ahora está ocupándose de las cosas de la casa. Como digo, estaba muy centrado en la universidad, y cuando su padre entró en críticos, la junta de reclutamiento le concedió una prórroga de unos meses. Así que ahora está dudando qué hacer.

DOCTORA: Creo que deberíamos ir terminando. ¿Tiene alguna pregunta, señora G.?

SEÑORA G.: ¿Todo esto lo hacen para ver si pueden mejorar la cosa?

DOCTORA: Bueno, lo hacemos por muchos motivos. El principal es conocer la experiencia del paciente grave de primera mano. Qué clase de miedos, fantasías o soledades sufren, y cómo podemos comprenderlos y ayudarlos. Cada paciente que entrevistamos aquí tiene sus propios problemas y dilemas. De vez en cuando también nos gusta ver a la familia, cómo lleva la situación, cómo puede ayudarlos el personal.

SEÑORA G.: A mí hay gente que me ha dicho: «No sé cómo puedes». Pues puedo porque sé hasta qué punto está presente Dios en la vida de una persona, y siempre lo he sentido así. Yo estudié Enfermería, y siempre he tenido la suerte de conocer a buena gente cristiana. He oído y leído muchas cosas distintas, incluso sobre estrellas de cine. Si tienen fe y creen en Dios, creo que eso es un sostén que tienen ahí. Es lo que pienso de verdad, y creo que un matrimonio feliz se basa en eso.

La esposa del doctor G. hace una buena descripción de la reacción de un familiar cercano ante una noticia inesperada sobre un tumor maligno. Su primera reacción fue de conmoción, seguida de un momento de negación: «No, no puede ser». Luego intenta encontrar sentido a esta convulsión, y encuentra consuelo en las escrituras, que para esta familia siempre han sido fuente de inspiración. Aunque parezca aceptarlo, también conserva la esperanza en «lo que se está investigando», y reza pidiendo un milagro. El cambio que se ha producido en su familia ha hecho más profunda su experiencia religiosa colectiva, pero también le ha concedido tiempo a ella para ser más autosuficiente e independiente.

El rasgo más llamativo de esta doble entrevista es quizá, de nuevo, las dos versiones que oímos sobre cómo se informó al paciente. Esto es bastante típico, y hay que entenderlo si queremos ir más allá de un primer análisis.

El doctor G. explica que su hijo maduró, que por fin asumió su responsabilidad: le dio la mala noticia al padre. Es evidente que está orgulloso de su hijo, al que considera un adulto maduro y responsable, capaz de asumir su responsabilidad cuando él tenga que despedirse de su dependiente esposa. La señora G., en cambio, insiste en que fue ella quien tuvo el valor y la fortaleza necesarios para informar a su esposo del resultado de la operación. No atribuye a su hijo el mérito de haberse ocupado de esta difícil misión. Pero, puesto que más tarde la señora G. se contradijo varias veces, no es probable que su versión fuera la cierta. Sin embargo, su deseo de haber sido ella quien se lo dijo a su esposo también revela algo sobre lo que ella misma necesita. Ella quiere ser fuerte, saber aceptarlo, ser capaz de hablarlo. Quiere ser quien comparte lo bueno y lo malo con su esposo, y quien busca consuelo y fuerza en las escrituras para aceptar lo que les esté reservado.

Para una familia como esta, la mejor ayuda será un médico que sepa reconfortarlos, que transmita que se va a hacer todo lo posible, y un pastor que esté disponible y que visite al paciente y a su familia con la mayor frecuencia posible, haciendo uso de los recursos de los que la familia ya se ha apoyado en el pasado.

Capítulo 8

Esperanza

Con desesperada esperanza la busco por todos los rincones de mi habitación; no la encuentro.
Mi casa es pequeña, y lo que una vez salió de ella no puede ser recuperado.
Pero infinita es tu mansión, Señor, y buscándola a ella he llegado ante tu puerta.
Estoy bajo el dosel dorado de tu cielo vespertino y elevo hacia tu rostro mis ojos impacientes.
He llegado al borde de la eternidad de la que nada se desvanece: ni la esperanza, ni la dicha ni la imagen de un rostro visto a través del llanto.
Oh, sumerge mi vida vaciada en ese océano, súmela en la plenitud más profunda. Permíteme por una vez sentir en la inmensidad del universo ese dulce tacto perdido.

Rabindranath Tagore, *Gitanjali*, LXXXVII

Hasta ahora hablamos de las distintas fases que atraviesan las personas cuando reciben una noticia trágica: mecanismos de defensa en términos psiquiátricos, mecanismos de afrontamiento ante situaciones extremadamente complicadas. Estos recursos duran más o menos tiempo, y se suceden o a veces coexisten. Lo único que suele persistir a lo largo de todas las etapas es la esperanza. Igual que los niños de los barracones L 318 y L 417 del campo de concentración de Terezín, que conservaron la esperanza hace años, aunque, de un total aproximado de quince mil menores de quince años, solo en torno a un centenar salió con vida de aquello.

> *El sol ha hecho un velo de oro,*
> *tan bello que mi cuerpo lo anhela.*
> *Arriba, el cielo estalla de azul*
> *convencido de que sonrío por error.*
>
> *El mundo florece y parece sonreír.*
> *Quiero volar, pero ¿dónde, cuán alto?*
> *Si en el alambre de espino puede florecer algo,*
> *¿por qué no he de poder yo? ¡No moriré!*
>
> Anónimo, *En una tarde soleada* (1944)

Escuchando a nuestros pacientes terminales, siempre nos llamó la atención el hecho de que, hasta los más conformes, los más realistas, dejaran abierta la posibilidad de un tratamiento, de un nuevo medicamento, o del «éxito *in extremis* de un proyecto de investigación», como dijo el señor J., cuya entrevista ofrecemos en este capítulo. Es este atisbo de esperanza el que los sostiene durante días, semanas, meses de sufrimiento. Es la sensación de que algún sentido debe de tener todo esto, de que acabarán teniendo su recompensa si consiguen soportarlo un poco más de tiempo. Es la esperanza, que a veces se filtra, de que todo esto sea una pesadilla, que no sea cierto, que una mañana se van a despertar y les van a decir que los médicos quieren probar un medicamento nuevo que parece muy prometedor, que lo van a probar con él, que él puede ser el elegido, igual que el primer paciente de trasplante de corazón sentiría que había sido elegido para ocupar un espacio muy especial en la vida. Esto da a los enfermos terminales la sensación de tener una misión especial en la vida que los ayuda a mantener el ánimo, les permite seguir sometiéndose a pruebas cuando todo es un esfuerzo; a veces, en cierto modo, es un modo de justificar su sufrimiento; para otros sigue siendo una forma de negación temporal, pero necesaria.

La llamemos como la llamemos, pudimos comprobar que todos nuestros pacientes la conservaban en cierta medida, y se nutrían de ella en momentos especialmente complicados. Confiaban plenamente en los médicos que les ofrecían esa esperanza, fuera esta realista o no, y lo agradecían, aunque la noticia fuera mala. Esto no significa que los médicos deban mentir; solo que compartimos con ellos la esperanza de que ocurra algo que no estaba previsto, que se produzca una remisión, que acaben viviendo más tiempo del esperado. Si un paciente deja de manifestar esperanza, esto suele ser señal de muerte inminente. Pueden decir: «Doctor, no puedo más», o «Creo que hasta aquí llegamos», o pueden expresarlo como aquel enfermo que siempre creyó en un milagro, y que un día nos saludó con estas palabras: «Creo que el milagro es esto; ahora estoy preparado, ya no tengo miedo». Todos estos pacientes murieron menos de veinticuatro horas después. Nosotros conservamos la esperanza con ellos, pero no la alentamos cuando ellos por fin renunciaron, no por desesperación, sino porque habían alcanzado la fase de aceptación final.

Los problemas que hemos visto en relación con la esperanza se debieron principalmente a dos causas. La primera y más dolorosa era el hecho de que el personal del hospital o la familia transmitieran desesperanza cuando el paciente aún necesitaba esperanza. La segunda causa de angustia tenía su origen en la incapacidad de la familia de aceptar la fase final del paciente; se aferraban desesperadamente a la esperanza cuando el propio enfermo se sentía preparado para morir y, además, percibía que la familia era incapaz de aceptar este hecho (como ilustran los casos de la señora W. y el señor H.).

¿Y qué ocurre con el paciente con «síndrome pseudoterminal» que, después de que su médico haya tirado la toalla, mejora tras recibir un tratamiento adecuado? Estos pacientes, implícita o explícitamente, han sido «amortizados». A lo mejor les dicen que ya no pueden hacer nada por ellos, quizá solo los mandan a casa, porque piensan, sin decirlo, que el final es inminente. Cuando estos pacientes reciban toda terapia disponible, considerarán esta mejoría como «un milagro», «una segunda vida» o «una prórroga que no pedí», dependiendo del tipo de trato y del tipo de mensajes que les hayan dado hasta el momento.

El importante mensaje que transmite el doctor Bell[1] es que hay que dar a todos los pacientes una oportunidad de recibir el tratamiento más eficaz disponible y no considerar a todo enfermo grave como terminal y, por lo tanto, darlo por perdido. Yo añadiría que no debemos dar por perdido a ningún paciente, sea terminal o no. La persona que ya no puede recibir ayuda de la medicina necesita tanta o más atención que el paciente que puede contar los días que faltan hasta su nueva alta. Si damos por perdido a un paciente así, él mismo puede darse por perdido, y toda atención médica que se le administre puede ser tardía, porque al paciente le faltarán la voluntad y el ánimo necesarios para «volver a la lucha». Es mucho más importante decir: «Hasta donde yo sé, he hecho todo lo que he podido por usted. Pero seguiré intentando facilitarle la vida». Un paciente así conservará un atisbo de esperanza y seguirá considerando a su médico como un amigo que lo acompañará hasta el final. No se sentirá abandonado ni desamparado en el momento en que el doctor descarte toda posibilidad de curación.

1. Ver bibliografía.

La mayoría de nuestros pacientes experimentaron alguna clase de mejoría. Muchos de ellos habían perdido la esperanza de hablar con alguien de lo que les preocupaba. Muchos se sentían aislados, abandonados, otros incluso engañados, privados de la posibilidad de participar en las decisiones importantes. Más o menos la mitad de nuestros pacientes recibieron el alta, se fueron a sus casas o a residencias, y volvieron a ingresar más adelante. Todos ellos se mostraron agradecidos por la oportunidad de confiarnos su preocupación por la gravedad de su enfermedad y sus esperanzas. No consideraron prematuras ni contraindicadas, a la vista de su «mejoría», las conversaciones mantenidas sobre la muerte y su antesala. Muchos hablaron de lo reconfortados y tranquilos que se habían sentido al volver a sus casas tras haber resuelto las cuestiones que les preocupaban antes de recibir el alta. Algunos pidieron hablar con sus familias en nuestra presencia antes de volver a sus casas, para quitarse las máscaras y disfrutar plenamente de las últimas semanas de vida juntos.

Igual que no dudan en hablar de un bebé que viene en camino, convendría que más gente hablara de la muerte y su antesala como una parte intrínseca de la vida. Si lo hicieran con más frecuencia, no tendríamos que preguntarnos si debemos mencionar el tema ante un paciente o si es mejor esperar al último ingreso de su vida. Puesto que no somos infalibles y no podemos saber cuál será el último ingreso, puede que aquello no sea sino una justificación más que nos permite eludir la cuestión.

Hemos visto a algunos pacientes que se mostraban deprimidos y enfermizamente mudos hasta que hablábamos con ellos sobre la fase terminal de su enfermedad. Entonces se animaban, empezaban a comer de nuevo y algunos recibían una nueva alta, para sorpresa de sus familias y del personal médico. Estoy convencida de que hacemos más daño evitando el tema que aprovechando el tiempo y el momento oportuno para sentarnos a escuchar y hablar.

Hablo del momento oportuno porque un paciente no es distinto del resto de los mortales, en el sentido de que todos tenemos momentos en que nos agrada hablar de lo que nos agobia y otros en los que queremos pensar en cosas más joviales, por muy poco realistas que sean. Mientras el paciente sepa que aquí estaremos cuando quiera hablar, cuando notemos la señal comprobaremos que la mayoría quieren desahogarse, y que reaccionan con alivio y esperanza ante esta posibilidad de comunicarse.

Si este libro solo sirve para sensibilizar a los familiares de los enfermos terminales y al personal de los hospitales sobre los mensajes implícitos de estos pacientes, habrá cumplido su objetivo. Si nosotros, como miembros de las profesiones asistenciales, logramos ayudar al paciente y a su familia a «sintonizar» con las necesidades mutuas y alcanzar juntos la fase de aceptación de una realidad inevitable, podremos ayudar a evitar mucha agonía y sufrimiento innecesarios a la persona moribunda y, aún en mayor medida, a la familia a la que deja atrás.

La siguiente entrevista con el señor J. es un ejemplo de la etapa de ira e ilustra —a veces de forma solapada— el fenómeno de la esperanza que no se extingue.

El señor J. era un señor negro de cincuenta y tres años que había ingresado con micosis fungoide, un trastorno cutáneo maligno que él describe con detalle en la siguiente entrevista. Esta enfermedad, que lo obligó a reclamar su seguro de incapacidad, se caracteriza por ciclos de recaídas y remisiones.

Cuando lo visité el día anterior a la sesión correspondiente a nuestro curso, el paciente se sentía solo y con ganas de hablar. Describió muy deprisa, en tono florido y dramático, los muchos aspectos de su desagradable enfermedad. Me retuvo varias veces, yo no sabía cómo irme. En contraste con esta reunión improvisada, durante la sesión que mantuvimos tras el espejo unidireccional se mostró más irritado, a veces incluso airado. El día anterior a la sesión del curso, el paciente había puesto sobre la mesa la cuestión de la muerte y su antesala. En la sesión, en cambio, dijo: «Yo no pienso en morir, pienso en vivir».

Digo esto porque es relevante para la cuestión del trato que damos a los pacientes terminales, porque hay días, horas o minutos en los que quieren hablar de esos temas. Puede que, como el señor J. el día anterior, nos ofrezcan espontáneamente su filosofía de la vida y la muerte, y entonces podemos considerarlos los pacientes ideales para una de estas sesiones de formación. Tendemos a ignorar el hecho de que al día siguiente el mismo paciente puede querer hablar solo de la cara amable de la vida; y eso debemos respetarlo. En esa entrevista no hicimos eso, sino que intentamos recuperar parte del importante material que el paciente había aportado el día anterior.

Debo decir que esto es un peligro sobre todo cuando la entrevista forma parte de un programa educativo. En una entrevista de este tipo, nunca deben forzarse las preguntas y respuestas en beneficio de los estudiantes. Siempre hay que poner por delante a la persona, y siempre deben respetarse los deseos del paciente, aunque eso signifique quedarse con un aula con cincuenta alumnos y ningún paciente al que entrevistar.

DOCTORA: Señor J., solo a modo de presentación, ¿cuánto tiempo lleva usted en el hospital?
PACIENTE: Esta vez llevo desde el 4 de abril de este año.
DOCTORA: ¿Cuántos años tiene?
PACIENTE: Cincuenta y tres.
DOCTORA: ¿Sabe qué es lo que hacemos en este curso?
PACIENTE: Sí. ¿Me va a guiar usted preguntándome?
DOCTORA: Sí.
PACIENTE: Muy bien, pues cuando quiera.
DOCTORA: Me gustaría tener una imagen más clara de usted, porque apenas le conozco.

Paciente: Entiendo.
Doctora: Usted estaba bien de salud, estaba casado, tenía trabajo, eh...
Paciente: Sí, tres hijos.
Doctora: Tres hijos. ¿Cuándo enfermó?
Paciente: Pues me dieron la incapacidad en 1963. Creo que entré en contacto con esta enfermedad en torno al año 1948. Empecé con unas pequeñas erupciones en la parte izquierda del pecho y debajo del omóplato derecho. Y al principio no fue más que lo que le puede pasar a cualquiera en toda su vida. Empecé a usar las pomadas normales, loción de calamina, vaselina y otras cosas que se venden en las farmacias. No me preocupé mucho. Pero, poco a poco, yo diría que allá por 1955, la parte inferior del cuerpo empezó a verse afectada, aunque no de una forma exagerada. Tenía sequedad, descamación, y entonces empecé a usar un montón de pomadas muy grasas y cosas para hidratarme y aliviarme un poco. Y a todo esto seguía trabajando. De hecho, hubo épocas en las que tuve dos trabajos, porque mi hija se iba a la universidad y yo quería que terminara la carrera. Así que, allá por 1957, la cosa había llegado a un punto en el que empecé a ir con distintos médicos. Estuve yendo al doctor X. durante tres meses más o menos, pero no hubo mejoría alguna. Las consultas no eran caras, pero las recetas costaban entre quince y dieciocho dólares a la semana. Cuando tienes que criar a tres hijos con un sueldo de obrero, una situación así se hace insostenible incluso con dos trabajos. Fui a revisión y me hicieron un reconocimiento rápido con el que no me quedé conforme. No me molesté en volver. Estuve así mucho tiempo, encontrándome cada vez peor, supongo, hasta que en 1962 el doctor Y. pidió mi ingreso en el hospital P.

Estuve allí como cinco semanas, pero la verdad es que dio igual, y cuando salí, volví al primer ambulatorio. Y por fin, en marzo de 1963, me ingresaron en este hospital. Y entonces ya estaba tan mal que me dieron la incapacidad.

DOCTORA: ¿Eso fue en el 1963?

PACIENTE: Sí, en el 1963.

DOCTORA: ¿Y por entonces ya tenía idea del tipo de enfermedad que tenía?

PACIENTE: Sabía que era micosis fungoide. Y resultó que lo sabía todo el mundo.

DOCTORA: ¿Desde cuándo sabía cómo se llamaba su enfermedad?

PACIENTE: Pues lo sospechaba desde hacía un tiempo, hasta que me lo confirmaron con una biopsia.

DOCTORA: ¿Eso fue hace mucho tiempo?

PACIENTE: No, solo unos meses antes de que me lo diagnosticaran formalmente. Pero cuando agarras una enfermedad de estas, lees todo lo que te cae en las manos. Escuchas todo lo que hay y te aprendes los nombres de las enfermedades. Y por lo que iba leyendo, la micosis fungoide ajustaba perfectamente en el cuadro, y al final me lo confirmaron, y para entonces ya estaba completamente derrotado. Se me habían empezado a hinchar los tobillos, sudaba constantemente, me encontraba muy mal.

DOCTORA: ¿A eso se refiere con lo de que «para entonces ya estaba completamente derrotado»? ¿A que se encontraba muy mal? ¿A eso se refiere?

PACIENTE: Sí. Me encontraba muy mal: tenía comezón, descamación, sudores, me dolían los tobillos, era una ruina humana. Y claro, en momentos así te amargas un poco. Supongo que te preguntas que por qué te sucedió a ti. Pero luego recapacitas y te dices: «Es que tú no eres mejor que nadie, ¿por qué no te va a suceder a ti?». Y así puedes reconciliarte un poco contigo mismo, porque empiezas a fijarte en la piel de todo el que ves. Miras si tienen alguna mancha, algún signo de dermatitis, porque tu único interés en la vida es ver si alguien tiene alguna mancha y quién más puede tener algo de esto. Y supongo que también la gente te mira porque eres muy distinto a ellos...

DOCTORA: Porque esta enfermedad es muy visible.

PACIENTE: Es una dolencia visible.

DOCTORA: ¿Qué significa esta enfermedad para usted? ¿Qué es para usted la micosis fungoide?

PACIENTE: Para mí significa que hasta ahora no han curado a nadie. Ha habido remisiones temporales, indefinidas... Para mí significa que alguien investigará en algún lugar. En esta enfermedad trabaja gente muy lista. Podrían descubrir un tratamiento mientras trabajan en otra cosa. Y para mí significa que sigo avanzando para adelante, con la esperanza de que una mañana me sentaré en la cama y vendrá el médico y me dirá: «Quiero ponerle una inyección», y será una vacuna o algo así, y que en unos días me voy a curar.

DOCTORA: ¡Algo que funcione!

PACIENTE: Podré volver a trabajar. A mí me gusta mi trabajo, porque trabajé mucho y llegué a ser encargado.

DOCTORA: ¿Qué hacía?

PACIENTE: Pues fui supervisor general de la oficina de correos principal de aquí, en ejercicio. Estaba a cargo de los encargados, y me lo había ganado. Tenía siete u ocho encargados que me informaban todas las noches. En lugar de ocuparme solo del personal, me ocupaba más o menos de las operaciones. Tenía buenas perspectivas de ascenso, porque conocía bien mi trabajo y me gustaba. No escatimaba tiempo de trabajo. Siempre ayudaba a mi esposa cuando los niños eran pequeños.

Esperábamos que volaran por sí mismos, y que a lo mejor ya íbamos a poder disfrutar de algunas cosas de esas de las que habíamos leído y que nos habían contado.
DOCTORA: ¿Como qué?
PACIENTE: Viajar un poco, porque nunca nos habíamos ido de vacaciones. Nuestra primera hija fue prematura y su vida pendió de un hilo durante mucho tiempo. No llegó a casa hasta los sesenta y un días de nacer. Aún tengo en casa una bolsa de facturas del hospital. Pagué los gastos de la niña a razón de dos dólares a la semana, y en aquella época solo ganaba unos diecisiete a la semana. Me bajaba del tren, llevaba dos biberones de leche de mi esposa al hospital, recogía dos biberones vacíos, me regresaba a la estación y me iba a la ciudad a trabajar. Luego trabajaba todo el día y por la noche llevaba a casa los dos biberones vacíos. Mi esposa debía de tener leche suficiente para todos los niños prematuros de la unidad neonatal de allí. Los tuvimos bien alimentados, y para mí eso significó que superamos todos los obstáculos. Yo no iba a tardar en encontrarme en una categoría salarial en la que ya no tenías que mirar cada centavo que gastaba, lo cual para mí significaba simplemente que a lo mejor ya nos tocaba un viaje, en lugar de que no puedes ir a ningún lado, porque a la niña hay que llevarla al dentista o no sé qué. Para mí era eso nada más. Era unos pocos años de una vida más o menos desahogada.
DOCTORA: Después de esa vida tan dura y llena de problemas.
PACIENTE: Bueno, la mayoría de la gente tiene que luchar más que yo, y durante más tiempo. Yo nunca lo consideré una lucha. Trabajé en una fundición y trabajábamos a destajo. Y yo podía con todo, me partía la espalda. Unos compañeros vinieron a mi casa y le dijeron a mi esposa que yo trabajaba demasiado. Pues ella se me

echó encima, y yo le decía que era envidia, que cuando trabajas con hombres con músculo, no quieren que tengas más músculo que ellos, y yo, desde luego, lo tenía, porque allí donde iba a trabajar, trabajaba. Y cuando se podía ascender, yo ascendía, en lo que hubiera, ascendía. De hecho, una vez me llamaron a la oficina donde trabajaba y me dijeron: «Cuando pongamos un supervisor de color, serás tú». Por un momento me sentí eufórico, pero cuando salí —habían dicho «cuando»—, eso podía ser de ahí al año dos mil. Así que tener que trabajar en esas condiciones me desanimó un poco. Pero, aun así, en aquel entonces nada me parecía difícil. Tenía muchísima fuerza, tenía juventud y me sentía capaz de todo.

DOCTORA: Dígame, señor J., ahora que ya no es tan joven, que a lo mejor ya no puede hacer tantas cosas, eso ¿cómo le hace sentir? Porque podemos suponer que aquí no hay ningún médico esperando con una inyección, un tratamiento.

PACIENTE: Eso es verdad. Pues aprendes a aceptarlo. Empiezas a darte cuenta de que no te vas a curar.

DOCTORA: Y eso ¿cómo lo hace sentir?

PACIENTE: Me inquieta, intento no pensar en eso.

DOCTORA: ¿Pero lo piensa alguna vez?

PACIENTE: Claro, muchas noches no duermo bien. Por las noches pienso en un millón de cosas. Pero eso es mejor dejarlo ir. Yo tuve una infancia feliz, y mi madre aún vive. Viene mucho a verme. Siempre puedo recordar algún incidente que haya pasado. Nos subíamos en la carcacha y viajábamos por la zona. En aquella época viajamos bastante, cuando había muy pocas carreteras asfaltadas y las demás estaban embarradas. Llegabas a un sitio, te quedabas atascado en un camino, con el barro hasta los rines, y a lo mejor acababas empujando el coche. Así que supongo que tuve una infancia feliz, mis padres eran excelentes personas. En nuestra casa no había mal genio ni malos humores. La vida era agradable. Pienso en esas cosas y comprendo que soy un hombre afortunado, porque no faltan personas que solo han conocido desgracias en la vida. Miro a mi alrededor y me doy cuenta de que me han dado lo que yo llamo unos días de regalo.

DOCTORA: Lo que me quiere decir es que ha tenido una vida plena. Pero ¿eso hace más fácil morir?

PACIENTE: Yo no pienso en morir. Pienso en vivir. Creo que esto se lo decía a los niños cuando eran pequeños; ahora les diría: «Denlo todo en toda circunstancia, y aun así muchas veces van a perder». Les decía: «Recuerden que en esta vida hay que tener suerte». Usaba mucho esa expresión. Y yo siempre me consideré un hombre con suerte. Miro atrás y pienso en todos los chicos que estuvieron conmigo, y que están en la cárcel, en prisiones varias, en sitios así. Y a mí me podría haber tocado tanto como a ellos, pero me libré. Cuando iban a meterse en algo malo, yo siempre acababa retirándome. Tuve muchas peleas por eso, se creen que lo que te pasa es que estás asustado. Pero es mejor privarse de todo eso y defender aquello en lo que crees que bajar la cabeza y decir: «Bueno, pues sí, vamos». Porque, invariablemente, tarde o temprano te vas a ver envuelto en algo que te puede arrastrar a una vida de la que ya no vas a poder salir. Sí, siempre dicen que se puede salir adelante con esfuerzo y eso, pero si te caen antecedentes, con lo primero que pasa en tu barrio, tengas la edad que tengas, te agarran y te preguntan que dónde estabas tal noche. Yo tuve la suerte de escapar de todo eso. Así que, bien visto, tengo que decir que he tenido suerte, y lo proyecto un poco más allá. Y aún me queda un poco de suerte. Porque algo de mala suerte he tenido, si se quiere llamar así, así que tarde o temprano la cosa va a tener que equilibrarse, y ese día voy a salir de aquí y la gente no me va ni a reconocer.

DOCTORA: ¿Es eso lo que lo ha salvado de caer en la desesperación?

PACIENTE: De eso no te salva nada. Por muy bien acomodada que tengas la cabeza, al final te desesperas. Pero puedo decir que esto me ha salvado del colapso. Sí te desesperas. Llegas a un punto en el que no puedes dormir, y al final te inquietas. Y cuanto más te inquietas, más difícil se hace, porque se puede convertir en una batalla física. Empiezas a sudar como si estuvieras haciendo un esfuerzo físico, pero es todo mental.

DOCTORA: ¿Cómo se inquieta? ¿Le ayuda la religión? ¿O ciertas personas?

PACIENTE: Yo no me considero una persona especialmente religiosa.

DOCTORA: ¿Qué le ha dado fuerzas para seguir adelante durante veinte años? Han sido como veinte años, ¿no?

PACIENTE: Sí, supongo que la fuerza emana de tantas fuentes que es difícil decirlo. Mi madre tiene una fe muy firme. Si yo no pongo todo mi afán en esto, sentiría que la estoy decepcionando. O sea, que con ayuda de mi madre. Mi esposa tiene una fe muy firme, o sea que también con ayuda de mi esposa. Mis hermanas, parece que siempre son las mujeres de la familia las que tienen una fe más arraigada, y supongo que son las más sinceras en sus plegarias. Para mí, la gente, cuando reza, es para pedir algo. Yo siempre he sido demasiado orgulloso para pedir algo. A lo mejor por eso no puedo poner todo el sentimiento en lo que estoy diciendo ahora. Supongo que no puedo dejar salir todo lo que siento respecto a eso.

Doctora: ¿Cómo se educó usted, como católico, como protestante...?
Paciente: Ahora soy católico, me convertí al catolicismo. Mis padres eran baptistas y metodistas. Lo hicieron bien.
Doctora: ¿Cómo se hizo católico?
Paciente: Pues porque parecía ajustarse en mi idea de lo que debe ser la religión.
Doctora: ¿Y ese cambio cuándo fue?
Paciente: Cuando los niños eran pequeños. Fueron a escuelas católicas. A principios de los años cincuenta, creo.
Doctora: ¿Y eso tuvo algo que ver con su enfermedad?
Paciente: No, porque en aquel momento no tenía tantos problemas de piel, y solo pensaba que en cuanto me estableciera y pudiera ir al médico, esto desaparecería.
Doctora: Ah...
Paciente: Pero no fue así.
Doctora: ¿Su mujer es católica?
Paciente: Sí. Se convirtió al mismo tiempo que yo.
Doctora: Ayer me dijo usted una cosa. No sé si querrá volver a hablar de ello. Creo que sería útil. Cuando le pregunté cómo lleva la enfermedad, me dio toda la escala de posibilidades de cómo puede evolucionar un hombre: acabar con todo y pensar en el suicidio, y por qué eso usted lo descarta. También ha hablado de la visión fatalista; ¿puede repetir eso?
Paciente: Una vez me dijo un médico: «Yo no podría, no sé cómo puede usted. Yo me suicidaría».
Doctora: ¿Eso se lo dijo un médico?
Paciente: Sí. Y yo le dije que no podría suicidarme porque soy un gallina. Y así ya descarto una posibilidad en la que ya no tengo que pensar. Y al final voy despejando la mente de obstáculos, y cada vez tengo menos en qué pensar. Así que descarté la idea de suicidarme por el procedimiento de descartar morirme. Y al final decidí

que, pues, bueno, ahora aquí estamos. Ahora puedes despedirte de este mundo o puedes ponerte a llorar. O puedes intentar disfrutar de la vida todo lo que puedas, dentro de lo que te permite tu enfermedad. Y también hay cosas. A lo mejor ves un buen programa en la tele, o escuchas una conversación interesante, y al cabo de unos minutos ya no notas la comezón ni la incomodidad. A todas estas pequeñas cosas yo las llamo regalos, y pienso que, si consigo juntar bastantes, un día de estos todo será un regalo y se extenderá hasta el infinito, y todos los días serán buenos. Así que no me preocupa tanto. Cuando me desanimo, intento distraerme o dormir. Porque dormir es la mejor medicina que se ha inventado. A veces ni duermo, solo me quedo quieto en la cama. Aprendes a sobrellevarlo, ¿qué más vas a hacer? Saltas, gritas y chillas, y puedes darte de cabezazos contra la pared, pero cuando terminas, ahí sigue la comezón, y sigues sintiéndote muy mal.

DOCTORA: Parece que la peor parte de su enfermedad es la comezón. ¿Tiene dolores?

PACIENTE: Hasta ahora lo peor había sido la comezón, pero a lo largo de la planta de los pies me duele tanto que cargarlos con peso es una tortura. Así que diría que hasta ahora mi mayor problema ha sido la comezón, la sequedad y la descamación. Estoy en guerra personal contra las escamas. Al final hasta me hace gracia. Se te llena la cama de escamas, y das un manotazo, y normalmente todos los desechos salen volando. Las escamas rebotan como si tuvieran garras, y al final es un esfuerzo frenético.

DOCTORA: ¿Quitarlas?

PACIENTE: Quitarlas, porque se resisten hasta el agotamiento. Acabas exhausto, pero miras y ahí siguen. Así que hasta he pensado en traerme una aspiradora pequeña, para limpiarme. Al final te obsesionas con limpiarte, porque cuando te bañas y te pones el remedio, tampoco te sientes limpio. Así que enseguida te parece que necesitas otro baño. Y te puedes pasar la vida entrando y saliendo de la regadera.

DOCTORA: ¿Quién lo ayuda más con este problema aquí en el hospital, señor J.?

PACIENTE: ¿Que quién me ayuda más? Pues diría que aquí no hay nadie que no... Todo el mundo, se anticipan a mis necesidades y me ayudan. Hacen muchas cosas en las que ni pienso. Una chica se fijó en que me dolían los dedos y que me costaba encender un cigarrillo. Y entonces la oí decir a las otras: «Cuando pasen por aquí, pregúntenle si quiere fumar». ¿Qué más se puede pedir?

DOCTORA: Se preocupan de verdad.

PACIENTE: Es una sensación fantástica, pero en todos los sitios en los que he estado, durante toda mi vida, la gente me ha apreciado. Y yo lo agradezco profundamente. Lo agradezco humildemente. Creo que nunca he hecho un esfuerzo consciente por hacer el bien a los demás. Pero en esta ciudad hay mucha gente que podrá hablarle de las veces que los he ayudado en mis distintos trabajos. No sé por qué, es que para mí era natural hacer que la gente se sintiera a gusto. Me esforzaba por ayudarlos a adaptarse. Hay mucha gente, y ellos van contando cómo los ayudé. Pero igualmente puedo decir que a mí me ha ayudado todo el mundo que conozco. Creo que no tengo un solo enemigo. Creo que no conozco a nadie que me desee ningún mal. Hace un par de años estuvo aquí un compañero mío de habitación de la universidad. Hablamos de cuando hicimos la carrera juntos. Recordamos el asilo, cuando a cualquier hora del día alguien proponía algo, «vamos a bajar a vaciar la habitación de fulano y mengano».

Y bajaban y te corrían de tu propia habitación, te sacaban de ella físicamente. Lo que se dice ser un salvaje, pero era una diversión sana. Y él le contaba a su hijo cómo los apartábamos y acabábamos apilándolos los unos sobre los otros, como si fueran un montón de leña. Los dos éramos fuertes y del tipo rudo. Así que los dejábamos apilados en el pasillo, y de nuestra habitación nunca nos corrieron. Teníamos un compañero de habitación que estaba en el equipo de atletismo y corría los cien metros. Antes de que entraran cinco tipos, tenía tiempo de salir por la puerta y recorrer todo el pasillo, que medía como setenta metros de largo. A ese, cuando tomaba vuelo, ya nadie lo atrapaba. Y cuando volvía, muy tarde, ya estaba el orden restablecido y la habitación ordenada, y nos íbamos todos a la cama.

DOCTORA: ¿Ese es uno de los regalos en los que piensa?

PACIENTE: Me pongo a recordar y pienso en las tonterías que hacíamos. Una noche vinieron unos y la habitación estaba helada. Empezamos a decir que a ver quién aguantaba más frío, y, claro, todos estábamos convencidos de que éramos nosotros. Así que decidimos abrir la ventana. No había calefacción ni nada, y afuera hacía veintisiete grados bajo cero. Recuerdo que yo llevaba una de esas gorras de lana, dos pares de pijamas, una bata y dos pares de calcetines. Y creo que los demás iban igual. Pero cuando nos despertamos por la mañana, en aquella habitación estaba todo congelado, todo, los cristales, todo. Y cualquier pared que tocaras, pues te podías quedar pegado, estaba helada. Tardamos cuatro días en descongelar esa habitación y calentarla. Ese tipo de tonterías hacíamos. Y a veces alguien me mira y me ve sonreír, y piensa que me volví loco, que por fin me estoy viniendo abajo. Pero es solo una anécdota de la que me acordé y que me da gracia.

Ayer me preguntó usted qué pueden hacer sobre todo los médicos y las enfermeras para ayudar a un paciente. Pues depende del paciente. De lo mal que se encuentre. Si estás muy mal, lo que quieres es que te dejen en paz. Solo quieres estar en la cama, y no quieres que te manoseen, ni te tomen la presión ni te pongan el termómetro. Porque es que, cada vez que te relajas, viene alguien a hacerte algo. Creo que los médicos y las enfermeras deben molestar lo menos posible. Porque tú ya te espabilarás y empezarás a interesarte por las cosas a la mínima que te encuentres mejor. Y ahí es cuando tienen que venir y empezar poco a poco a animarte y a obligarte.

DOCTORA: Pero señor J., cuando a un enfermo grave se le deja solo, ¿no se deprime más, no está más asustado?

PACIENTE: No, no creo. No se trata de dejarte solo, no hablo de aislar ni nada por el estilo. Lo que digo es que tú estás en la habitación descansando tranquilamente, y entonces viene alguien a acomodarte la almohada, y tú no quieres que te acomoden nada. Tienes la cabeza bien apoyada. Pero como lo hacen con buena intención, pues los dejas. Pero entonces llega otra y te dice: «¿Quiere un vaso de agua?». Pues mira, si quisiera un vaso de agua, lo habría pedido, pero te ponen el vaso de agua. Lo hacen por ser amables, porque quieren que estés cómodo. Pero es que, en ciertas circunstancias, si la gente te deja en paz, aunque solo sea un rato, te vas a sentir mucho mejor.

DOCTORA: ¿Ahora también quiere que lo dejen en paz?

PACIENTE: No, no especialmente, la semana pasada tuve...

DOCTORA: Digo ahora mismo, mientras hacemos esta entrevista. ¿Esto también lo cansa?

PACIENTE: Ah, digo cansado, o sea, igualmente no tengo nada que hacer más que bajar a descansar. Pero tampoco creo que valga la pena prolongarlo mucho, porque al final empiezas a repetirte.

DOCTORA: Ayer le preocupaba eso.

PACIENTE: Sí, bueno, tenía mis motivos, porque hace una semana, si me hubiera visto, ni me habría tenido en cuenta para una entrevista, porque dejaba las frases a medias, me salían los pensamientos a medias. No habría sabido ni cómo me llamo. Pero ahora estoy mucho mejor.

SACERDOTE: ¿Qué piensa de lo que ha pasado esta semana? ¿Eso es otro regalo?

PACIENTE: Bueno, a mí me gusta que sea así, esta cosa va por ciclos, como una noria. Gira y gira, y con el nuevo medicamento que probaron conmigo, espero que se atenúe todo esto que siento. Al principio sé que me voy a encontrar muy bien o muy mal. He tenido mi mala racha, y ahora tendré una buena, y me encontraré bien, porque esto es así. Aunque no esté tomando medicamento, solo con que deje que la cosa siga su curso.

DOCTORA: O sea que ahora está entrando en su ciclo bueno, ¿no?

PACIENTE: Eso creo.

DOCTORA: Creo que lo vamos a llevar a su habitación.

PACIENTE: Se lo agradezco.

DOCTORA: Gracias por venir, señor J.

PACIENTE: Fue un placer.

El señor J., al que veinte años de enfermedad y sufrimiento habían convertido en una suerte de filósofo, muestra numerosos síntomas de ira contenida. Lo que en el fondo está diciendo en esta entrevista es lo siguiente: «Yo siempre he sido buena gente, ¿por qué yo?». Nos cuenta lo duro y fuerte que era en sus años jóvenes, cómo soportaba el frío y las penurias; cómo cuidó de sus hijos y de su familia, lo mucho que trabajó, el hecho de que nunca se dejó tentar por los malos. Después de tanta lucha, sus hijos ya son adultos y él esperaba tener unos años de respiro, viajar, irse de vacaciones, recoger los frutos de su trabajo. En el fondo sabe que esa esperanza es vana. Ahora invierte toda su energía en el esfuerzo de mantener la cordura, luchar contra la comezón, la incomodidad, el dolor, todo eso que él describe tan adecuadamente.

Repasa esa lucha y elimina una por una las opciones que le vienen a la mente. El suicidio está «descartado», y tampoco cabe pensar ya en una jubilación placentera. Su campo de posibilidades se reduce a medida que la enfermedad progresa. Sus expectativas y exigencias se reducen, y por fin ha aceptado el hecho de que va a tener que vivir de remisión en remisión. Cuando se encuentra muy mal, quiere estar solo para aislarse e intentar dormir. Cuando se recupera, anuncia que quiere volver a comunicarse y se muestra más sociable. «Hay que tener suerte» significa que mantiene la esperanza de que se produzca una nueva remisión. También mantiene la esperanza de que se descubra un tratamiento, en que se invente a tiempo un medicamento que pueda aliviar su sufrimiento.

Mantuvo esa esperanza hasta el último día.

Capítulo 9

La familia del paciente

> El padre volvió de la ceremonia fúnebre.
> Su hijo de siete años estaba junto a la ventana, con los ojos muy abiertos, un amuleto dorado colgando del cuello y la cabeza llena de ideas demasiado complicadas para su edad.
> Su padre lo cargó en brazos y el niño preguntó: «¿Dónde está mamá?».
> «En el cielo», respondió el padre, señalando al cielo.
> El pequeño alzó los ojos al cielo y lo miró largo rato en silencio. Su mente perpleja lanzó la pregunta a la noche: «¿Dónde está el cielo?».
> No hubo respuesta: y las estrellas parecieron las lágrimas ardientes de aquella oscuridad ignorante.
>
> Rabindranath Tagore, *La fugitiva,* Segunda parte, XXI

Cambios en el entorno doméstico e impacto en la familia

No podemos ayudar al enfermo terminal de una forma determinante si no incluimos a la familia. Esta desempeña un papel importante en el proceso, y sus reacciones influirán en gran medida en la respuesta del paciente a su padecimiento. Una dolencia grave y un esposo en el hospital, por ejemplo, pueden traer consigo importantes cambios domésticos a los que la esposa deberá acostumbrarse. Puede sentirse amenazada por la seguridad perdida y por el fin de su dependencia del esposo. Tendrá que asumir muchas tareas que antes hacía él, y ajustar su agenda a los nuevos, extraños y crecientes deberes que se le presenten. Quizá de pronto deba ocuparse de cuestiones económicas y de negocios que siempre había evitado.

Si debe ir a visitar a su esposo al hospital, quizá tenga que organizar la cuestión del transporte y de la niñera durante su ausencia. Pueden producirse sutiles cambios en el hogar y en la atmósfera doméstica, a los que también reaccionarán los niños, lo que aumentará la carga y la responsabilidad de la madre. De pronto deberá aceptar el hecho de que está sola en su papel de madre, por lo menos de momento.

A la preocupación por el esposo, y a la mayor carga de trabajo y responsabilidad, se añadirá una mayor soledad y —con frecuencia— la amargura que siente. La ayuda que esperaba por parte de familiares y amigos puede no presentarse, o adoptar formas desconcertantes e inaceptables para ella. Tal vez rechace los consejos de los vecinos, porque quizá, más que aliviar su carga, la incrementen. En cambio, agradecerá enormemente el gesto de un vecino comprensivo que no venga a «informarse», sino a descargar a la madre de algunas de sus tareas, hacer alguna que otra comida o llevar a los niños al teatro. Como ejemplo de todo esto, está la entrevista a la señora S.

La sensación de pérdida puede ser aún mayor en el caso de un esposo. Puede ser menos flexible o, al menos, estar menos acostumbrado a ocuparse de las necesidades de los niños, la escuela, las actividades extraescolares, las comidas, la ropa. Esta sensación de pérdida puede surgir tan pronto como la mujer quede postrada en cama o limitada en su capacidad para desenvolverse. Puede producirse una inversión de papeles que resulte más difícil de aceptar para un hombre que para una mujer. Ahora debe servir, en lugar de ser servido. En lugar de descansar tras un largo día de trabajo, quizá vea a su mujer sentada en ese sillón que era suyo, del esposo, viendo la televisión. Consciente o inconscientemente, puede sentirse contrariado ante semejantes cambios, por mucho que comprenda su razón de ser. «¿Por qué se me pone enferma justo ahora que acabo de empezar con el nuevo proyecto?», me dijo un hombre una vez. Esta reacción es frecuente y comprensible, si la observamos desde el punto de vista de nuestro inconsciente. El hombre reacciona ante su mujer como el niño ante el abandono de la madre. Tendemos a ignorar hasta qué punto seguimos albergando a un niño en nuestro interior. A estos esposos se les puede ayudar dándoles la oportunidad de expresar sus sentimientos; por ejemplo, buscándoles ayuda una noche a la semana, durante la cual puedan ir a jugar a los bolos y disfrutar sin sentirse culpables, y así liberar esa presión que no pueden expresar en la casa de una persona gravemente enferma.

Creo que es cruel exigir la presencia constante de un solo pariente. Así como tenemos que inhalar y exhalar, de vez en cuando es necesario «recargar las pilas» afuera de la habitación del enfermo, vivir una vida normal de tanto en tanto; no podemos funcionar eficazmente teniendo presente la enfermedad en todo momento. He oído a muchos familiares quejarse de que sus parientes hacían viajes de placer los fines de semana o seguían yendo al teatro o al cine. Les recriminaban que disfrutaran de la vida teniendo a una persona en estado terminal en casa. Yo creo que para el paciente y la familia es más importante ver que la enfermedad no trastorna totalmente un hogar ni priva por completo a todos sus miembros de toda actividad placentera; en lugar de eso, la enfermedad puede dar lugar a una adaptación gradual, una transición hacia la clase de hogar con el que se van a encontrar cuando se vaya el paciente. Así como el enfermo terminal no puede pensar en la muerte constantemente, el familiar no puede ni debe descartar toda relación social por el hecho de estar con el paciente exclusivamente. El familiar también tiene necesidad de negar o evitar a veces la triste realidad, para poder afrontarla mejor cuando de verdad se requiera su presencia.

Las necesidades de la familia cambiarán desde el arranque de la enfermedad e irán evolucionando hasta mucho después de que se produzca la muerte. Por ello los familiares deben dosificar sus fuerzas, no hacer un esfuerzo que los lleve a sufrir un colapso en el momento en que más se los necesite. Una persona de apoyo que sepa comprender puede ayudarlos considerablemente a mantener un equilibrio sano entre servir al paciente y respetar sus propias necesidades.

Problemas de comunicación

La persona a la que se informa de la gravedad de una enfermedad suele ser la esposa o el esposo. A menudo se deja en sus manos la decisión de si contárselo al paciente o hasta qué punto informar a este o a otros familiares. Muchas veces se deja en sus manos la decisión sobre cuándo y cómo informar a los hijos, algo que quizá sea la tarea más difícil, sobre todo si estos son pequeños.

Durante estos días o semanas cruciales, mucho depende de la estructura y unidad de cada familia en concreto, de su capacidad para comunicarse, del grado de disponibilidad de las amistades más cercanas. Una persona ajena a la familia, neutral, no implicada en exceso emocionalmente, puede ser de gran ayuda a la hora de escuchar a la familia, de oírla hablar de sus inquietudes, deseos y necesidades. Puede asesorarlos legalmente, ayudarlos a preparar el testamento, dejar a los hijos al cuidado de alguien, de forma temporal o permanente. Aparte de estas cuestiones prácticas, la familia suele necesitar un mediador, como demuestra la entrevista efectuada al señor H. (capítulo 6).

Los problemas del paciente terminal llegan a su fin, no así los de la familia. Muchos de estos problemas pueden atenuarse si se habla de ellos antes de la muerte del familiar. Por desgracia, la tendencia es a ocultar lo que se siente al paciente, a intentar mantener la sonrisa y un aspecto de alegría impuesta que tarde o temprano se resquebrajará. Hemos entrevistado a un esposo en estado terminal que nos dijo: «Sé que me queda poco tiempo de vida, pero no se lo digan a mi esposa, no lo soportaría». Cuando hablamos con la esposa en un encuentro casual, una vez que esta acudió a visitarlo, nos dijo lo mismo de forma espontánea, casi palabra por palabra. Ella lo sabía, él lo sabía, pero ninguno de los dos tenía el valor de compartirlo con el otro. ¡Y esto, después de treinta años de matrimonio! Fue el joven sacerdote el que supo animarlos a sincerarse, en su presencia, a petición del paciente. Aliviados de dejar atrás la falsedad, los dos empezaron a ocuparse de cuestiones prácticas que ninguno había podido abordar solo. Más tarde pudieron reírse de su «niñería», como ellos mismos lo llamaban, y se preguntaban quién lo había sabido primero y cuánto tiempo les habría llevado enterarse sin ayuda externa.

Creo que la persona que va a morir puede ayudar mucho a sus familiares a aceptar su partida. Puede hacerlo de distintas formas. Una de ellas es, por supuesto, contarles lo que piensa y siente, lo que a su vez los ayudará a hacer lo mismo ellos mismos. Si consigue superar su propio dolor y demostrar con el ejemplo que es posible morir con ecuanimidad, ellos recordarán esa fortaleza y llevarán más dignamente su propio dolor.

El sentimiento de culpa es, quizá, el compañero más doloroso de la muerte. Cuando se diagnostica una enfermedad que puede ser mortal, muchos familiares se preguntan si no serán ellos los culpables. «Si lo hubiera mandado antes al médico», o «Debería haberme dado cuenta antes de cómo estaba cambiando y haberlo animado a ir al médico» son frases que escuchamos con frecuencia en boca de las esposas de enfermos terminales. Cabe decir que un amigo de la familia, un médico de cabecera o un sacerdote pueden ayudar mucho a esta clase de mujeres: las exonerarán de una culpa que no corresponde con la realidad y les asegurarán que probablemente hicieron todo lo posible para buscar ayuda. Pero no creo que baste con decir: «No te sientas culpable, no lo eres». Si escuchamos a estas mujeres atentamente, con frecuencia descubriremos cuál es el motivo más razonable que se oculta detrás de ese sentimiento. Muchos familiares se sienten culpables debido a algún deseo muy real contra la persona fallecida, con la que estaban enojados. ¿Quién no ha deseado alguna vez que alguien con quien estaba enojado desapareciera, que se fuera, o incluso se ha atrevido a decir: «Muérete»? El hombre de la entrevista del capítulo 12 es un buen ejemplo de ello. Tenía motivos de peso para estar enojado con su mujer, que lo había abandonado para vivir con su propio hermano, al que el esposo consideraba un nazi. La mujer había abandonado a nuestro paciente judío y había educado en el cristianismo al único hijo de la pareja. Ella había muerto estando él ausente, y el paciente también la culpaba a ella de eso. Por desgracia, nunca tuvo ocasión de expresar todo este coraje no resuelto y el hombre se sintió apesadumbrado y culpable hasta el punto de enfermar gravemente.

Un alto porcentaje de los viudos y las viudas que pasan por revisiones y los médicos privados presentan síntomas somáticos que son consecuencia de no haber superado su duelo y su sentimiento de culpa. Si se les hubiera ayudado a salvar el abismo entre ellos y la persona enferma antes de la muerte de la pareja, se habría ganado la mitad de la batalla. Es comprensible que la gente se muestre reacia a hablar francamente sobre la muerte y su antesala, sobre todo si esta muerte de pronto se convierte en algo que nos afecta personalmente, que de algún modo se ha acercado a nuestra puerta. Las pocas personas que han vivido una crisis de muerte inminente han comprendido que comunicarse solo cuesta la primera vez, y que se hace más fácil a medida que se adquiere experiencia. En lugar de distanciarse y aislarse cada vez más, la pareja descubre que se comunica de manera más profunda y significativa, y encuentra esa cercanía y comprensión que solo da el sufrimiento.

Otro ejemplo de falta de comunicación entre la persona en estado terminal y la familia es el de la señora F.

> La señora F. era una mujer negra que, enferma terminal, estaba muy débil y llevaba varias semanas postrada en cama, inmóvil. Su hija, que había vivido con ella toda su vida, permanecía sentada junto a ella, igual de quieta y muda. Fue el personal de enfermería el que nos pidió ayuda, no para la paciente, sino para la hija, por la que estaban preocupados, y no sin razón. Veían cómo cada semana pasaba más horas junto a la cama de su madre. Había dejado de trabajar y ahora estaba prácticamente día y noche junto a su moribunda madre, en silencio. Si las enfermeras no hubieran percibido la extraña dicotomía entre la presencia cada vez más frecuente de la hija y la absoluta falta de comunicación entre ellas, quizá no se habrían preocupado tanto. La paciente había sufrido un accidente cerebrovascular recientemente y no podía hablar; tampoco podía mover ninguna de sus extremidades, y se creía que su cerebro ya no funcionaba. La hija estaba ahí sentada, en silencio, sin decir una palabra a la madre, sin hacerle gesto alguno, verbal o no, de cariño o afecto, salvo su presencia callada.
>
> Entramos en la habitación para pedirle a la hija, que estaría cerca de los cuarenta años y era soltera, que viniera a hablar con nosotros un momento. Queríamos entender a qué se debía su presencia cada vez más frecuente, que también implicaba un alejamiento creciente del mundo exterior. A las enfermeras les preocupaba cómo pudiera reaccionar cuando muriera su madre, pero

la encontraban tan poco comunicativa como la madre, aunque por otro motivo. No sé qué me impulsó a volverme hacia la madre antes de llevarme a la hija. Quizá sentí que la estaba privando de una visita; quizá solo fue esa vieja costumbre mía de tener a mis pacientes informados de los acontecimientos. Le dije que me llevaba a su hija un rato porque nos preocupaba su bienestar cuando se quedara sola. La paciente me miró y comprendí dos cosas: primera, que, a pesar de su aparente incapacidad para comunicarse, era plenamente consciente de lo que ocurría a su alrededor; la segunda lección, inolvidable, era que, aunque alguien parezca no reaccionar a los estímulos, no debíamos catalogar a nadie como eso que llaman un *vegetal*.

Fue larga la charla con la hija, que había renunciado a su trabajo, a sus pocas amistades, casi a su departamento, para pasar el mayor tiempo posible junto a su madre moribunda. No había pensado ni por un segundo en lo que le esperaba si aquella fallecía. Se sentía obligada a permanecer en la habitación del hospital casi día y noche. De hecho, durante las dos semanas anteriores solo había dormido unas tres horas por noche. Ahora empezaba a preguntarse si ella misma buscaba ese agotamiento, para no tener que pensar. Le aterraba la idea de salir de la habitación. Tenía miedo de que su madre muriera. La hija nunca había hablado con la madre de esas cosas, aunque esta llevaba mucho tiempo enferma y hasta hacía poco había podido hablar. Al final de la conversación, la hija consiguió expresar cierto sentimiento de culpa, ambivalencia y rencor, tanto por haber vivido una vida tan aislada como, quizá en mayor medida, por verse abandonada. La animamos a expresar más sus sentimientos, a buscarse un trabajo de medio tiempo, para tener algunos vínculos personales y una actividad lejos de la habitación de la enferma, y nos pusimos a su disposición si necesitaba hablar con alguien.

Cuando volvimos a la habitación de la enferma, informé de nuevo a la paciente sobre la conversación que acabábamos de mantener. Le pedí que diera su aprobación para que la hija solo acudiera parte del día a visitarla. Nos miró directamente a los ojos y, con un suspiro de alivio, volvió a cerrarlos. Una enfermera que presenció este encuentro expresó su sorpresa ante aquella reacción tan intensa. Agradecía haber estado presente, porque el personal de enfermería se había encariñado con la paciente y se sentían algo incómodas ante la angustia callada de la hija y su incapacidad para expresarse. La hija encontró un trabajo de medio tiempo y, para satisfacción del personal, dio la noticia a su madre. Ahora en sus visitas había menos ambivalencia, menos sentimientos de deber y rencor, y por lo tanto eran más sinceras. La hija también retomó el contacto con otras personas del hospital y afuera de él, e incluso conoció a gente antes de que muriera su madre, cosa que ocurrió apaciblemente unos días después.

El señor Y. es otro al que siempre recordaremos como exponente del sufrimiento, la desesperación y la soledad del anciano que está a punto de perder a su esposa tras muchas décadas de matrimonio feliz.

El señor Y. era un anciano agricultor, algo deteriorado y «resistente a la intemperie», que nunca había pisado una gran ciudad. Había arado sus tierras, ayudado a parir muchos terneros y criado hijos que ahora estaban repartidos por todo el país. Él y su mujer llevaban muchos años viviendo solos y, como él decía, «se habían acostumbrado el uno al otro». Ninguno de los dos podía imaginarse la vida sin el otro.

En el otoño de 1967, su mujer había enfermado gravemente y el médico había recomendado al anciano que buscara ayuda en la ciudad. El señor Y. estuvo dudando, pero como su mujer estaba cada vez más débil y delgada, la llevó al «hospital grande», donde la ingresaron en la unidad de cuidados intensivos. Quien haya visto una unidad como esta apreciará la diferencia en calidad de vida en comparación con una enfermería improvisada en el campo. Todas las camas están ocupadas por enfermos críticos, desde recién nacidos hasta ancianos en estado terminal. En torno a cada cama se alineaban los dispositivos más modernos que aquel agricultor había visto en su vida. A los costados hay barras de las que cuelgan frascos, hay máquinas de aspiración trabajando, suena el tictac de un monitor y los miembros del personal mantienen activo el equipo y permanecen atentos a las señales críticas. Aquí hay bullicio, actividad incesante, un ambiente de urgencia y decisiones críticas, gente entrando y saliendo y ningún espacio para un anciano agricultor que nunca ha visto una ciudad grande.

El señor Y. insistía en quedarse con su mujer, pero le dijeron con firmeza que solo podía verla cinco minutos por hora. Así que ahí estaba parado, sus cinco minutos por hora, mirando la cara pálida de su esposa, intentando tomarle la mano, murmurando desesperado, hasta que siempre le decían con firmeza: «Váyase, por favor, se terminó el tiempo».

Un alumno nuestro vio al señor Y. y le pareció que tenía un aspecto horriblemente desesperado mientras recorría el pasillo arriba y abajo, un alma perdida en un gran hospital. Y lo trajo a nuestro curso, donde el señor nos habló de su sufrimiento y se sintió aliviado de tener a alguien con quien hablar. Había alquilado una habitación en la Casa Internacional, un asilo habitado principalmente por estudiantes, muchos de los cuales acababan de regresar para el nuevo trimestre. Le habían dicho que iba a tener que irse pronto, para dejar sitio a los jóvenes que iban llegando. La casa no estaba lejos del hospital, pero el anciano recorrió esa distancia, docenas de veces. No había lugar para él, ningún ser humano con quien hablar, ni siquiera la seguridad de una habitación disponible si su mujer vivía más de unos días. Y luego estaba el hecho de que sabía que podía perderla, que quizá iba a tener que volver sin ella.

A medida que hablaba, se iba enojando más y más contra el hospital, con las enfermeras, por la crueldad de concederle solo cinco minutos por hora. E incluso en esos breves momentos, sentía que los molestaba. ¿Así debía despedirse de la mujer que había sido su esposa durante casi cincuenta años? ¿Cómo se explica a un anciano que así funciona una unidad de cuidados intensivos, que hay normas y leyes que regulan las horas de visita, que en esta clase de unidades demasiadas visitas serían intolerables, si no para los pacientes, quizá sí para el delicado equipo? No le habría servido de nada que le dijeran: «Usted quería a su mujer y siempre vivieron en el campo, ¿por qué no dejó que muriera allí?». Habría contestado que él y su esposa eran una sola persona, como un árbol y sus raíces, que no podían vivir el uno sin el otro. El gran hospital prometía alargar la vida de su esposa, y él, el viejo agricultor, se había aventurado hasta ese lugar por un destello de esperanza.

Poco podíamos hacer por él, salvo ayudarle a encontrar un alojamiento más seguro adentro de sus posibilidades económicas, e informar a sus hijos de la soledad del hombre, que se requería su presencia. También hablamos con el personal de enfermería. No conseguimos que le ampliaran el horario de visitas, pero sí, al menos, que se sintiera mejor recibido durante esos breves momentos en que podía acompañar a su mujer.

Ni qué decir, este tipo de incidentes ocurren a diario en todos los grandes hospitales. Deben tomarse más medidas para facilitar el alojamiento de los familiares de los pacientes ingresados en las unidades de cuidados intensivos. Los familiares deberían disponer de habitaciones contiguas donde poder sentarse, descansar y comer, donde compartir su soledad, tal vez consolarse mutuamente durante los interminables ratos de espera. Deberían contar con asistentes sociales o sacerdotes que tuvieran tiempo suficiente para cada uno de ellos, y los médicos y las enfermeras deberían visitar esas salas con frecuencia, para poder atender a sus preguntas y problemas. En la actualidad, los familiares quedan abandonados a su suerte. Pasan las horas esperando, deambulando por pasillos, cafeterías o en las cercanías del hospital. Pueden intentar tímidamente ver al médico o hablar con una enfermera, pero normalmente les acaban diciendo que el doctor está en quirófano o en cualquier otra parte. Y como cada vez hay más personal responsable del bienestar de cada paciente, nadie conoce bien al paciente, ni este conoce el nombre de su médico. Pasa con frecuencia que a los familiares los remiten de una persona a otra, hasta que acaban en la oficina del sacerdote, sin esperar obtener muchas respuestas sobre el paciente, pero con la esperanza de encontrar algo de consuelo y comprensión para su propio sufrimiento.

Algunos familiares serían más útiles al paciente y al personal si le visitaran con menos frecuencia y durante menos tiempo. Recuerdo a una madre que no permitía que nadie atendiera a su hijo de veintidós años, al que trataba como a un bebé. El chico podía ocuparse de sí mismo, pero ella le lavaba, se empeñaba en cepillarle los dientes y hasta le limpiaba cuando hacía sus necesidades. Él siempre se mostraba irritable y enojado en presencia de ella. A las enfermeras les horrorizaba esta mujer, les caía cada vez peor. La asistente social intentó en vano hablar con la madre, pero esta la rechazó con comentarios poco amables.

¿Qué puede llevar a una madre a volverse tan sobreprotectora, y de forma tan hostil como esta? Nosotros intentamos comprenderla, encontrar medios y maneras de reducir su labor de asistencia, que resultaba molesta y denigrante tanto para el paciente como para el personal de enfermería. Tras comentar el problema con el personal, nos dimos cuenta de que quizá estábamos proyectando nuestros deseos sobre el paciente y que, pensándolo bien, en el fondo este contribuía a hacer que su madre se comportara de aquella manera, si no es que la invitaba a ello. El plan era que permaneciera ingresado durante unas semanas de radioterapia; cuando le dieran de alta, volvería a su casa durante unas semanas, probablemente para ser ingresado de nuevo. ¿Le hicimos un favor interfiriendo en su relación con su madre, por poco saludable que nos pareciera? ¿Acaso no actuamos movidos principalmente por el coraje que nos producía esa madre sobreprotectora, que hacía que las enfermeras se sintieran «malas madres», y que por lo tanto provocaba nuestra fantasía de rescate? Cuando conseguimos reconocerlo, reaccionamos con menos rencor hacia la madre, pero también empezamos a tratar más al joven como a un adulto, haciéndole saber que era él quien debía poner límites si la conducta de su madre le resultaba demasiado denigrante.

No sé si esto tuvo algún efecto, porque al poco tiempo abandonó el hospital. Pero sí creo que es un ejemplo digno de mención, porque demuestra la importancia de no dejarse llevar por los sentimientos personales sobre lo que le conviene a la gente. Quizá ese chico solo podía tolerar su enfermedad mediante una regresión temporal al nivel de un niño pequeño, quizá la madre encontraba consuelo en el hecho de poder satisfacer esas necesidades. No creo que esto fuera del todo cierto en este caso, puesto que el paciente se mostraba claramente enojado y molesto cuando su madre estaba presente, pero sus intentos de detenerla eran escasos o inexistentes, mientras que era muy capaz de establecer límites con otros familiares y con el personal del hospital.

Cómo afrontar la realidad de una enfermedad terminal en la familia

Los familiares pasan por etapas de adaptación similares a las que ya expusimos para nuestros pacientes. Al principio, muchos no se lo pueden creer. Pueden negar el hecho de que en la familia exista esa enfermedad, o dedicarse a peregrinar de médico en médico, con la vana esperanza de escuchar que ha habido un error en el diagnóstico. Pueden buscar ayuda y alivio (porque nada de lo que les han dicho es cierto) en adivinos y curanderos. Puede que organicen costosos viajes a clínicas y con médicos célebres, y que solo gradualmente acepten esa realidad que puede cambiarles la vida de forma tan drástica. Dependiendo en gran medida de la actitud, de la capacidad de comunicarse y de lo que sepa el paciente, la familia experimentará ciertos cambios en ese momento. Si son capaces de poner en común las inquietudes que comparten, podrán ocuparse antes de los asuntos importantes, y sin tantas presiones de tiempo y emocionales. Si todos intentan guardar secretos, erigirán una barrera artificial entre sí que dificultará el duelo preparatorio tanto al paciente como a la familia. Y el resultado final será mucho más dramático que para aquellos que son capaces de hablar y llorar juntos ocasionalmente.

Así como el paciente pasa por una etapa de ira, la familia inmediata experimentará idéntica reacción emocional. Se enojarán alternativamente con el médico que vio al paciente primero y no dio el diagnóstico y con el que los enfrentó a la triste realidad. Pueden proyectar su ira sobre el personal del hospital, que nunca se preocupa lo suficiente, por muy eficaz que en realidad sea. Esta reacción está impregnada de envidia, porque muchos familiares sienten que les han arrebatado la oportunidad de estar con el paciente y cuidar de él. También hay mucho sentimiento de culpa, así como el deseo de compensar las oportunidades perdidas en el pasado. Cuanto más podamos ayudar al familiar a expresar estas emociones antes de que el ser querido muera, más cómodo se sentirá.

Una vez superadas la ira, el rencor y el sentimiento de culpa, la familia pasará por una fase de duelo preparatorio idéntico a la del enfermo terminal. Cuanto más pueda expresarse este dolor antes de que se produzca la muerte, más llevadero resultará después. Escuchamos a muchos familiares decir con orgullo que siempre intentaron mantener la sonrisa en presencia del paciente, hasta que un día ya no pudieron mantener ese aspecto por más tiempo. No comprenden que las emociones sinceras de un familiar son mucho más aceptables para ellos que una máscara que tampoco va a engañar al paciente, para el cual será un disfraz que impedirá compartir una situación dolorosa.

Si los familiares logran compartir juntos esta clase de emociones, podrán afrontar gradualmente la realidad de la separación inminente y llegarán a aceptarla juntos. Quizá el momento más doloroso para la familia sea la fase final, cuando el paciente se va desligando poco a poco de su mundo, que incluye a la familia. Esta no comprende que un moribundo que ha encontrado la paz y la aceptación en la muerte debe desprenderse de lo que lo rodea, paso a paso, y que esto incluye a sus seres queridos. ¿Cómo va a sentirse preparado para morir si sigue aferrándose a sus relaciones personales más profundas, esas de las que no tenemos tantas? Cuando el paciente pide que acudan a visitarlo solo algunos amigos más, después sus hijos y, por fin, solo su mujer, debemos entender que esta es su manera de separarse gradualmente. Muchas veces, la familia inmediata malinterpreta esto como un rechazo, y hemos conocido a esposos y a mujeres que han reaccionado de forma dramática ante este distanciamiento, que, en realidad, es normal y saludable. Creo que el mayor favor que les podemos hacer es ayudarlos a entender que solo los pacientes que han terminado de procesar su propia muerte son capaces de desvincularse lenta y pacíficamente de esta manera. Esto debería ser motivo de consuelo y descanso para ellos, no de dolor y enojo. Es en ese momento cuando la familia necesita más apoyo, y el paciente quizá menos. Con esto no quiero decir que haya que dejar solo al paciente. Debemos estar disponibles siempre, pero un paciente que ya alcanzó esta fase de aceptación y decatexis no suele necesitar demasiado en materia de relaciones interpersonales. Si a la familia no se le explica el sentido de este distanciamiento, puede haber problemas como los que mencionamos en el caso de la señora W. (capítulo 7).

Las muertes más trágicas son tal vez —aparte de las de personas muy jóvenes— las de los muy ancianos, si las consideramos desde el punto de vista de la familia. Tanto si las generaciones han vivido juntas como separadas, todas tienen la necesidad y el derecho de vivir sus vidas, de disfrutar de su intimidad, de ver sus necesidades personales, las correspondientes a su generación, satisfechas. Los ancianos han dejado de ser útiles para nuestro sistema económico, pero, por otro lado, se han ganado el derecho a vivir su vida en paz y dignidad. Y esto, siempre que conserven la salud física y mental y la autonomía, es perfectamente posible. Sin embargo, hemos visto a muchos ancianos y ancianas que han quedado discapacitados física o emocionalmente, y que necesitan exorbitantes sumas de dinero para mantener una calidad de vida digna, acorde a lo que sus familias desean para ellos. En esos momentos, la familia debe tomar una decisión difícil: movilizar todo el dinero del que dispone, incluyendo préstamos y ahorros para su propia jubilación, con el fin de costear esos últimos cuidados. La tragedia de estos ancianos quizá sea el hecho de que esta inversión de dinero, y con frecuencia sacrificio económico, no implican mejora alguna en su dolencia, solo el mantenimiento de una calidad de vida apenas suficiente. Si se producen complicaciones médicas, los gastos se disparan y la familia suele desear una muerte rápida e indolora, pero rara vez expresa ese deseo francamente. Esta clase de deseos, por supuesto, provocan sentimiento de culpa.

Recuerdo a una anciana que estuvo internada varias semanas y requirió extensos y costosos cuidados de enfermería en un hospital privado. Todo el mundo pensaba que iba a morir pronto, pero día tras día su estado permanecía sin cambios. Su hija se debatía entre enviarla a un asilo o mantenerla en el hospital, donde al parecer la anciana quería quedarse. Su yerno estaba enojado con ella porque se había gastado todos los ahorros de la pareja. Eran constantes las discusiones con su mujer, quien no quería sacar a la madre del hospital porque se sentía culpable. Yo, cuando visité a la anciana, la vi asustada y cansada. Solo le pregunté de qué tenía tanto miedo. Ella me miró y por fin expresó lo que no había podido transmitir hasta ese momento, porque ella misma se daba cuenta de lo poco realistas que eran sus temores. Temía que «los gusanos me coman viva». Mientras yo recuperaba el aliento e intentaba comprender el auténtico significado de esta frase, su hija dijo: «Si eso es lo que te impide morir, podemos quemarte». Con esto quería decir, por supuesto, que una incineración impediría el contacto con las lombrices de tierra. Toda su ira reprimida se hallaba concentrada en esta frase. Me senté con la anciana a solas un rato. Hablamos con calma de las fobias que arrastraba desde siempre, de su miedo a la muerte, que se manifestaba en su miedo a los gusanos, como si ella fuera a percibirlos después de morir. Se sentía muy aliviada de haber podido expresar su sentimiento y se mostró más que comprensiva con el enojo de su hija. La animé a compartir algunos de estos sentimientos con su hija, para que esta no se sintiera tan mal por su arrebato.

    Cuando me encontré con la hija en el pasillo, le hablé de la comprensiva actitud de su madre, y las dos pudieron encontrarse por fin y hablar de lo que las preocupaba, e incluso empezaron a hacer preparativos para el funeral, para el que optaron por una incineración. En lugar de quedarse sentadas en silencio, enojadas, empezaron a comunicarse y consolarse mutuamente. La madre murió al día siguiente. Si yo no hubiera visto la apacible expresión de su rostro el último día, habría pensado que quizá ese arrebato de ira la había matado.

Otro aspecto que no se suele tener en cuenta es el tipo de enfermedad mortal que sufre el paciente. El cáncer lleva asociadas ciertas expectativas, igual que ciertas imágenes van ligadas a la enfermedad cardiaca. La primera suele considerarse una enfermedad larga y dolorosa, la segunda puede golpear de repente, indolora, pero letal. Que un ser querido muera despacio, con mucho tiempo para el duelo preparatorio por ambas partes, es muy diferente a la llamada temida: «Ya ocurrió, se acabó». Es más fácil hablar con un enfermo de cáncer sobre la muerte y su antesala que con un enfermo del corazón, que despierta en nosotros el temor de asustarlo y provocarle un infarto y, por ende, la muerte. Por lo tanto, los familiares de un enfermo de cáncer están más dispuestos a hablar del final esperado que la familia de alguien afectado por una enfermedad del corazón, para el que el final puede llegar en cualquier momento, quizá provocado por una discusión. O esa es la opinión de muchos familiares con los que hemos hablado.

Recuerdo a la madre de un joven de Colorado que, contra el parecer de los médicos, no permitía que su hijo hiciera ejercicio, ni el más mínimo. En nuestras conversaciones, esta madre solía decir cosas como «si hace demasiado esfuerzo, se me muere», como si esperara que el hijo cometiera un gesto de hostilidad personal contra ella. No era para nada consciente de su propia hostilidad, incluso después de hablarnos del disgusto que le causaba el hecho de tener «un hijo tan débil», al que solía relacionar con el inútil fracasado de su esposo, tal como ella lo veía. Fueron meses de escucha atenta y paciente antes de que esta madre pudiera expresar su deseo personal de destrucción contra su hijo. Lo justificaba diciendo que él era la causa de que su vida social y profesional, la de la madre, se viera tan limitada, algo que la condenaba a esa misma ineficacia que ella atribuía a su esposo. Son situaciones familiares complicadas, en las que un miembro enfermo del círculo pierde aún más autonomía debido al conflicto interno de su pariente. Si aprendemos a reaccionar ante esta clase de personas con compasión y comprensión, en lugar de juzgarlas y criticarlas, también ayudaremos al paciente a llevar su invalidez con más facilidad y dignidad.

El ejemplo del señor P. ilustra lo problemático que puede resultar para un paciente que ya está preparado para cortar vínculos que la familia no acepte la realidad y, por ende, contribuya a agravar el conflicto interno del enfermo. Nuestra meta siempre debe ser ayudar al paciente y a sus seres queridos a afrontar la crisis juntos, y que así alcancen la aceptación de esta realidad final de forma simultánea.

> El señor P. era un hombre de unos cincuenta y cinco años que aparentaba como quince más. Los médicos consideraban que tenía pocas posibilidades de responder al tratamiento, debido en parte a lo avanzado de su cáncer y su inmovilidad, pero sobre todo a causa de su falta de «espíritu de lucha». Cinco años antes de este ingreso, al señor P. le habían extirpado el estómago a causa de un cáncer. Al principio había aceptado bien su enfermedad y estaba muy esperanzado. Sin embargo, conforme se debilitaba y adelgazaba, su depresión iba en aumento, hasta el momento de su reingreso, en que una radiografía de tórax reveló la existencia de tumores metastásicos en los pulmones. Cuando lo vi, el paciente no había sido informado del resultado de la biopsia. Se habló de la conveniencia de someter a radioterapia o cirugía a un hombre que se encontraba en un estado tan frágil. Realizamos la entrevista en dos partes. La primera visita sirvió para presentarme y decirle que podía contar conmigo si deseaba hablar de la gravedad de su enfermedad y de los problemas que podía causarle. Nos interrumpió el teléfono y me fui pidiéndole que lo pensara. También le informé del momento de mi próxima visita.

Cuando llegué al día siguiente, el señor P. alargó el brazo en gesto de bienvenida y señaló la silla invitándome a sentarme. Nos interrumpieron continuamente, entre cambios de frascos de suero, administración de medicamentos y las periódicas tomas de pulso y presión arterial. Pero hablamos más de una hora. El señor P. había intuido que iba a poder «abrir las cortinas», como él decía. No hubo actitud defensiva ni evasiva alguna en su relato. Parecía un hombre para el que el tiempo contaba, que no podía perderlo, y que tenía ganas de compartir sus inquietudes y pesares con alguien que pudiera escucharlo.

El día anterior había afirmado: «Quiero dormir, dormir, dormir y no volver a despertarme». Este día repitió lo mismo, pero añadiendo la palabra «pero». Lo miré con gesto interrogante y me dijo en voz baja, débil, que había venido su mujer a visitarle. Esta estaba convencida de que iba a salir adelante. Lo esperaba en casa para que se ocupara del jardín y las flores. También le había recordado su promesa de jubilarse pronto, de irse a vivir a Arizona quizá, de disfrutar de la vida unos años más...

Habló con ternura y afecto de su hija de veintiún años, que había venido a visitarlo con un permiso de la universidad y se mostró impactada al verlo en ese estado. Habló de todo esto como si se criminara haber decepcionado a su familia, no haber estado a la altura de lo que esperaban de él.

Así se lo dije, y él asintió. Habló de todas las cosas de las que se arrepentía. Había pasado los primeros años de su matrimonio acumulando bienes materiales para su familia, porque quería «darles un buen hogar», y, por lo tanto, lejos de los suyos y de su casa la mayor parte del tiempo. Cuando llegó el cáncer, dedicó cada momento a estar con ellas, pero ya era tarde. Su hija estaba en la universidad y tenía sus propias amistades. Cuando era pequeña y lo había necesitado y quería estar con él, él solo se había dedicado a ganar dinero.

Ahora decía, hablando de su enfermedad: «Solo me alivia dormir. Cada momento que paso despierto es una angustia pura.

Nada me alivia. Pienso con envidia en dos hombres a los que vi ejecutar. Yo estaba sentado frente al primero. No sentí nada. Ahora pienso que qué suerte tuvo. Merecía morir. No sintió angustia ninguna, la cosa fue rápida e indolora. Yo estoy aquí, metido en la cama, y cada hora, cada día es un puro sufrimiento».

Al señor P. no le preocupaban tanto el dolor y el malestar físico como lo torturaba el pesar de que no había dado a su familia lo que esta esperaba de él, el haber «fracasado». Lo atormentaba su desesperada necesidad de «dejarse llevar y dormir, dormir, dormir», y el torrente de expectativas de la gente que lo rodeaba. «Vienen las enfermeras y me dicen que tengo que comer, que me voy a debilitar, vienen los médicos y me hablan del tratamiento nuevo con el que han empezado, y pretenden que me ponga contento; viene mi esposa y me habla del trabajo que me espera cuando salga de aquí, y mi hija solo me mira y me dice: "Tienes que ponerte bien". ¿Cómo va uno a morir en paz así?».

Por un instante sonrió y dijo: «Haré el tratamiento este y otra vez me regresaré a mi casa. Al día siguiente volveré al trabajo y ganaré más dinero. Los estudios de mi hija los pagará el seguro, pero aún va a necesitar un padre durante un tiempo. Pero usted y yo sabemos que no voy a poder. Creo que van a tener que aceptarlo. ¡Así sería mucho más fácil morir!».

El señor P., como la señora W. (capítulo 7), es un buen ejemplo de lo costoso que puede ser para un paciente enfrentarse a una muerte que se espera inminente cuando la familia no está preparada para «dejarlo ir» y le impide, implícita o explícitamente, separarse de la gente que va a dejar atrás en este mundo. El esposo de la señora W. se limitaba a quedarse en la orilla de la cama, hacía que la enferma recordara aquel feliz matrimonio que no debía terminar y pedía a los médicos que hicieran todo lo humanamente posible para evitar que su esposa muriera. La mujer del señor P. le recordaba a este las promesas incumplidas, las tareas pendientes; le transmitía, por lo tanto, sus propias necesidades, que consistían en tenerle junto a ella muchos años más. No puedo decir que ninguno de los dos cónyuges recurriera al mecanismo de la negación. Los dos eran conscientes de la gravedad de la enfermedad de sus parejas. Sin embargo, los dos, por necesidad personal, cerraban los ojos a este hecho. Lo aceptaban cuando hablaban con otras personas, pero lo negaban ante los pacientes. Y eran estos los que necesitaban escuchar que aquellos también eran conscientes de la gravedad de la enfermedad y que aceptaban el hecho. Cuando no se sabe esto, como dijo el señor P., «cada momento despierto es una angustia pura». La conversación terminó con una expresión de esperanza con la que sus seres queridos aprendieran a afrontar la realidad de su muerte, en lugar de expresar esperanza a un alargamiento de su vida.

Este hombre estaba preparado para despedirse de este mundo. Estaba preparado para acceder a la etapa final cuando el final es más prometedor o no quedan fuerzas para seguir viviendo. Se podría debatir si en estas circunstancias conviene movilizar todos los recursos médicos. Con suficiente suero, transfusiones, vitaminas, medicamento antidepresivo, estimulantes, psicoterapia y tratamiento sintomático, muchos de esos pacientes pueden ver su vida prolongada. He oído más maldiciones que palabras de agradecimiento por el tiempo ganado, y reitero mi convicción de que un paciente tiene derecho a morir en paz y con dignidad. No debemos utilizar al paciente para satisfacer nuestras necesidades personales cuando su voluntad se opone a la nuestra. Me refiero a aquellos pacientes aquejados de una enfermedad física, pero que conservan sus facultades mentales y son capaces de tomar decisiones de forma independiente. Debemos respetar sus deseos y opiniones, escucharlos, consultar con ellos. Si sus deseos se oponen a nuestras creencias o convicciones, debemos manifestar este conflicto con franqueza y dejar que el paciente tome sus propias decisiones respecto a futuras intervenciones o tratamientos. En ninguno de los muchos enfermos terminales que he entrevistado hasta ahora he visto comportamientos irracionales o peticiones inaceptables, y esto incluye a las dos mujeres psicóticas que menciono más arriba, que llevaron a cabo sus tratamientos, en un caso a pesar de que negaba su enfermedad casi por completo.

La familia después de la muerte

Una vez que el paciente muere, hablar del amor de Dios me parece cruel e inoportuno. Cuando perdemos a alguien, sobre todo cuando no hemos tenido tiempo para prepararnos, o muy poco, nos enfurecemos, nos enojamos, nos desesperamos; y debemos poder expresar estos sentimientos. A muchos familiares se les abandona a su suerte tan pronto como dan su consentimiento para realizar la autopsia. Iracundos, enojados o simplemente bloqueados, recorren los pasillos del hospital, con frecuencia incapaces de aceptar la brutal realidad. Los primeros días pueden ser muy agitados, entre gestiones y visitas de familiares. La sensación de vacío llega después del funeral, cuando se van los parientes. Es entonces cuando los más allegados agradecen tener a alguien con quien hablar, sobre todo si es alguien que ha estado en contacto con el fallecido recientemente y que puede contar anécdotas sobre momentos felices vividos al final de la vida de la persona que se ha ido. Esto ayuda a la familia a superar la conmoción y el dolor iniciales y la prepara para aceptar la realidad de forma gradual.

Muchos familiares se sumergen en sus recuerdos y empiezan a fantasear, frecuentemente incluso hablan con el difunto como si aún estuviera vivo. No solo se aíslan de los vivos, sino que se dificultan la tarea de aceptar la realidad de la muerte de la persona cercana. Pero es que es la única forma que algunos tienen de sobrellevar la pérdida, y sería cruel ridiculizarlos o enfrentarlos a diario a una realidad inaceptable. Sería más provechoso comprender su necesidad y ayudarlos a despedirse sacándolos de su aislamiento de forma gradual. He visto este comportamiento sobre todo en viudas jóvenes que habían perdido a sus esposos prematuramente, cuando ellas aún no estaban listas. Quizá esto sea más frecuente en tiempos de guerra, cuando los jóvenes mueren lejos de casa, aunque creo que una guerra siempre hace a los familiares más conscientes de la posibilidad de que la persona no regrese nunca. Y por eso están más preparados para una muerte como esta que, digamos, para el fallecimiento inesperado de un joven a causa de una enfermedad de progresión rápida.

Unas últimas palabras sobre los niños. Estos suelen ser los grandes olvidados. No es que no les importen a nadie; suele ser al contrario. Pero a poca gente le gusta hablar de la muerte con un niño. Los niños tienen su propio concepto de la muerte, que hay que tener en cuenta a la hora de hablar con ellos, de comprender lo que nos están comunicando. Hasta los tres años, al niño solo le preocupa la separación, seguida más adelante por el miedo a la mutilación. Es a esta edad cuando el pequeño empieza a movilizarse, a salir «al mundo», a recorrer las banquetas en triciclo. Es en este entorno donde puede ver a su primera mascota, a la que tanto quería, atropellada por un coche, o un bonito pájaro despedazado por un gato. Esto es para la personita una mutilación, puesto que esta es la edad en la que le preocupa su integridad física y se siente amenazado por cualquier cosa que pueda destruirla.

Además, la muerte, como decíamos en el capítulo 1, no es una realidad permanente para un niño de entre tres y cinco años. Es tan temporal como enterrar un botón de flor en la tierra en otoño para que rebrote en primavera.

Una vez que han cumplido los cinco años, suelen identificar a la muerte con un hombre, ese coco que viene a llevarse a la gente; siguen atribuyéndola a una intervención externa.

Hacia los nueve o diez emerge la visión realista, es decir, la muerte como un proceso biológico permanente.

Los niños pueden reaccionar de formas variadas a la muerte de un progenitor, desde el retraimiento y aislamiento mudo hasta el lamento a voz en grito que atrae la atención y que, por eso mismo, cubre la falta del ser querido al que necesitan. Como los niños aún no saben diferenciar entre deseo y acto (como explicamos en el capítulo 1), pueden llegar a sentir unos remordimientos y una culpabilidad terribles. Se sentirán responsables de haber matado al padre o a la madre y, por lo tanto, temerán ser objeto de un castigo horroroso en venganza. También pueden tomarse la separación con relativa calma y decir cosas como «mamá volverá para las vacaciones de verano» o, a escondidas, dejarle una manzana en alguna parte, para que tenga comida para ese viaje temporal. Si los adultos, que ya están bastante afligidos en ese momento, no comprenden a esos niños, si los regañan o corrigen, estos pueden guardarse para sí su duelo personal, una actitud que puede dar origen a un futuro trastorno emocional.

Con los adolescentes, sin embargo, el proceso no se diferencia tanto del de las personas mayores. La adolescencia, por supuesto, ya es de por sí una época complicada, y si a esto se añade la pérdida de un progenitor, puede resultar excesivo para la resistencia de alguien de esa edad. Debemos escucharlos, permitirles desahogarse, ya sea que sientan culpa, ira o simplemente tristeza.

Resolución del dolor y de la ira

Lo que aquí digo, de nuevo, es lo siguiente: dejen hablar a los familiares. Déjenlos llorar o gritar si lo necesitan. Dejen que se abran, que se expresen, pero muéstrense disponibles. Cuando los problemas del difunto quedan resueltos, para el familiar comienza un largo periodo de duelo. Los parientes van a necesitar ayuda desde el momento en que el diagnóstico que creían equivocado queda confirmado hasta meses después de la muerte del familiar.

Por ayuda no digo necesariamente terapia profesional de ninguna clase; la mayoría de la gente ni la necesita ni puede permitírsela. Lo que necesitan es un ser humano, una amistad, un médico, una enfermera, un sacerdote; no importa quién sea. La asistente social puede ser la figura más importante, si ha ayudado a gestionar la búsqueda de un asilo y si la familia quiere hablar más de su madre en relación con este tema, que puede haber despertado sentimientos de culpa en ellos, por no haberla dejado en casa. A veces, esas familias han visitado a otras personas mayores que vivían en el mismo asilo y han continuado con su tarea de cuidar a alguien, quizá a modo de mecanismo de negación parcial, quizá solo para compensar todas las oportunidades que habían dejado pasar con la abuela. Sea cual sea el motivo subyacente, debemos intentar comprender las necesidades de estos parientes y ayudarlos a reconducirlas de forma constructiva para, de esta manera, aliviar el complejo de culpa, la vergüenza o el miedo al castigo. La mejor forma que tenemos de ayudar a un familiar, niño o adulto, es animarlo a expresar sus sentimientos antes de que se produzca la muerte y permitir que trabaje estos estados afectivos, ya sean racionales o irracionales.

Si le permitimos expresar su enojo, vaya este dirigido contra nosotros, contra la persona fallecida o contra Dios, le estaremos ayudando a dar un gran paso hacia la aceptación sin culpa. Si le reprochamos que exprese esos pensamientos tan mal tolerados socialmente, seremos culpables de prolongar su dolor, vergüenza y culpa, unos sentimientos que con frecuencia se traducen en problemas de salud física y emocional.

Capítulo 10

Entrevistas con pacientes terminales

> La muerte, tu sierva, se encuentra en mi puerta. Ha cruzado el mar desconocido y ha traído tu llamada a mi hogar.
> La noche es oscura y mi corazón teme; pero tomaré la lámpara, abriré mi puerta y le daré la bienvenida con respeto. Es tu mensajera la que está ante mi puerta.
> La adoraré con las manos juntas y con mi llanto. La adoraré poniendo a sus pies el tesoro de mi corazón.
> Volverá con su misión cumplida, dejando una sombra oscura sobre mi mañana; y en mi hogar desolado solo quedará mi yo desamparado, como mi última ofrenda a ti.
>
> Rabindranath Tagore, *Gitanjali*, LXXXVI

En capítulos anteriores hemos intentado esbozar las razones por las que los pacientes encuentran cada vez más difícil comunicar sus necesidades en el momento de una enfermedad grave o posiblemente fatal. Resumimos algunas de las conclusiones a las que hemos llegado e intentamos describir las técnicas que empleamos para determinar el grado de conocimiento del paciente, sus problemas, inquietudes y deseos. Para dar una visión más completa de la variedad de respuestas y reacciones que han manifestado tanto pacientes como entrevistadores, consideramos conveniente incluir más ejemplos aleatorios de esta clase de entrevistas. Hay que recordar que generalmente el paciente no conocía a la entrevistadora; solo habían hablado unos minutos, para concertar la entrevista.

He seleccionado la entrevista de una paciente cuya madre estaba de visita en ese momento y que se ofreció a hablar con nosotros para transmitirnos sus reacciones. Creo que ejemplifica bien cómo afrontan una enfermedad terminal dos miembros de una misma familia y cómo, a veces, las dos guardan un recuerdo completamente distinto del mismo hecho. Cada entrevista va seguida de un breve resumen que relaciona el material con comentarios vertidos en capítulos anteriores. Estas entrevistas originales hablan por sí solas. Las ofrecemos íntegras, intencionadamente intactas, ejemplifican momentos en los que nos mostramos perceptivos ante los mensajes implícitos o explícitos del paciente y otros en los que no reaccionamos de la manera más receptiva. La parte que no podemos compartir con los lectores es la experiencia que cada uno tiene durante una de estas conversaciones: los muchos mensajes no verbales que se intercambian constantemente entre paciente y médico, entre médico y sacerdote, entre paciente y sacerdote; los suspiros, los ojos al borde del llanto, las sonrisas, un gesto de la mano, las miradas perdidas o sorprendidas, las manos extendidas: todos los mensajes significativos que con frecuencia van más allá de las palabras.

Las siguientes charlas, salvo excepciones, fueron la primera reunión que mantuvimos con el paciente, pero en la mayoría de los casos no fue la única. A todos los pacientes los vimos con la frecuencia que indicamos hasta su muerte. A muchos los dieron de alta de nuevo, para morir en sus hogares o para volver al hospital tiempo después. Pedían que los llamáramos de vez en cuando mientras estuvieran en sus casas, o ellos mismos llamaban a uno de los entrevistadores «para mantener el contacto». De vez en cuando, un familiar se presentaba en nuestra consulta espontáneamente, ya fuera para intentar entender mejor el comportamiento de un paciente y pedir ayuda y comprensión, o para contarnos algunos recuerdos más adelante, tras la muerte del enfermo. Nosotros intentábamos estar tan disponibles como lo habíamos estado con el paciente durante su estancia en el hospital y tiempo después.

❋⋅❋

Las siguientes entrevistas pueden estudiarse a la luz del papel que desempeñaron los familiares en esos difíciles momentos.

A la señora S. la había abandonado su esposo, que se había enterado de la enfermedad terminal que padecía de forma indirecta, a través de los dos hijos que tenía con ella. Fue una vecina y amiga quien desempeñó el papel más importante durante la enfermedad terminal de esta paciente, aunque esta esperaba que el exesposo y su segunda mujer se hicieran cargo de los niños después de su muerte.

La hija de diecisiete años encarna el valor que puede demostrar una persona joven en el momento de enfrentarse a una crisis como esta. A la entrevista con esta le sigue otra con la madre; las dos hablan por sí solas.

La señora C. no aceptaba que iba a morir debido a sus muchas obligaciones familiares. De nuevo, un buen ejemplo de la importancia de contar con terapia familiar cuando el paciente tiene que cuidar de personas enfermas, dependientes o ancianas.

La señora L., que había sido los ojos de su esposo, discapacitado visual, utilizaba esta actividad para demostrar que aún era una persona válida, y tanto el esposo como la mujer empleaban el mecanismo de la negación parcial en el momento de su crisis.

La señora S. era una mujer protestante de cuarenta y ocho años, madre de dos niños varones a los que estaba criando sola. Había expresado su deseo de hablar con alguien y la invitamos a venir a nuestro curso. Se mostró reacia y algo nerviosa ante la perspectiva de acudir a nuestras reuniones, pero después del curso se sintió muy aliviada. De camino a la sala de entrevistas, habló espontáneamente de sus dos hijos, que claramente eran su mayor preocupación durante esa estancia en el hospital.

DOCTORA: Señora S., la verdad es que no sabemos nada de usted, salvo por el momento en que hablamos antes. ¿Cuántos años tiene?
PACIENTE: A ver, el domingo cumplo cuarenta y ocho.
DOCTORA: ¿Este domingo? Tendré que acordarme. ¿Es la segunda vez que ingresa? ¿Cuándo fue la primera?
PACIENTE: En abril.
DOCTORA: ¿Por qué la ingresaron?
PACIENTE: Por un tumor que tengo en el pecho.
DOCTORA: ¿Qué clase de tumor?
PACIENTE: Eso sí que no sabría decírselo. No sé tanto de esta enfermedad como para distinguir las clases.
DOCTORA: ¿Y qué cree que es? ¿Cómo le dijeron lo que tenía?
PACIENTE: Pues, cuando fui al hospital, me hicieron una biopsia, y un par de días después vino mi médico de cabecera y me dijo que ya estaban los resultados y que era maligno. Lo qué no sé es cómo se llama el tipo...
DOCTORA: Pero le dijeron que era maligno.
PACIENTE: Sí.
DOCTORA: ¿Y eso cuándo fue?
PACIENTE: Pues fue..., debió de ser hacia finales de marzo.
DOCTORA: ¿De este año? ¿O sea, que hasta este año ha estado bien de salud?
PACIENTE: No, no. Es que yo tengo una tuberculosis latente y me pasé meses en un hospital, en un momento u otro.
DOCTORA: Entiendo. ¿Dónde, en Colorado? ¿Dónde estaba el hospital?
PACIENTE: En Illinois.

DOCTORA: O sea que ha tenido muchas enfermedades a lo largo de su vida.

PACIENTE: Sí.

DOCTORA: ¿Se puede decir que ya casi está acostumbrada a los hospitales?

PACIENTE: No. A los hospitales yo creo que no te acostumbras nunca.

DOCTORA: Y entonces ¿cómo empezó esta enfermedad? ¿Por qué vino al hospital? ¿Puede hablarnos del comienzo de esta enfermedad?

PACIENTE: Pues tenía un bultito. Yo pensé, esto debe de ser una espinilla o algo así. Aquí mismo. Y cada vez se hacía más grande, y me dolía y, bueno, yo soy como todo el mundo, no quería ir al médico, lo iba aplazando, hasta que me di cuenta de que cada vez estaba peor y que tenía que ver a alguien. Unos meses antes había muerto mi médico de cabecera, el que he tenido durante años. Así que ya no sabía a quién acudir. Claro, o sea, yo no tengo esposo, estuve casada veintidós años, pero mi esposo decidió que quería estar con otra. Así que solo estábamos los niños y yo, y yo pensaba que me necesitaban. Creo que seguramente por eso, entre otras cosas, pensaba que, si era algo grave, pues me decía que no podía ser. Yo tengo que estar en casa con mis hijos. Por eso lo iba dejando, más que nada. Y cuando por fin fui, ya se había hecho muy grande y me dolía mucho, no lo soportaba, ya era inaguantable. Y cuando fui al médico de cabecera, me dijo que ahí, en la consulta no podía hacer nada, que tenía que ir al hospital. Y allí me fui. Creo que cuatro o cinco días después me ingresaron, y... también tenía un tumor en un ovario.

DOCTORA: ¿Al mismo tiempo? ¿Se lo encontraron?

PACIENTE: Sí. Y creo que él quería hacer algo con eso mientras yo estaba allí, y luego, cuando me hizo la biopsia de eso

y vino a verme, era maligno y, claro, ya no quiso hacer nada más. Y entonces me dijo que allí no podía hacer nada más por mí, que tenía que decidir adónde quería ir.
DOCTORA: ¿A qué hospital?
PACIENTE: Sí.
DOCTORA: ¿Y usted eligió este?
PACIENTE: Sí.
DOCTORA: ¿Por qué?
PACIENTE: Pues porque tenemos un amigo que fue paciente aquí hace tiempo. Lo conozco por mi seguro, y se deshizo en elogios con el hospital, con los médicos y con las enfermeras. Dijo que los médicos son especialistas y que me atenderían maravillosamente.
DOCTORA: ¿Y es así?
PACIENTE: Sí.
DOCTORA: Me gustaría saber cómo se lo tomó cuando le dijeron que tenía un tumor maligno. Cómo se lo tomó después de haber ido aplazando lo de oír la verdad. O escuchar la realidad, por lo de que usted necesita estar en casa para atender a sus hijos. ¿Cómo lo tomó cuando por fin tuvo que escucharlo?
PACIENTE: Cuando me lo dijeron, me vine abajo.
DOCTORA: ¿Cómo?
PACIENTE: Emocionalmente.
DOCTORA: ¿Se deprimió, lloró?
PACIENTE: Sí. Yo siempre había pensado que no podía ser nada de eso. Pero cuando supe lo grave que era, pensé que tenía que aceptarlo, que venirme abajo no iba a solucionar nada, y que cuanto antes fuera a ver a alguien que pudiera ayudarme, mejor.
DOCTORA: ¿Se lo dijo a sus hijos?
PACIENTE: Sí. A los dos. Pero no sé hasta qué punto lo entienden. Porque saben que es grave, pero no sé hasta qué punto lo entienden.

SACERDOTE: ¿Y el resto de su familia? ¿Se lo dijo a alguien más? ¿Tiene a alguien más?
PACIENTE: Tengo un amigo con el que salgo desde hace unos cinco años. Es muy buena persona y se ha portado muy bien conmigo. Y con los niños también, desde que he tenido que separarme de los niños, él ha velado por ellos, se ha ocupado de que hubiera alguien para darles de cenar, alguien que estuviera con ellos. O sea, no están completamente solos, no están abandonados. El mayor seguramente podría responsabilizarse, pero aún es menor, o eso me parece, hasta que cumpla veintiún años.
SACERDOTE: Usted está más tranquila si hay alguien con ellos.
PACIENTE: Sí. Y también tengo una vecina. Es más bien un dúplex, vive en la otra parte de la casa. Y se pasa todos los días. Y me ha ayudado con las tareas domésticas de casa, esos dos meses que estuve en casa. Me cuidó, me bañaba y se ocupaba de que comiera. Es maravillosa. Es muy religiosa, con su fe particular, y ha hecho muchísimo por mí.
DOCTORA: ¿A qué fe pertenece?
PACIENTE: Pues creo que ni sé a qué iglesia va.
SACERDOTE: ¿Protestante?
PACIENTE: Sí.
SACERDOTE: ¿Tiene usted más familia, o es...?
PACIENTE: Tengo un hermano que vive aquí.
SACERDOTE: Pero no tiene tanta relación con él como...
PACIENTE: No, no tenemos mucha relación. Creo que, en el poco tiempo que la conozco, es la persona con la que más relación he tenido. O sea, puedo hablar con ella y ella conmigo, y eso me alivia.
DOCTORA: Ajá. Tiene usted suerte.
PACIENTE: Es maravillosa. Es que nunca he conocido a nadie como ella. Casi todos los días recibo una tarjeta o

unas líneas suyas por correo. Será una tontería, o no, pero la verdad es que espero hasta sus llamadas.

DOCTORA: Solo porque hay alguien que se preocupa.

PACIENTE: Sí.

DOCTORA: ¿Cuánto hace que la dejó su esposo?

PACIENTE: Fue en septiembre del 1959.

DOCTORA: En 1959. Entonces ¿ya tenía tuberculosis?

PACIENTE: La primera vez fue en 1946. Perdí a mi niña. Tenía dos años y medio. Y en aquella época mi esposo estaba en el ejército. Se puso muy enferma y la llevamos a un especialista del hospital. Y, ah, lo más duro fue que, mientras estuvo allí, no pude verla. Y entró en coma y nunca salió de él. Me preguntaron si podían hacerle la autopsia y dije que sí, que a lo mejor podía ayudar a alguien algún día. Así que le hicieron la autopsia, y tenía una cosa que se llama tuberculosis miliar. Va por el torrente sanguíneo. Y cuando mi esposo se fue al ejército, vino mi padre a vivir conmigo. Y entonces todos nos hicimos revisiones y mi padre tenía una cavidad bastante grande en un pulmón, y yo solo tenía un pequeño problema. Así que ingresamos los dos en el hospital. Yo estuve allí unos tres meses, y el único medicamento que me dieron fue reposo e inyecciones. No tuve que operarme. Y luego..., pues a lo largo de los años estuve allí internada antes y después de que naciera cada niño. Y ahora no he vuelto a estar allí como paciente desde después de que naciera el pequeño, en 1953.

DOCTORA: ¿La niña fue la primogénita?

PACIENTE: Sí.

DOCTORA: Y la única niña. Debió de ser algo muy fuerte. ¿Cómo se recuperó de aquello?

PACIENTE: Pues fue muy duro.

DOCTORA: ¿Y qué fue lo que le dio fuerzas?

PACIENTE: La oración, creo, más que nada. Ella y yo éramos... O sea, era lo único que tenía yo en aquel momento. La niña tenía tres meses cuando mi esposo se fue. Era... Bueno, yo vivía por ella. Pensaba que no iba a poder aceptarlo, pero lo acepté.
DOCTORA: Y ahora, desde que su esposo se fue, vive para los niños.
PACIENTE: Sí.
DOCTORA: Supongo que eso se lo hace todo muy difícil. Y ahora, ¿le ayuda su religión o la oración o lo que sea a superar los momentos en que se entristece o deprime por su enfermedad?
PACIENTE: Creo que lo principal es la oración.
DOCTORA: ¿Alguna vez piensa o habla con alguien sobre lo que va a pasar si usted muere de esta enfermedad, o no piensa en eso?
PACIENTE: Pues no, no lo he hablado mucho. Aparte de esta amiga mía, ella habla conmigo, de lo grave que es esto y eso. Aparte de ella, no he hablado con nadie.
SACERDOTE: ¿Viene a verla su sacerdote, o frecuenta usted la iglesia?
PACIENTE: Pues antes sí iba a la iglesia. Pero llevaba meses sin encontrarme bien, incluso antes de venir aquí. Y había descuidado un poco lo de la iglesia. Pero...
SACERDOTE: ¿Viene a verla su sacerdote?
PACIENTE: Vino cuando estaba en el hospital de donde vivo, antes de venir aquí. Y antes de que yo viniera, iba a bajar a verme otra vez, y supongo que de repente decidí venir aquí, así que no llegó a verme antes de que me fuera. Y luego, cuando llevaba aquí dos o tres semanas, vino a verme el padre D.
SACERDOTE: Pero sobre todo su fe se ha alimentado de sus propios recursos personales, allí donde vive. Donde no tenía a nadie con quien desahogarse en la iglesia.

PACIENTE: No.
SACERDOTE: Pero su amiga sí ha desempeñado ese papel.
DOCTORA: Me da la impresión de que esta amiga es relativamente reciente. ¿Acababa usted de instalarse en ese dúplex, o acababa de llegar ella?
PACIENTE: La conozco desde hace más o menos un año y medio.
DOCTORA: ¿Solo? Qué maravilla. ¿Y cómo hicieron migas en tan poco tiempo?
PACIENTE: Pues no lo sé. No es fácil de explicar. O sea, ella me dijo que siempre había querido tener una hermana, y, hablando, yo le dije que yo también, que siempre he querido tener una hermana. Le dije que solo éramos los dos, mi hermano y yo, y ella dijo que ahora nos habíamos encontrado ella y yo, y que yo ahora tenía una hermana y ella también. Solo con verla entrar en la habitación, te hace sentir..., te sientes bien, como en casa.
DOCTORA: ¿Tenía usted alguna hermana?
PACIENTE: No. Solo mi hermano y yo.
DOCTORA: Solo un hermano. ¿Cómo eran sus padres?
PACIENTE: Pues se divorciaron cuando éramos muy pequeños.
DOCTORA: ¿Cómo eran de pequeños?
PACIENTE: Yo tenía dos años y medio y mi hermano unos tres y medio. Nos criaron una tía y un tío.
DOCTORA: ¿Y cómo eran estos?
PACIENTE: Fueron maravillosos con nosotros.
DOCTORA: ¿Quiénes son sus verdaderos padres?
PACIENTE: Mi madre aún vive. Vive aquí, y mi padre falleció no mucho después de ponerse enfermo y pasar por el sanatorio.
DOCTORA: ¿Su padre murió de tuberculosis?
PACIENTE: Sí.
DOCTORA: Entiendo. ¿A quién se sentía usted más unida?

PACIENTE: Pues a mis tíos, en realidad, fueron ellos mis padres. Porque estuvimos con ellos desde pequeños. Y ellos nunca... Ellos nos decían que eran nuestros tíos, pero para nosotros eran como nuestros padres.
DOCTORA: No fingieron. Les decían la verdad.
PACIENTE: Sí, sí.
SACERDOTE: ¿Aún viven?
PACIENTE: No. Mi tío murió hace años. Mi tía aún vive. Tiene ochenta y cinco años.
SACERDOTE: ¿Y sabe lo de su enfermedad?
PACIENTE: Sí.
SACERDOTE: ¿Tiene mucho contacto con ella?
PACIENTE: Pues sí. O sea, no sale mucho, no está bien. El año pasado tuvo artritis de la columna vertebral y estuvo bastante tiempo internada. Yo no sabía si iba a sobrevivir. Pero sobrevivió, y ahora está bien. Tiene su casita, vive sola y es autónoma, cosa que a mí me parece fantástica.
DOCTORA: ¿Ochenta y cuatro?
PACIENTE: Ochenta y cinco.
DOCTORA: ¿Cómo se gana usted la vida? ¿Trabajaba usted?
PACIENTE: A medio tiempo, hasta que ingresé aquí.
DOCTORA: ¿En abril?
PACIENTE: Sí. Pero mi esposo nos pasa una pensión semanal.
DOCTORA: Ya veo. ¿Así que no depende usted de su trabajo?
PACIENTE: No.
DOCTORA: ¿Su esposo sigue teniendo contacto con usted?
PACIENTE: Pues él ve a los niños cuando quiere, y siempre..., yo siempre he pensado que lo mejor era que los viera cuando quisiera. Vive en la misma ciudad que yo.
DOCTORA: Ajá. ¿Se ha vuelto a casar?
PACIENTE: Sí, se casó. Se volvió a casar... como un año después de irse de casa.
DOCTORA: ¿Sabe lo de su enfermedad?
PACIENTE: Sí.

DOCTORA: ¿Hasta qué punto?
PACIENTE: Pues no lo sé, o sea, nada, solo lo que le hayan contado los chicos.
DOCTORA: No se comunica usted verbalmente con él.
PACIENTE: No.
DOCTORA: Ya veo. ¿No le ve personalmente, entonces?
PACIENTE: Para hablar con él, no. Yo no... No.
DOCTORA: ¿Ahora qué partes de su cuerpo están afectadas por el cáncer?
PACIENTE: Pues tengo un tumor aquí y un punto en el hígado. Además, tenía un tumor grande en la pierna que se había comido la mayor parte del hueso, así que me insertaron un clavo en la pierna.
DOCTORA: ¿Eso fue en primavera o verano?
PACIENTE: En julio. Y también tengo el tumor del ovario, que es cuestionable, aunque, como ve, aún no saben dónde empezó.
DOCTORA: Sí. Saben que ahora está en varios sitios, pero no saben de dónde viene el original. Sí. ¿Para usted qué es lo peor de tener algo maligno? ¿Hasta qué punto interfiere en su vida, en su actividad normal? No puede andar, por ejemplo, ¿no?
PACIENTE: No. Solo con muletas.
DOCTORA: ¿Puede andar por casa con muletas?
PACIENTE: Sí. Pero estoy muy limitada con lo de hacer la comida y las tareas del hogar, por ejemplo.
DOCTORA: ¿En qué más le afecta?
PACIENTE: Pues no lo sé.
DOCTORA: Creía que arriba había dicho usted que tenía muchos dolores.
PACIENTE: Y es verdad.
DOCTORA: Sí. ¿Sigue teniéndolos?
PACIENTE: Ajá. Creo que después de tantos meses, aprendes a vivir con ello, o sea, cuando el dolor es insoportable

acabas pidiendo algo. Pero es que a mí nunca me ha gustado medicarme.

DOCTORA: Me da la impresión de que la señora S. prefiere soportar el dolor antes de decir algo. Igual que espera mucho tiempo a ver crecer el tumor antes de ir al médico.

PACIENTE: Ese ha sido siempre mi peor problema.

DOCTORA: ¿Les complica usted la vida a las enfermeras? ¿Las avisa cuando necesita algo? ¿Qué clase de paciente es, lo sabe usted?

PACIENTE: Eso debería preguntárselo a las enfermeras [en tono de broma].

SACERDOTE: Eso es fácil, pero nosotros queremos saber lo que piensa usted.

PACIENTE: Pues no lo sé. Yo creo que me llevo bien con todo el mundo.

DOCTORA: Ajá. Yo también lo creo. Pero a lo mejor no pide usted las cosas.

PACIENTE: No pido más de lo que necesito.

DOCTORA: ¿Por qué?

PACIENTE: Pues no lo sé. Cada persona es un mundo. Es que a mí siempre me ha gustado cuidar de mí misma, hacer las tareas domésticas y hacer cosas para los niños. Eso es lo que más me molesta. Que siento que ahora me tienen que cuidar a mí. Y eso me cuesta mucho aceptarlo.

DOCTORA: ¿Que la enfermedad se agrave es lo peor? ¿O acaso no poder entregarse a los demás?

PACIENTE: Sí.

DOCTORA: ¿De qué otra forma podría entregarse a los demás sin estar físicamente activa?

PACIENTE: Pues recordándolos en tus oraciones.

DOCTORA: ¿O lo que está haciendo usted aquí ahora mismo?

PACIENTE: Sí.

DOCTORA: ¿Cree que esto puede ayudar a algún otro paciente?

PACIENTE: Sí. Yo creo que sí. Espero que les ayude.
DOCTORA: ¿De qué otra forma cree que podemos ayudar? ¿Cómo es para usted morir? ¿Qué significa para usted?
PACIENTE: A mí no me da miedo morir.
DOCTORA: ¿No?
PACIENTE: No.
DOCTORA: ¿Morir no tiene malas connotaciones?
PACIENTE: No me refiero a eso. Por supuesto que todo el mundo quiere vivir todo lo que pueda.
DOCTORA: Por supuesto.
PACIENTE: Pero morir no me daría miedo.
DOCTORA: ¿Cómo se lo imagina?
SACERDOTE: Eso me preguntaba yo, aunque no queremos decirle nada, salvo que la gente tiene problemas. ¿Piensa en lo que va a pasar si esto la lleva a la muerte? ¿Ha pensado en ello? Dijo que habla con su amiga.
PACIENTE: Sí. Hemos hablado de ello.
SACERDOTE: ¿Podría decirnos lo que piensa al respecto?
PACIENTE: Pues es que me cuesta un poco, ya sabe, hablar...
SACERDOTE: Le resulta más fácil hablarlo con ella que con otras personas.
PACIENTE: Con otra persona a la que conoces.
SACERDOTE: ¿Le puedo hacer una pregunta relacionada con esto, respecto a cómo ha afectado su enfermedad —y esta es la segunda que tiene, ha tenido tuberculosis, ha perdido a su hija—, ¿cómo han afectado estas experiencias a su actitud ante la vida, a sus creencias religiosas?
PACIENTE: Supongo que me han acercado más a Dios.
SACERDOTE: ¿En qué sentido? ¿En qué ha sentido que él podía ayudarla, o...?
PACIENTE: Sí. Siento que me he puesto en sus manos. Ahora es él quien tiene que decidir si me curo... y puedo llevar una vida normal.

SACERDOTE: Habló de lo difícil que es para usted depender de los demás y, sin embargo, ha podido apoyarse bastante en esa amiga suya. ¿Le cuesta depender de Dios?
PACIENTE: No.
SACERDOTE: Él es un poco como esa amiga, ¿no?
PACIENTE: Sí.
DOCTORA: Pero, si lo entendí bien, su amiga necesita lo mismo que usted. También necesita una hermana, así que es un intercambio, no solo recibir.
PACIENTE: Ella ha tenido sus dramas y sus problemas en la vida, puede que eso la haya acercado a mí.
DOCTORA: ¿Su vecina es una mujer solitaria?
PACIENTE: Ella me comprende. Está casada, no ha tenido hijos, le encantan los niños, pero no los ha tenido. Pero le gustan los de los demás. Ella y su esposo trabajan en el hogar infantil, son supervisores. Ah, y siempre andan con niños, y con los míos también se han portado muy bien.
DOCTORA: ¿Quién se ocupará de ellos si usted tiene que estar mucho tiempo en el hospital, o si muere?
PACIENTE: Pues creo que lo natural sería que, si a mí me pasa algo, que se ocupara su padre. Sería su responsabilidad...
DOCTORA: Y a usted ¿qué le parece?
PACIENTE: Yo creo que sería lo mejor.
DOCTORA: Para los niños.
PACIENTE: No sé si para los niños, pero...
DOCTORA: ¿Cómo se llevan ellos con la segunda mujer de su padre? ¿Quién sería de verdad su madre sustituta?
PACIENTE: Pues no es que la aprecien demasiado.
DOCTORA: ¿En qué sentido?
PACIENTE: Pues es que no sé si a ella le molestan los niños, no lo sé. Pero sí creo que su padre en el fondo los quiere, creo que siempre los ha querido. Si llegara el caso, creo que haría cualquier cosa por ellos.

SACERDOTE: Sus hijos son muy maduros. ¿El pequeño tiene trece años?
PACIENTE: Trece. Este año está en secundaria.
DOCTORA: Trece y dieciocho, ¿verdad?
PACIENTE: El mayor terminó la secundaria el año pasado. En septiembre cumplió dieciocho. Así que tuvo que presentarse para el servicio militar, cosa que no le hace mucha gracia, y por lo tanto a mí tampoco. Pero no lo pienso. Intento no pensarlo, pero lo pienso.
DOCTORA: Sobre todo en momentos como este, creo que debe de ser muy difícil pensar en eso. ¿El hospital en general y personas de su planta la han ayudado en todo lo que han podido, o sugeriría usted alguna mejora que se pueda hacer para pacientes como usted, que seguramente tienen muchos problemas, conflictos y dudas, y que no suelen hablar de ellos, como usted?
PACIENTE: Pues creo..., me gustaría que mis médicos me explicaran las cosas un poco más. Porque veo... Porque yo sigo sintiéndome en la ignorancia, en cuanto a lo que de verdad sé. Supongo que hay gente que quiere saber lo grave que es lo suyo y gente que no. Pues bien, si yo creyera que me queda poco tiempo de vida, querría saberlo.
DOCTORA: ¿Y se lo ha preguntado a él?
PACIENTE: No. Pero los médicos siempre van con prisa...
DOCTORA: La próxima vez, le pido que lo tome de imprevisto y se lo pregunte.
PACIENTE: Creo que su tiempo es muy valioso. Quiero decir que no...
SACERDOTE: Esto no es muy distinto de lo que decía de sus otras relaciones personales. Ella no se impone a nadie, y robarle el tiempo a alguien es una especie de imposición, a menos que se sienta cómoda con esa persona.
DOCTORA: A menos que el tumor se haga enorme y el dolor llegue a ser tan insoportable que ya no lo aguante

más, ¿no? ¿Con qué médico le gustaría hablar? ¿Tiene varios? ¿Con quién se siente más cómoda?

PACIENTE: En el doctor Q. tengo tanta confianza que cuando entra aquí... me parece que me va a poder decir lo que quiera.

DOCTORA: ¿A lo mejor él espera que usted le dé entrada, que le pregunte?

PACIENTE: Siempre me he sentido así con él.

DOCTORA: ¿Cree que es posible que él espere que usted le dé entrada?

PACIENTE: Pues no lo sé, no... Yo creo que él me cuenta lo que considera oportuno.

DOCTORA: Pero a usted no le basta con eso.

SACERDOTE: Esto ella lo dice en el sentido de que quiere que le dé más explicaciones. Los ejemplos que da son... Bueno, si me queda poco tiempo de vida... Lo que me lleva a preguntarme si a usted le preocupa eso. ¿Así lo formula usted para sí?

DOCTORA: ¿Qué es poco tiempo de vida, señora S.? Eso es algo muy relativo.

PACIENTE: Pues no lo sé. Seis meses o un año, diría.

SACERDOTE: ¿Para usted sería tan importante saberlo si la enfermedad no fuera de ese tipo? Porque ese es el ejemplo que usó.

PACIENTE: Lo que tengo lo tengo, pero aun así querría saberlo. O sea, hay gente a la que creo que se lo podrías decir, y gente a la que no.

DOCTORA: ¿Qué cambiaría saberlo?

PACIENTE: No lo sé. Quizá intentaría disfrutar un poco más de cada día si...

DOCTORA: Usted sabe que no hay médico que pueda decirle el momento exacto. Porque no lo saben. Pero algunos, con buena intención, dan un cálculo aproximado, y entonces algunos pacientes se deprimen muchísimo y ya no disfrutan de un solo día más de sus vidas. ¿Eso qué le parece?

PACIENTE: Pues que a mí no me importaría.

DOCTORA: Pero entenderá que algunos médicos se muestren prudentes.

PACIENTE: Sí. Seguro que hay gente que se aventaría por la ventana... o que haría algo drástico.

DOCTORA: Hay gente así, sí. Pero a mí me parece que usted ha pensado mucho en esto, porque lo tiene muy claro. Creo que debería hablar con el médico, debería decírselo. Solo tiene que abrir esa puerta y ver hasta dónde puede llegar.

PACIENTE: A lo mejor él cree que yo no debo saber lo que tengo, porque eso...

SACERDOTE: Saldría de dudas.

DOCTORA: Hay que preguntar siempre para que te contesten.

PACIENTE: El primer médico al que conocí cuando vine aquí, o sea, la primera vez que vine al consultorio para la primera revisión, pues me dio muchísima confianza, desde el primer día que lo vi.

SACERDOTE: Creo que esa confianza está justificada.

DOCTORA: Eso es muy importante.

PACIENTE: Bueno, llegas a casa y tienes tu médico de cabecera, ves una relación personal.

DOCTORA: Pero también lo perdió usted.

PACIENTE: Y fue muy duro, porque era un hombre maravilloso. Tenía muchas cosas por las que vivir. Ni había cumplido los sesenta. Y, claro, como saben, los médicos no llevan una vida fácil. Y creo que no se cuidó lo suficiente. Lo primero eran los pacientes.

DOCTORA: ¡Como usted! Lo primero eran sus hijos...

PACIENTE: Siempre lo han sido.

DOCTORA: Bueno, ¿ha sido tan difícil? Porque ha llegado con toda clase de recelos a la charla.

PACIENTE: Pues la verdad es que no me entusiasmaba mucho la idea.
DOCTORA: Ya lo sé.
PACIENTE: Pero luego pensé: «Bueno, pues voy».
SACERDOTE: ¿Y ahora qué piensa de esto?
PACIENTE: Pues que me alegro de haber venido.
DOCTORA: No ha sido tan horrible, ¿no? Dijo usted que no sabe hablar. Pues yo creo que lo hizo muy bien.
SACERDOTE: Sí, amén a eso. Pero me preguntaba si quería preguntarnos algo, retomando eso que dijo de que los médicos van a un ritmo que no anima a los pacientes a preguntarles. Nosotros estamos yendo despacio para que, si quiere preguntarnos algo sobre la sesión, lo que sea...
PACIENTE: Pues, a ver, cuando vinieron ustedes y me hablaron de eso, la verdad es que no entendí para qué podía servir, o qué..., de qué iba la cosa, vamos.
SACERDOTE: ¿Y la charla respondió a su pregunta, en parte?
PACIENTE: En parte, sí.
DOCTORA: Verá, lo que pretendemos aquí es aprender del paciente, ver cómo podemos hablar con gente a la que no conocemos para nada, cómo llegar a conocer más a fondo a un paciente, y descubrir qué clase de necesidades tiene. Y luego actuar en consecuencia, como con todo lo que he aprendido de usted ahora, que tiene una idea bastante clara de su enfermedad, que sabe que es grave, que sabe que está repartida por distintos sitios. No creo que nadie pueda decirle cuánto tiempo va a durar esto. Han probado con una nueva dieta, que creo que no se la han puesto a muchos pacientes, pero tienen muchas esperanzas puestas en eso. Sé que para usted no es una clase de dieta llevadera. Creo que la gente intenta hacerla por todos los medios...
PACIENTE: Si creen que puede ayudarme, quiero intentarlo.

DOCTORA: Sí lo creen. Por eso se la ponen. Pero creo que lo que usted quiere decir es que le gustaría tener un rato para hablar de ello con el médico. Aunque no pueda darle respuestas exactas. Creo que eso no puede dárselo nadie. Pero solo para hablar de ello. Eso que hace usted con su médico de cabecera, lo que intentamos hacer nosotros aquí.
PACIENTE: No estoy tan nerviosa como pensaba. Estoy muy a gusto.
SACERDOTE: Yo la veo a usted muy relajada, ahí sentada.
PACIENTE: La primera vez estaba un poco mal de los nervios.
SACERDOTE: Lo comentó, sí.
DOCTORA: Entonces creo que la vamos a llevar a su habitación. Pasaremos a verla de vez en cuando. ¿Le parece bien?
PACIENTE: Claro.
DOCTORA: Gracias por venir.

En resumen, pues, aquí tenemos un ejemplo típico de una paciente que ha sufrido muchas pérdidas en la vida, que necesitaba contar lo que le rondaba por la cabeza y para quien fue un alivio poder desahogarse con alguien que mostraba interés por ella.

La señora S. tenía dos años y medio cuando sus padres se divorciaron. Se había criado con unos parientes. Su única hija había muerto a los dos años y medio, de tuberculosis, estando su esposo en el ejército. A nadie había estado tan unida como a esa niña. Al poco tiempo perdió a su padre en el hospital y ella misma tuvo que ingresar por tuberculosis. Tras veintidós años de matrimonio, su esposo la había abandonado con dos niños pequeños, por otra mujer. Un médico de familia en el que confiaba mucho había muerto cuando más lo necesitaba ella, es decir, cuando se había notado un bulto sospechoso que había resultado ser maligno. Como estaba criando sola a sus dos hijos, no se ocupó de recibir tratamiento hasta que no pudo soportar más el dolor, cuando el cáncer ya se había extendido. Pero en medio de todas sus penas, de toda su soledad, siempre había encontrado amistades importantes a las que había podido contar sus problemas. También estos eran sustitutos, igual que sus tíos lo habían sido de sus verdaderos padres; el novio había sustituido al esposo; la vecina, a la hermana que nunca había tenido. Esta última era la relación más profunda, porque la vecina se había convertido en la segunda madre de la paciente y de sus hijos conforme la enfermedad avanzaba. Este servicio satisfacía una necesidad personal de la vecina y se realizó de una forma delicada y no entrometida.

La asistente social desempeñó un papel crucial en la asistencia prestada posteriormente a la paciente, lo mismo que su médico, que había sido informado del deseo de ella de compartir con él cuestiones más personales.

A continuación, ofrecemos la entrevista a una chica de diecisiete años que sufría anemia aplásica y que pidió presentarse ante los estudiantes. Inmediatamente después tuvimos otra entrevista con su madre, a la que siguió un debate entre los estudiantes de Medicina, el médico que la atendía y el personal de enfermería de su planta.

DOCTORA: Voy a intentar ponértelo fácil, ¿sí? Si te cansas o tienes dolores, dínoslo. ¿Quieres contar al grupo desde cuándo estás enferma y cuándo empezó todo?
PACIENTE: Pues ha sido ahora, de repente.
DOCTORA: ¿Y cómo fue?
PACIENTE: Pues estábamos en una reunión de la parroquia, en X, en un pueblo del lugar donde vivimos, y yo había ido a todas las reuniones. Habíamos ido a la escuela a cenar, y yo tomé mi plato y me senté. Me entró mucho frío, escalofríos, empecé a temblar y sentí un dolor

muy agudo en el costado izquierdo. Entonces me llevaron a la casa del pastor y me metieron en la cama. Cada vez me dolía más y cada vez tenía más frío. Así que el pastor llamó a su médico de cabecera y este vino y dijo que tenía un ataque de apendicitis. Me llevaron al hospital y como que se fue el dolor. Como que desapareció por sí solo. Me hicieron muchas pruebas y descubrieron que no era el apéndice, y entonces me enviaron a casa con el resto de la gente. Todo fue bien durante un par de semanas, y volví a la secundaria.

ESTUDIANTE: ¿Tú qué creías que tenías?

PACIENTE: Pues no lo sabía. Fui a la escuela un par de semanas, pero un día me puse malísima, me caí por las escaleras y me sentí muy débil y me desmayé. Llamaron a mi médico de cabecera, que vino y me dijo que tenía anemia. Me ingresó en el hospital y me puso un litro y medio de sangre. Entonces empecé a sentir un dolor aquí. Era muy fuerte, pensaron que era el bazo. Me lo querían quitar. Me hicieron un montón de radiografías y eso. Yo estaba muy mal y no sabían qué hacer. Consultaron al doctor Y. y vine aquí a que me miraran, y me metieron en el hospital durante diez días. Me hicieron un montón de pruebas y descubrieron que tenía anemia aplásica.

ESTUDIANTE: ¿Eso cuándo fue?

PACIENTE: A mediados de mayo.

DOCTORA: Y eso, ¿qué significó para ti?

PACIENTE: Pues yo también quería confirmarlo, porque estaba faltando mucho a clase. Tenía unos dolores muy fuertes y, bueno, solo para saber qué era. Así que me pasé diez días en el hospital, me hicieron todo tipo de pruebas y al final me dijeron lo que tenía. Dijeron que no era tan malo. No tenían ni idea de cuál había sido la causa.

DOCTORA: ¿Te dijeron que no era tan malo?
PACIENTE: Bueno, se lo dijeron a mis padres. Mis padres me preguntaron si quería saberlo todo, y yo les dije que sí, que quería saberlo todo. Así que me lo contaron.
ESTUDIANTE: ¿Y cómo lo tomaste?
PACIENTE: Pues al principio no lo sabía, y luego pensé que esta enfermedad era voluntad de Dios, porque había pasado de repente, y yo nunca había estado enferma. Pensé que esta enfermedad era voluntad de Dios, que estaba en sus manos, que, como él cuidaba de mí, no tenía que preocuparme de nada. Y así he estado hasta ahora, y creo que es lo que me ha mantenido viva, saber eso.
ESTUDIANTE: ¿Alguna vez te has deprimido por esto?
PACIENTE: No.
ESTUDIANTE: ¿Crees que otras personas podrían deprimirse?
PACIENTE: Bueno, hay gente que se pone muy enferma, y creo que no hay nada que les dé seguridad, pero creo que todo el que enferma se pone así a veces.
ESTUDIANTE: ¿A veces desearías que no hubieran sido tus padres los que te lo hubieran dicho; que a lo mejor te lo hubieran dicho los médicos, que hubieran venido a hablar contigo?
PACIENTE: No, prefiero que me lo digan mis padres. Supongo que estuvo bien que me lo dijeran, pero me hubiera gustado mucho... que el médico lo hubiera compartido conmigo.[1]
ESTUDIANTE: Las personas que te atienden, los médicos y las enfermeras, ¿crees que evitan el tema?
PACIENTE: Pues nunca me dicen nada, solo mis padres, generalmente. Ellos tienen que decirme las cosas.

---

1. Aquí expresa su ambivalente reacción al hecho de que se lo dijeran sus padres en lugar del médico.

Estudiante: ¿Crees que ha cambiado lo que sientes sobre el desenlace de esta enfermedad desde la primera vez que oíste hablar de ella?
Paciente: No, sigo sintiendo lo mismo.
Estudiante: ¿Piensas mucho en ello?
Paciente: Sí...
Estudiante: ¿Y eso no ha cambiado lo que sientes?
Paciente: No, eso ya lo pasé, ahora no me encuentran las venas. Me dan muchas cosas así por los otros problemas que tengo, pero ahora lo que tenemos que hacer es mantener la fe.
Estudiante: ¿Crees que ahora tienes más fe?
Paciente: Eh..., sí, de verdad que sí.
Estudiante: ¿Crees que esta es una de las formas en que has cambiado? Entonces ¿tu fe es lo más importante que te va a sacar adelante?
Paciente: Pues no lo sé. Dicen que puede que no salga adelante, pero si Él quiere que me cure, me tengo que curar.
Estudiante: ¿Te ha cambiado el carácter, has notado algún cambio en tu día a día?
Paciente: Sí, porque me relaciono con más gente. Pero yo siempre me relaciono. Voy por las habitaciones visitando a los pacientes y los ayudo. Me llevo bien con las compañeras de habitación, así que tengo a alguien con quien hablar. Cuando estás deprimida, hablar con la gente ayuda.
Doctora: ¿Te deprimes mucho? Antes estaban dos en esta habitación, ¿ahora estás sola?
Paciente: Creo que eso fue porque estaba muy cansada. Llevo una semana sin salir afuera.
Doctora: ¿Y ahora mismo te cansas? Avísame cuando te canses y acabaremos.
Paciente: No, para nada.
Estudiante: ¿Has notado algún cambio en la familia o los amigos, en su actitud hacia ti?

PACIENTE: Esto me ha unido mucho a mi familia. Nos llevamos bien, mi hermano y yo nos llevábamos muy bien cuando éramos pequeños. Él tiene dieciocho años y yo diecisiete, solo catorce meses de diferencia. Y mi hermana y yo siempre nos hemos llevado muy bien. Y ahora ellos y mis padres se llevan mucho mejor. Yo puedo hablar más con ellos, y ellos, no sé, como que siento que hay más unión.

ESTUDIANTE: ¿Esto ha profundizado, enriquecido tu relación con tus padres?

PACIENTE: Sí, y también con la gente de mi edad.

ESTUDIANTE: ¿Y con eso te sientes más apoyada durante tu enfermedad?

PACIENTE: Sí, no creo que ahora pudiera enfrentarme a esto sin mi familia y todos los amigos.

ESTUDIANTE: Quieren ayudarte en todo lo posible. Y tú, ¿también los ayudas de alguna manera?

PACIENTE: Bueno, lo intento... Siempre que vienen, intento que se sientan a gusto, y que se vayan sintiéndose mejor y eso.

ESTUDIANTE: Cuando estás sola, ¿te deprimes mucho?

PACIENTE: Sí, me entra un poco el pánico, porque a mí me gusta la gente, me gusta estar rodeada de gente, estar con alguien... No sé, cuando estoy sola es cuando empiezan los problemas. A veces, cuando no tienes a nadie con quien hablar, sí te deprimes más.

ESTUDIANTE: ¿Sientes algo especial cuando estás sola, algo que te asuste de estar sola?

PACIENTE: No, solo empiezo a notar que no hay nadie, y nadie con quien hablar.

DOCTORA: Antes de caer enferma, ¿cómo eras? ¿Eras muy sociable o te gustaba estar sola?

PACIENTE: Pues era bastante sociable. Me gustaba hacer cosas de deporte, salir, ir a partidos y a muchas reuniones.

Doctora: Antes de ponerte enferma, ¿hubo algún momento en que pasaras mucho tiempo sola?
Paciente: No.
Estudiante: Si tuvieras que volver a vivir todo esto, ¿preferirías que tus padres hubieran esperado antes de decírtelo?
Paciente: No, me alegro de haberlo sabido desde el principio. O sea, prefiero saberlo desde el principio, y saber que me tengo que morir y que pueden mirarme de frente.
Estudiante: ¿Qué es eso a lo que te enfrentas, qué imagen tienes de la muerte?
Paciente: Pues me parece maravilloso, porque te vas a tu casa, a tu otra casa, junto a Dios, y yo no tengo miedo de morir.
Doctora: ¿Tienes alguna imagen de esa «otra casa»? Sabiendo que todos tenemos fantasías sobre ella, aunque nunca hablemos de eso. ¿Te importa hablar de ello?
Paciente: Pues creo que es como una fiesta de reencuentro en la que está todo el mundo, y se está muy bien, y también hay alguien más, alguien especial. Y eso como que lo cambia todo.
Doctora: ¿Hay algo más que puedas decirnos sobre eso, qué sensación te produce?
Paciente: Pues yo diría que es una sensación maravillosa, allí ya no necesitas nada, solo es estar allí y no estar sola nunca más.
Doctora: ¿Todo es perfecto?
Paciente: Todo perfecto, sí.
Doctora: ¿No hay que comer para estar fuerte?
Paciente: No, creo que no. La fuerza la tienes adentro.
Doctora: ¿No necesitas las cosas de la tierra?
Paciente: No.
Doctora: Entiendo. Bueno, ¿y de dónde has sacado toda esa fuerza, este valor para enfrentarte a esto desde el principio? Porque hay mucha gente religiosa, pero pocos se enfrentan a ello como tú. ¿Tú siempre has sido así?

PACIENTE: Sí.
DOCTORA: No has sentido una hostilidad profunda...
PACIENTE: No.
DOCTORA: Ni te has enojado con la gente que no estaba enferma.
PACIENTE: No, creo que me llevo bien con mis padres porque ellos fueron misioneros en S. durante dos años.
DOCTORA: Ya veo.
PACIENTE: Y los dos hacen un trabajo magnífico en la iglesia. Nos criaron en un hogar cristiano, y eso nos ha ayudado mucho.
DOCTORA: ¿Crees que nosotros, como médicos, deberíamos hablar de su futuro con la gente que padece una enfermedad mortal? Si tu misión fuera enseñarnos lo que debemos hacer por los demás, ¿puedes decirnos qué nos enseñarías a nosotros?
PACIENTE: Pues los médicos vienen, te ven por un momento, te preguntan cómo estás hoy o algo así, toda una farsa. Al final, como no te hablan, acabas harta de estar enferma. O entran como si fueran personas diferentes. Eso lo hacen la mayoría de los que conozco. Bajan y se ponen a hablar conmigo un ratito, y me preguntan cómo me encuentro y están conmigo. Hacen comentarios sobre mi cabello y me dicen que tengo mejor cara. Simplemente hablan contigo, y luego te preguntan cómo te encuentras, y algunos se ponen a explicarte las cosas todo lo que pueden. Para ellos no es fácil, porque yo soy menor de edad y no pueden decirme nada, porque se lo tienen que decir a mis padres. Creo que es muy importante hablar con los pacientes, porque si hay frialdad en los médicos, casi te da un poco de miedo que vengan, si se van a mostrar fríos y profesionales. Cuando uno llega y se muestra cercano y humano, para mí es muy importante.

Doctora: ¿Sentiste alguna incomodidad o malestar ante la idea de venir aquí a hablar de ello con nosotros?
Paciente: No, a mí no me importa hablar de ello.
Estudiante: ¿Cómo han gestionado las enfermeras este problema?
Paciente: La mayoría han sido fantásticas, hablan mucho conmigo y a la mayoría las conozco bastante bien.
Doctora: ¿Tienes la sensación de que, en cierto modo, las enfermeras saben tratarte mejor que los médicos?
Paciente: Pues sí, porque están más, y hacen más que los médicos.
Doctora: Ajá. A lo mejor te hacen sentir menos incómoda.
Paciente: Eso seguro.
Estudiante: ¿Puedo preguntarte si desde que eras pequeña ha muerto alguien en tu familia?
Paciente: Sí, el hermano de mi padre, mi tío. Fui a su funeral.
Estudiante: ¿Y cómo te sentiste?
Paciente: Pues no lo sé. Estaba un poco raro, estaba distinto. Pero fue la primera persona a la que vi muerta.
Doctora: ¿Cuántos años tenías?
Paciente: Unos doce o trece, creo.
Doctora: Has dicho «estaba raro» y has sonreído.
Paciente: Pues sí, estaba distinto, no tenía color en las manos y estaban muy quietas. Y luego murió mi abuela, pero yo no estuve. Murió mi abuelo por parte de madre, pero tampoco estuve. Luego murió mi tía y no pude ir al funeral, porque eso fue hace no mucho, y ya estaba enferma y no fuimos.
Doctora: Viene en distintas formas y maneras, ¿no?
Paciente: Sí, era mi tío favorito. Cuando alguien muere, no hay por qué llorar, porque sabes que van a ir al cielo y el sentimiento es de felicidad por ellos, saber que van a estar en el paraíso.
Doctora: ¿Alguno de ellos te habló de ello?

PACIENTE: Un amigo íntimo mío murió hace poco, hace más de un mes, y su mujer y yo fuimos al funeral. Para mí fue muy importante, porque se había portado maravillosamente conmigo, hizo mucho por mí cuando me puse enferma. Te dejaba muy tranquila y eso.
DOCTORA: Así que lo que dices es que hay que ser un poco más comprensivos, que tienen que pararse un poco a hablar con los pacientes.

A continuación, ofrecemos la entrevista con la madre de esta muchacha. Hablamos con ella al poco tiempo de entrevistar a la hija.

DOCTORA: Muy pocos padres vienen a hablar con nosotros de sus hijos gravemente enfermos, y sé que esta forma de proceder no es muy habitual.
MADRE: Bueno, yo lo solicité.
DOCTORA: Con su hija hablamos de cómo se siente y de cómo ve ella la muerte. Nos impresionó su serenidad y el hecho de que no tiene miedo, siempre que no se quede sola.
MADRE: ¿Habló mucho hoy?
DOCTORA: Sí.
MADRE: Hoy está con mucho dolor, se encuentra muy mal.
DOCTORA: Habló mucho, mucho más que esta mañana.
MADRE: Ah, y yo pensando que iba a llegar y se iba a quedar callada.
DOCTORA: No la retendremos mucho tiempo, pero le agradecería que permitiera a los jóvenes doctores hacerle unas preguntas.
ESTUDIANTE: Cuando supo lo de la enfermedad de su hija, que no tenía tratamiento, ¿cómo reaccionó?
MADRE: Bien, muy bien.
ESTUDIANTE: ¿Usted y su esposo?

MADRE: Mi esposo no estaba conmigo en ese momento, y me sentó un poco mal cómo me enteré. Solo sabíamos que estaba enferma, nada más. Y cuando vine a verla ese día, llamé para ver cómo estaba. Y el médico me dijo: «No está bien. Tengo que darle una mala noticia». Me acompañó a una de las salitas y me dijo con toda franqueza: «Su hija tiene anemia aplásica y no se va a curar. Eso es todo». Dijo: «No se puede hacer nada, no sabemos cuál es la causa, no hay tratamiento». Y entonces dije yo: «Bueno, ¿le puedo hacer una pregunta?». Y él contestó: «Si quiere». Y yo le dije: «¿Cuánto tiempo le queda, doctor, un año, quizá?». «Oh, no, Dios mío, no». Y yo le dije: «Pues somos afortunados por eso». Y eso fue todo lo que dijo, y entonces me surgieron muchas otras preguntas.

DOCTORA: ¿Eso fue en mayo pasado?

MADRE: El 26 de mayo, sí. Y él me dijo: «Esta enfermedad la tiene mucha gente, es incurable, no hay más. Su hija tendrá que aceptarlo». Y se fue. Me costó encontrar el camino de vuelta a la unidad de mi hija, creo que me perdí por un pasillo, me entró el pánico al intentar volver. Entonces me quedé allí parada y pensé: «Cielos, eso significa que no va a vivir», y estaba completamente desorientada y no sabía cómo volver con ella. Hasta que me tranquilicé y llegué y hablé con ella. Al principio me daba miedo entrar y decirle lo grave que estaba, porque yo no sabía cómo me sentía yo, y podía entrar llorando. Así que antes de entrar, me recompuse. Pero el modo de darme la noticia fue todo un *shock* para mí, y el hecho de que estaba sola. Si al menos me hubiera hecho sentar antes de decírmelo, creo que lo habría aceptado algo mejor.

ESTUDIANTE: ¿Cómo le hubiera gustado que le diera la noticia exactamente?

Madre: Pues si hubiera esperado —las otras veces estaba conmigo mi esposo, esta era la primera que estaba sola—, y si nos hubiera llamado a los dos y a lo mejor hubiera dicho: «Tiene una enfermedad incurable». Podía habérnoslo dicho sin rodeos, pero con un poco de compasión, no tenía por qué ser tan insensible. O sea, cómo lo dijo: «No es usted la única en el mundo».
Doctora: Mire, yo me he encontrado con eso muchas veces y duele. ¿Se le ha ocurrido pensar que quizá ese hombre también tiene sus problemas sobre cómo él mismo lleva esta clase de situaciones?
Madre: Sí, lo he pensado, pero duele igualmente.
Doctora: A veces, la única forma que tienen de dar esas noticias es de forma fría y distante.
Madre: Sí, tiene razón. Un médico no puede ponerse emotivo con esas cosas, seguramente no debe. Pero, no sé, tiene que haber una forma mejor de hacerlo.
Estudiante: ¿Han cambiado sus sentimientos hacia su hija?
Madre: No, solo agradezco cada día que paso con ella, pero espero y rezo por que sean muchos más, aunque sé que eso no está bien. Pero no, a ella la educamos con la idea de que la muerte puede ser bella, y que no es algo por lo que debamos preocuparnos. Sé que será igual de valiente cuando suceda. Solo una vez la he visto venirse abajo. Se puso a llorar cuando dijo: «Mamá, pareces preocupada», y dijo: «No estés preocupada, yo no tengo miedo». Me dijo: «Mi Dios me espera, él cuidará de mí, así que no tengas miedo». Me dijo: «Tengo un poco de miedo, ¿te importa?». Y yo le dije: «No, yo creo que todo el mundo tiene miedo». «Pero tú sigue siendo como eres —le dije—. ¿Tienes ganas de llorar? Pues llora, todo el mundo llora». Y ella dijo: «No, no hay motivo para llorar». Quiero decir que ella lo había aceptado, y nosotros también.

DOCTORA: Eso fue hace diez meses, ¿no?
MADRE: Sí.
DOCTORA: Hace poco también les dieron «veinticuatro horas».
MADRE: El jueves pasado, el doctor dijo que con suerte sería en doce o veinticuatro horas. Quería darle morfina para abreviarlo y que no le doliera tanto. Le preguntamos si podíamos pensarlo un momento y nos dijo: «No entiendo por qué no lo hacen, por qué no paran el dolor». Y se fue. Y entonces decidimos que iba a ser mejor para ella que lo dejáramos hacerlo. Así que le dijimos al médico de planta que podía decirle que estábamos de acuerdo. Desde entonces no lo hemos vuelto a ver, y nunca le pusieron la inyección. Luego ha tenido días buenos y muy malos, pero cada vez es peor, y ya necesita todas las cosas que me han dicho de otros pacientes.
DOCTORA: ¿De dónde?
MADRE: Mi madre es de P., allí hay doscientos pacientes de estos, y mi madre ha aprendido mucho de ellos. Dice que al final les duele solo con que los toquen, que tienen dolores por todo el cuerpo. También dice que se les rompen los huesos solo de levantarlos. Ahora lleva más o menos una semana sin querer comer, y está empezando a pasar todo eso. Hasta el 1 de marzo iba persiguiendo a las enfermeras por el pasillo, para ayudarlas y llevar agua a los otros pacientes, para animarlos.
DOCTORA: O sea que el último mes ha sido el peor.
ESTUDIANTE: ¿Todo esto ha cambiado su relación con sus otros hijos?
MADRE: Ah, no, antes estaban siempre discutiendo, ella discutía, y luego empezó a decir: «Pues espero que esto lo haga más fácil». Aún discuten un poco, pero creo que no más que los demás, y nunca se han odiado, pero [ríe] con los niños se portan muy bien.
ESTUDIANTE: ¿Cómo lo pasan ellos?

MADRE: Pues procuran no tratarla como a una niña pequeña. La tratan igual que antes. Y eso es bueno, porque así no se compadece de sí misma, y ellos a veces se ponen contestones con ella y eso. Si tienen cosas que hacer, le dicen: «El sábado no vengo a verte, vendré entre semana. Lo entiendes, ¿no?». Y ella contesta: «Sí, diviértete». Y lo acepta, y cada vez que vienen, saben que seguramente ella no va a volver a casa. O sea, que lo saben, y avisamos de dónde se nos puede localizar, cómo hablar entre nosotros.

DOCTORA: ¿Habla con el resto de sus hijos sobre el posible desenlace?

MADRE: Ah, sí.

DOCTORA: ¿Hablan de ello de forma franca y sincera?

MADRE: Sí. Siempre hemos sido una familia religiosa. Todas las mañanas hacemos una oración, rezamos antes de que se vayan a la escuela, y yo creo que eso les ha ayudado mucho, porque, como familia, sobre todo con los adolescentes, siempre tienen que ir a algún sitio, siempre tienen que hacer algo, y no hay forma de que nos sentemos a hablar de los problemas y eso, pero ese rato sí lo dedican todas las mañanas a comentar los problemas de la familia. En esos diez o quince minutos todas las mañanas, sí conseguimos resolver las cosas, y eso nos une mucho. Hablamos bastante de ello y, de hecho, nuestra hija ya organizó su funeral.

DOCTORA: ¿Quiere hablarnos de ello?

MADRE: Sí, hemos hablado de ello. En nuestra comunidad —en nuestra parroquia, de hecho— nació una bebé ciega. Creo que tiene unos seis meses, y un día me dijo mi hija, allí en el hospital antiguo: «Mamá, cuando me muera, quiero darle mis ojos a ella». Y yo le dije: «Ya veremos qué podemos hacer, no sé si los aceptarían». Y dije: «Ya sabes que tenemos que hablar de esas cosas, todos, porque cualquier día papá y yo podemos salir con el coche y puede pasarnos algo, y los niños se quedarían solos». Y ella dijo: «Sí, tendríamos que dejar todo eso hablado». Y ella dijo: «Pues ahora tú y yo vamos a facilitarles las cosas a los otros. Vamos a escribir lo que queremos que se haga, y luego les preguntamos a ellos lo que quieren ellos». Así que me lo puso fácil, y me dijo: «Empiezo yo, luego me dices tú». Y entonces apunté todo lo que me dijo, y así fue todo mucho más fácil. Pero ella siempre intenta facilitar las cosas a la gente.

ESTUDIANTE: ¿Sospechaba algo antes de que le dijeran que podía ser una enfermedad incurable? Nos dijo que las otras veces estaba su esposo con usted, pero que esta vez estaba sola. ¿Él no estaba por algún motivo especial?

MADRE: Yo intento ir al hospital todo lo que puedo, y él estaba enfermo. Y normalmente él tiene más tiempo libre que yo. Por eso estaba conmigo casi siempre.

ESTUDIANTE: Su hija nos dijo que su esposo fue misionero en S., y que ustedes colaboran muy activamente con la parroquia. De ahí, en parte, su profundo bagaje religioso. ¿En qué consistía la labor misionera de su esposo? ¿Por qué no sigue con eso?

MADRE: Pues es que él era mormón. Y le pagaban todos los gastos, todas las prestaciones, todo, y cuando nos casamos, estuve yendo con él a la iglesia durante un año más o menos. Y luego empezó a ir conmigo, y durante diecisiete años fue todos los domingos conmigo y los niños. Hace unos cuatro o cinco años abrazó nuestra fe y empezó a colaborar, y desde entonces ahí ha seguido.

ESTUDIANTE: Querría saber si, puesto que su hija tiene una enfermedad cuyas causas y tratamiento no se conocen, si alguna vez se han sentido culpables, de una forma irracional.

Madre: Sí. Muchas veces hemos analizado el hecho de que nunca les he dado vitaminas. Mi médico de cabecera siempre decía que no las necesitaban, y yo le decía que a lo mejor sí, que yo las tomaba, y luego intenté atribuirlo a todo tipo de cosas. Ella tuvo un accidente en la Costa Este. Dicen que la causa pudo ser el hueso. Dicen que cualquier lesión en el hueso puede causar eso. Pero los médicos de aquí dicen que no, que tuvo que ser unos meses antes. Tiene muchos dolores, pero mantiene muy bien el semblante. No, en nuestras oraciones nosotros siempre decimos: «Hágase tu voluntad», y pensamos que, si él quiere llevársela, que así será, y que si no, que hará un milagro. Pero ya hemos medio renunciado al milagro, aunque dicen que nunca hay que darse por vencido. Sabemos que se hará lo mejor. Y le hemos preguntado a ella... Que esa es otra. Nos dijeron que no se lo dijéramos. Este año pasado ha tenido que madurar mucho. Ha estado internada con mujeres de todas clases, una que intentó suicidarse, y con mujeres que hablaban de sus problemas con sus esposos, y de tener hijos. Ya sabe todo lo que hay que saber, ha conocido a todo tipo de gente. Y ha tenido que soportar muchas cosas. Lo único que no le gusta es que la gente intente ocultarle las cosas. Ella quiere saberlo todo. Por eso se lo dijimos. Lo hablamos y luego, la semana pasada, cuando se puso tan mal, pensamos que era el final. El médico nos lo contó en el pasillo, y ella preguntó inmediatamente: «¿Qué dijo, me voy a morir ya?». Y yo le dije: «No lo sabemos. Dijo que estás muy mal». Y entonces ella me dijo: «¿Y qué quiere darme?». Eso nunca se lo dije. Le dije: «Es un calmante». Y dijo: «Es droga, no quiero». Y yo le dije: «Te aliviaría el dolor». Y ella dijo: «No, prefiero sufrir. No quiero volverme drogadicta». Y yo le dije:

«No te vas a volver drogadicta». Y ella dijo: «Mamá, no te reconozco». Y nunca ha tirado la toalla, sigue confiando en curarse.

DOCTORA: ¿Quiere poner fin a la entrevista? Solo nos quedan unos minutos. ¿Quiere contar al grupo qué le parece que el hospital la trate como a la madre de una niña moribunda? Usted quiere estar con ella todo lo que pueda, por supuesto. ¿Hasta qué punto ha recibido ayuda?

MADRE: El hospital antiguo estaba muy bien. Eran muy lindos; en el nuevo tienen mucho más trabajo y el servicio no es tan bueno. Cuando estoy aquí, siempre me hacen sentir que estorbo, sobre todo el residente de especialidad y el de primer año. Les estorbo. A veces hasta me escondo en el pasillo e intento pasar sin que me vean. Cuando entro y salgo, me siento como una ladrona, porque me miran como diciendo: «¿Otra vez aquí?». Pasan por mi lado sin dirigirme la palabra. Me siento como una intrusa, como si no debiera estar aquí. Pero es que yo quiero estar, yo solo vengo porque me lo pidió mi hija, y antes nunca me lo había pedido. E intento no estorbar. Y la verdad es que, sin presumir, creo que he ayudado mucho. Andan muy escasos de personal, y sé que las dos o tres primeras noches mi hija estaba tan mal que no sé qué habría hecho, porque las enfermeras la evitaban, a ella y a la señora mayor que compartía habitación con ella. La señora mayor tuvo un ataque al corazón y no podía ni ponerse el cómodo, y algunas noches yo tenía que ayudarla con eso, y mi hija se ponía a vomitar y había que lavarla y atenderla, y ellas no lo hacían. Y eso tiene que hacerlo alguien.

ESTUDIANTE: ¿Dónde duerme usted?

MADRE: En el sillón que hay allí. La primera noche no tenía ni almohada ni cobija ni nada. Otra paciente que no duerme con almohada se empeñó en que tomara la suya, y entonces me tapé con el abrigo y al día siguiente ya me traje la mía. Supongo que esto no debería decirlo, pero un conserje [se ríe] me trae un café de vez en cuando.

DOCTORA: Hace bien.

MADRE: Creo que no debería contar todo esto, pero tengo que desahogarme.

DOCTORA: Creo que hay que poner estas cosas sobre la mesa. Es importante pensar en estas cosas, hablar de ellas, no andarse con rodeos y decir que está todo bien.

MADRE: No, como decía, la actitud de los médicos y las enfermeras influye enormemente en los pacientes y en la familia.

DOCTORA: Espero que también haya tenido buenas experiencias.

MADRE: Ya lo creo. Hay una chica que trabaja por la noche y han desaparecido cosas, y algunos pacientes se han quejado, pero no han hecho nada. Esa chica sigue en su puesto, y ahora esos pacientes se quedan despiertos por la noche esperando a que ella entre en la habitación, por si les roba. Y cuando llega la chica esa, tiene muy malos modos y muy mala idea, y es una asistenta. Y de repente, a la noche siguiente, apareció en nuestra puerta un chico de color, alto y muy lindo, y dijo: «Buenas noches. Vine a alegrarles la noche», y tenía una actitud buenísima. Y toda la noche, cada vez que yo pulsaba el timbre, aparecía. Era fantástico. Y a la mañana siguiente, las dos pacientes de la habitación estaban muchísimo mejor. Esas cosas mejoran un montón el día.

DOCTORA: Gracias, señora M.

MADRE: Espero no haber hablado demasiado.

A continuación, presentamos la entrevista con la señora C., que se sentía incapaz de aceptar que iba a morir debido a la presión de sus obligaciones familiares.

DOCTORA: Decía usted que, de noche, sola en la cama, no para de darle vueltas la cabeza. Así que nos ofrecimos a sentarnos junto a usted un rato y escucharla. Una de las cuestiones más importantes tenía que ver con sus hijos. ¿Es así?
PACIENTE: Sí, la que más me preocupa es mi niña. También tengo tres chicos.
DOCTORA: Pero ya son casi adultos, ¿no?
PACIENTE: Sí, pero sé que cómo reaccionan los hijos cuando los padres se ponen enfermos, sobre todo si es la madre. Ya sabe que esas cosas pesan mucho en la infancia. Me pregunto cómo le afectará a mi niña cuando crezca así, cuando crezca recordando estas cosas.
DOCTORA: ¿Qué tipo de cosas?
PACIENTE: Pues, para empezar, el hecho de que su madre ya no está activa. Mucho menos activa aún que antes, tanto para las actividades de la escuela como para las de la parroquia. Y ahora me preocupo más por quién cuida de mi familia. Más que cuando estaba en casa, incluso cuando no estaba activa en casa. Muchas veces las amistades no lo saben, y nadie quiere hablar de ello. Así que se lo conté a la gente, pensé que tenían que saberlo. Pero ahora me pregunto si hice bien. Me pregunto si hice bien en contárselo a mi niña siendo tan pequeña, o si debería haberlo dejado para más adelante.
DOCTORA: ¿Cómo se lo dijo?
PACIENTE: Bueno, a ver, los niños hacen preguntas muy directas. Y yo le respondí con toda franqueza. Pero lo hice con esperanza. Yo siempre he tenido esperanza. Esperanza en que cualquier día descubran algo nuevo, que

aún haya una oportunidad para mí. Yo no tuve miedo y creo que ella tampoco debería tenerlo. Si la enfermedad avanzara hasta que ya no hubiera esperanza, hasta un estado en el que yo ya no pudiera desenvolverme, en que tuviera demasiadas molestias, pues a mí no me daba miedo seguir viviendo. Espero que la escuela dominical la ayudará a desarrollarse y madurar. Lo que quisiera es poder estar segura de que va a poder seguir adelante, no sentirlo como una tragedia. No querría que se lo tomara así por nada del mundo. Yo no lo siento así, y así lo hablé con ella. Yo siempre he intentado estar contenta cuando estoy con ella, y ella siempre piensa que aquí me van a curar. ¡Y esta vez también piensa que aquí me van a curar!

DOCTORA: Usted sigue teniendo alguna esperanza, pero, desde luego, no tanta como su familia. ¿Es eso lo que quiere decir? Y lo que lo hace más difícil quizá sea la diferencia en el grado de conocimiento.

PACIENTE: Nadie sabe hasta cuándo puede durar esto. Yo, desde luego, siempre me he aferrado a la esperanza, pero nunca la he tenido tan baja. Los médicos no me informan de nada. No me han dicho lo que encontraron en la operación. Pero eso lo sabría cualquiera sin que se lo dijeran. Nunca había perdido tanto peso. No tengo ganas de comer. Dicen que tengo una infección que no consiguen localizar. Cuando tienes leucemia, lo peor que te puede pasar es tener una infección encima.

DOCTORA: Ayer, cuando vine a verla, estaba usted muy enojada. Le habían hecho una radiografía de colon y quería decirle unas cuantas cosas a alguien.

PACIENTE: Pues sí. Cuando estás tan enferma y débil, lo que cuenta no son las cosas grandes. Son las pequeñas. ¿Por qué demonios no hablan conmigo? Cuando te van a hacer ciertos procedimientos, ¿por qué no te avisan antes? ¿Por qué no te dejan ir al baño antes de sacarte de la habitación como si fueras un objeto y no una persona?

DOCTORA: ¿Qué fue lo que tanto le molestó de ayer por la mañana?

PACIENTE: Pues es una cosa muy personal, pero se lo tengo que contar. ¿Por qué no te dan una segunda pijama cuando vas a hacerte la radiografía de colon? Al final acabas hecha un asco. Y luego te tienes que sentar en una silla, y tú no quieres sentarte en esa silla. Sabes que cuando te levantes, vas a estar cubierta de gis blanca. Es una situación muy incómoda. Y yo pensé, bueno, arriba en mi habitación se portan fenomenal conmigo, pero cuando me envían aquí abajo, a Rayos, me siento un número. Te hacen unas cosas muy raras, y volver en esas condiciones es muy incómodo. No sé cómo pasa eso, pero siempre es igual. A mí no me parece bien. Creo que deberían avisar. Yo estaba muy débil y muy cansada. La enfermera que me subió pensaba que podía caminar, y entonces le dije: «Si usted cree que puedo andar, puedo intentarlo». Acabé tan cansada y tan débil de hacerme la radiografía y subirme a la mesa y eso, que creía que no llegaba a mi habitación.

DOCTORA: Supongo que se enojaría, que acabaría exasperada.

PACIENTE: Y yo no me suelo enojar. Creo que la última vez que recuerdo haberme enojado fué cuando mi hijo mayor salió y mi esposo estaba trabajando. No había forma de cerrar la puerta con llave y, claro, no me parecía seguro irme a dormir sin ponerle la llave. Estamos justo en la esquina. En esa esquina hay un farol, y yo no podía dormirme hasta saber que la puerta estaba cerrada con llave. Había hablado mucho de eso con él, y él suele llamar para avisarme, pero esa noche no lo hizo.

Doctora: Su hijo mayor es problemático, ¿no? Ayer apuntó usted que ha tenido trastornos emocionales y retraso mental, ¿no?
Paciente: Sí. Ha estado cuatro años ingresado en un hospital del estado.
Doctora: ¿Y ahora está en casa?
Paciente: Sí, está en casa.
Doctora: ¿Cree que deberían haberlo controlado más, y le preocupa un poco que no haya habido ese control, como usted con lo de la puerta sin cerrar de esa noche?
Paciente: Eso es. Y me siento la única responsable. Soy totalmente la responsable, y ahora poco puedo hacer.
Doctora: ¿Y qué pasa cuando ya no puede responsabilizarse?
Paciente: Pues esperamos que quizá esto le haga abrir los ojos, porque él no entiende las cosas. Tiene buenas bases, pero hay que ayudarlo. No saldría adelante solo.
Doctora: ¿Y quién puede ayudarlo?
Paciente: Pues ahí está el problema.
Doctora: ¿Puede especular? ¿Tiene gente en casa que pueda ayudarle?
Paciente: Sí, claro, mientras mi esposo viva, puede hacerse cargo de él. Pero es un problema, porque pasa muchas horas afuera de casa, trabajando. Allí tenemos a los abuelos, pero, aun así, la solución no me satisface nada.
Doctora: ¿Los padres de quién?
Paciente: El padre de mi esposo y mi madre.
Doctora: ¿Están bien de salud?
Paciente: No, no están bien de salud. Mi madre tiene parkinson y mi suegro está enfermo, grave del corazón.
Doctora: ¿Todo eso, además de lo que le preocupa de su hija de doce años? Tiene un hijo mayor problemático. Tiene una madre con parkinson que seguramente se pon-

drá a temblar cuando intente ayudar a alguien. Y luego tiene al padre de su esposo con una enfermedad cardiaca, y usted no está bien. En su casa debería haber alguien que cuidara de toda esa gente. Creo que eso es lo que más la preocupa.

PACIENTE: Sí. Intentamos hacer amistades y confiamos en que se resuelva la situación. Vivimos al día. Vamos salvando los días, pero a la hora de mirar al futuro, no sabes qué pensar. Por lo de mi enfermedad, que se suma a todo lo demás. No sabes si hay que intentar ser razonable y aceptar la situación con calma, ir al día, o hacer cambios drásticos.

DOCTORA: ¿Cambios?

PACIENTE: Sí, en un momento dado mi esposo dijo: «Aquí hay que hacer cambios». Los dos mayores tienen que irse. El primero se tiene que ir con mi hermana, la otra a un asilo. Hay que aprender a ser fríos y meter a la familia en un centro. Hasta mi médico de cabecera opina que mi hijo tendría que estar en un centro. Pero yo aún no puedo aceptarlo. Y al final hablé con ellos y les dije: «No, si se van, creo que me voy a sentir peor. Se quedan». Y si en un momento dado hay que hacerlo, si no sale bien, se regresan. Si se fueran, sería peor». Fui yo la que los animó a venirse a casa en un primer momento.

DOCTORA: Si se fueran a un asilo, ¿usted se sentiría culpable?

PACIENTE: No si llegara un punto en que fuera peligroso para ellos subir y bajar escaleras o... Y ahora mismo sí voy viendo que mi madre no debería estar cerca del fuego de la cocina.

DOCTORA: Usted estaba tan acostumbrada a cuidar de la gente que supongo que ahora se le hace difícil que cuiden de usted.

PACIENTE: Sí que es un problema. Yo tengo una madre que intenta ayudarme, una madre cuyo mayor interés en la vida son sus hijos. Y eso tampoco es lo mejor necesariamente, porque hay que tener otros intereses en la vida. Su único interés ha sido su familia. Es su vida, coser y hacer cositas para mi hermana, que vive al lado. Y yo me alegro, porque mi hija puede ir a su casa. Me alegro mucho de que mi hermana viva al lado. Así que mi madre va a su casa, y a ella también le queda bien, para cambiar un poco de aires.

DOCTORA: Así es todo más fácil para todos. Señora C., ¿puede hablarnos un poco más de usted? Dijo que esta vez es cuando más débil se siente, cuando más ha adelgazado. Pero cuando está en la cama, ahí, sola, ¿en qué piensa, y qué es lo que más la ayuda?

PACIENTE: Pues viniendo de una familia como la mía y la de mi esposo, sabíamos que, si empezábamos nuestra vida de casados, necesitábamos una fuerza externa, algo aparte de nosotros. Él fue jefe de *boy scouts,* y sus padres tuvieron problemas conyugales y acabaron separándose. Para mi padre era su segundo matrimonio, tenía tres hijos. Se había casado con una mesera muy joven y había terminado muy mal. Fue lamentable, a los niños los repartieron. Cuando se casó con mi madre, no se vinieron a vivir con ella. Mi padre era una persona muy temperamental, un hombre muy nervioso y de mal carácter. Ahora muchas veces me pregunto cómo pude soportarlo. Y entonces, cuando vivíamos en esa zona, mi esposo y yo nos veíamos en la iglesia. Nos casamos. Y sabíamos que, para que nuestro matrimonio saliera adelante, necesitábamos una fuerza externa que nos sostuviera. Siempre hemos pensado eso. Siempre hemos colaborado muy activamente con la iglesia. Yo empecé a dar clases en la escuela dominical cuando tenía dieciséis años. Necesitaban ayuda en la guardería, así que lo hice y me gustó. Di esas clases hasta que tuve a los dos chicos mayores. Me gustaba, y a veces dirigía el rezo en la iglesia, y les decía lo que significaba para mí mi iglesia. Lo que significaba para mí mi Dios, así que yo creo que no hay que tirar todo eso por la borda cuando pasa algo. Sigues creyendo, sabes que lo que tenga que pasar pasará.

DOCTORA: ¿Y eso también la ayuda ahora?

PACIENTE: Sí. Y cuando mi esposo y yo hablamos, sabemos que los dos pensamos lo mismo. Como le dije al sacerdote C., sabemos que nosotros no nos cansamos, aunque otras personas hablen de ello. También le dije que ahora, después de veintinueve años de matrimonio, nuestro amor es tan fuerte como lo era cuando nos casamos. Eso también es muy importante para mí. Y con todos los problemas que hemos tenido, los hemos afrontado. ¡Es un hombre maravilloso, fantástico!

DOCTORA: Usted ha afrontado bien sus problemas, con valentía. Y el más complicado ¿es su hijo?

PACIENTE: Lo hemos hecho lo mejor que hemos podido. No creo que sea ninguna oportunidad para un padre o una madre. Porque no sabes cómo manejarlo. Al principio crees que es terquedad, no tienes ni idea.

DOCTORA: ¿Qué edad tenía su hijo cuando usted vio que tenía un problema?

PACIENTE: Pues es que salta a la vista. No se suben al triciclo, no hacen las cosas que hacen los demás niños. Pero es que una madre no quiere ver esas cosas. Al principio encuentras otras explicaciones.

DOCTORA: ¿A usted cuánto tiempo le llevó?

PACIENTE: Hasta ahora, pero, en realidad, cuando empezó a ir a la escuela, a la guardería, se convirtió en un problema para la maestra. Se metía cosas en la boca para llamar la atención. Cuando empecé a recibir informes de la maestra, ya no tuve ninguna duda de que teníamos un problema.

DOCTORA: Así que aceptó la realidad paso a paso, igual que con el diagnóstico de leucemia. En el hospital, ¿qué clase de personas la ayudan más con sus problemas del día a día?

PACIENTE: Cada vez que te encuentras con una enfermera que se expresa como creyente, eso ayuda mucho. Como le decía, cuando bajé ayer a hacerme la radiografía, me sentí como un número, nadie me hizo mucho caso, sobre todo cuando bajé la segunda vez. Era tarde, les molestó que les mandaran a una paciente tan tarde. Y se mostraron molestos todo el tiempo. Yo sabía que cuando ella me llevara, iba a salir protestando en cuanto dejara la silla de ruedas, y que yo me tendría que quedar allí hasta que viniera alguien. Pero una de las chicas que había allí le dijo que no hiciera eso, que tenía que entrar a decirles que yo estaba allí y hacer que salieran. Creo que le molestó tener que llevar a una paciente tan tarde. Estaban cerrando, los técnicos se estaban yendo y era tarde. Detalles de ese tipo, la alegría de las enfermeras ayudaría mucho.

DOCTORA: ¿Qué piensa de las personas que no tienen fe?

PACIENTE: Pues eso también me lo encuentro. También aquí me he encontrado pacientes así. Hubo un señor que estuvo aquí la última vez, y cuando se enteró de lo que tenía, me dijo: «No lo entiendo, el mundo no es justo, ¿por qué tiene usted leucemia, usted que no fuma, no bebe, que no hace nada de eso». Me dijo: «Yo, que ya soy viejo, he hecho muchas cosas que no debería haber hecho». Pero es que eso es irrelevante. Nadie nos dice que nunca vamos a tener problemas. El Señor también tuvo problemas terribles, por eso es Él quien nos enseña, y yo intento seguirlo.

DOCTORA: ¿Alguna vez piensa en la muerte?

PACIENTE: ¿Que si pienso en ello?
DOCTORA: Sí.
PACIENTE: Sí. Pienso mucho en la muerte. No me gusta la idea de que venga a verme todo el mundo, porque voy a tener un semblante horrible. ¿Por qué hay que hacer eso? ¿Por qué no pueden hacer un acto pequeñito? Es que no me gusta la idea de un funeral, será raro, pero me repele, mi cuerpo en ese ataúd.
DOCTORA: No sé si la entiendo.
PACIENTE: A mí no me gusta hacer aguantar a la gente, a mis hijos, por ejemplo, dos o tres días de todo eso. Le he estado dando vueltas, pero no he hecho nada. Un día me lo preguntó mi esposo cuando vino. Me dijo: «¿Vemos eso, lo de donar nuestros ojos o nuestros cuerpos?». Ese día no lo hicimos, y seguimos sin hacerlo porque es de esas cosas que se van dejando, ya sabe.
DOCTORA: ¿Habla con alguien de eso? ¿Como para prepararse de alguna manera para cuando llegue el momento?
PACIENTE: Pues, como le dije al sacerdote C., creo que mucha gente necesita desesperadamente apoyarse en alguien, hablar con el sacerdote, y quieren que les dé todas las respuestas.
DOCTORA: ¿Y él se las da?
PACIENTE: Creo que, para quien entienda el cristianismo, cuando se llega a mi edad hay que tener madurez suficiente para saber que hay que sacar fuerzas de flaqueza y depender de uno mismo, porque vas a pasar muchas horas de soledad. Estás sola con tu enfermedad, porque la gente no puede estar contigo todo el tiempo. El sacerdote no puede estar contigo ni tu esposo ni la gente. No pueden. Mi esposo, por cómo es, estaría conmigo todo lo que pudiera.
DOCTORA: Entonces ¿lo que más la ayuda es estar con gente?
PACIENTE: Ah, sí, sobre todo con ciertas personas.

DOCTORA: ¿Y quiénes son esas personas? Ha hablado usted del sacerdote, de su esposo.

PACIENTE: Sí. Me gusta que venga a visitarme el pastor de mi parroquia. Había otra amiga, joven, más o menos de mi edad, que es una gran cristiana. Perdió la vista. Se pasó varios meses boca arriba en el hospital. Lo aceptó muy bien. Es de esas personas que siempre están ayudando a los demás. Si están enfermos, va a verlos, o recoge ropa para los pobres y eso. El otro día me escribió una carta preciosa en la que citaba el salmo 139, me encantó. Me dijo: «Quería que supieras que eres una de mis mejores amigas». O sea, que buscas a una persona así y te hace feliz. Lo que te hace feliz son las cosas pequeñas. Y en general, creo que aquí, ahora, son muy amables. Pero creo que estoy un poco cansada de oír sufrir a la gente en las habitaciones. Lo oigo y pienso: «¿No pueden hacer nada por esa persona?». Lleva así mucho tiempo, y los oyes gritar y piensas que a lo mejor están solos. Tú no tienes derecho a ir a su habitación a hablar con ellos, solo los oyes. Ese tipo de cosas me molestan. La primera vez que estuve aquí no conseguía dormir y me puse a pensar en eso. Y entonces pensé que no podía seguir así. Que tenía que dormir. Y al final dormí bastante bien. Pero aquella noche oí gritar a dos pacientes. Yo espero no hacer nunca eso. Tuve una prima que tuvo cáncer no hace mucho, y era mayor que yo. Era una magnífica persona. Era lisiada de nacimiento, pero ella lo soportaba de forma increíble. Se pasó muchos meses internada, pero no gritaba nunca. La última vez que fui a verla fue una semana antes de que muriera. Era todo un ejemplo. De verdad. Porque estaba más preocupada porque yo hubiera hecho el viaje para verla que por ella misma.

DOCTORA: A usted le gustaría ser así, ¿no?
PACIENTE: Es que ella me ayudó. Ojalá yo pueda hacer lo mismo.
DOCTORA: Claro que podrá. Lo está haciendo hoy aquí.
PACIENTE: Hay otra cosa que me preocupa: que nunca sabemos cómo se va a reaccionar cuando se entra en un estado de inconsciencia como ese. A veces se reacciona de forma diferente. Supongo que entonces es importante que puedas confiar en tu médico, que pueda estar contigo. El doctor E. está muy ocupado, así que con él no se habla mucho. A menos que él te pregunte, con él no hablas de problemas familiares ni esos temas, aunque he visto que esas cosas influyen mucho en mi salud. Te das cuenta de que los problemas influyen bastante en tu salud física.
SACERDOTE: Eso insinuó usted el otro día, dijo que no sabía si las presiones familiares y todos los problemas que tenía con eso habían afectado a su salud.
PACIENTE: Sí, porque es verdad, nuestro hijo estuvo muy mal en Navidad, de hecho, su padre volvió a llevárselo al hospital del estado. Él se ofreció a ir. Me dijo: «Cuando volvamos de la iglesia, hago la maleta». Pero cuando llegó allí, cambió de opinión y se volvió a casa. Su padre dijo que él le había dicho que quería volver, y que por eso se lo había traído. Normalmente, cuando el chico llega a casa, empieza a pasearse de un lado a otro. No puede ni sentarse, a veces no puede estarse quieto.
DOCTORA: ¿Qué edad tiene?
PACIENTE: Veintidós años. Cuando puedes manejarlo y hacer algo, está bien, pero cuando no puedes contestarle a lo que te pregunta ni ayudarle, es terrible solo hablar con él. Hace poco intenté explicarle lo que había pasado cuando nació, y él pareció entenderlo. Le dije: «Tú tienes una enfermedad, como la tengo yo, y a veces la

pasas muy mal. Sé que la pasas muy mal y sé que para ti es muy duro. De hecho, te aplaudo por saber superar esos momentos y acabar serenándote», y eso, seguir adelante. Creo que empezó a esforzarse más, pero es que lo que hay ahí es una enfermedad mental con la que nunca sabes muy bien qué hacer.

SACERDOTE: Y eso ha sido una presión para usted. Es algo que la agota, sin duda.

PACIENTE: Pues sí. Desde luego, ha sido mi peor problema.

DOCTORA: La primera mujer de su padre tenía hijos pequeños a los que repartieron, y ahora usted tiene el mismo tema. ¿Qué les va a pasar a sus hijos?

PACIENTE: Mi mayor dilema es cómo hacer para que sigan juntos, cómo evitar que los manden a no sé cuántos centros. Pero creo que se solucionará. Si alguien tiene que quedarse en cama, eso ya sí que es un problema. A lo mejor tengo que volver a quedarme en cama, a mi esposo le digo que esto se solucionará solo con los años, pero no ha sido así. Mi suegro tuvo un infarto muy grave, y la verdad es que no pensábamos que se recuperaría tan bien. Ha sido increíble. Pero él está contento, y, sin embargo, a veces me pregunto si no estaría más contento con otros señores de su edad.

DOCTORA: ¿Porque así podría enviarlo a un asilo?

PACIENTE: Sí, no estaría tan mal como él cree. Pero es que él está muy orgulloso de estar con su hijo y su nuera. Él se crio en la ciudad y en ella ha vivido toda su vida.

SACERDOTE: ¿Qué edad tiene?

PACIENTE: Ochenta y un años.

DOCTORA: ¿Él tiene ochenta y un años y su madre, setenta y seis? Señora C., creo que tenemos que ir terminando, porque prometí no pasarme de cuarenta y cinco minutos. Ayer dijo usted que nadie había hablado con usted sobre cómo sus problemas domésticos le afectan a

usted y a lo que piensa de la muerte. ¿Cree que los médicos, las enfermeras o cualquier otra persona del hospital deberían hablar de eso, si el paciente quiere?
PACIENTE: Pues ayuda mucho.
DOCTORA: ¿Y quién debe hacerlo?
PACIENTE: Pues si tienes la suerte de tener esa clase de médico, y hay unos cuantos, que suben y se interesan por ese aspecto de tu vida. A la mayoría solo les interesa la parte médica del paciente. El doctor M. es muy comprensivo. Desde que estoy aquí, vino a verme dos veces y se lo agradezco.
DOCTORA: ¿Por qué cree que hay tanta reticencia?
PACIENTE: Bueno, ahora en el mundo pasa lo mismo. ¿Por qué no hay más gente haciendo las cosas que hay que hacer?
DOCTORA: Creo que deberíamos ir terminando, ¿no cree? ¿Quiere preguntarnos algo, señora C.? De todos modos, volveremos a vernos.
PACIENTE: No. Solo espero poder seguir presentándome ante cada vez más gente y hablarles de estas cosas en las que hay que trabajar. Mi hijo no es el único. En el mundo hay mucha gente, yo solo intento que alguien se interese lo suficiente por el caso, para que hagan algo por él si pueden.

La señora C. se parece a la señora S.: una mujer de mediana edad que ve acercarse la muerte en medio de una vida llena de responsabilidades, con varias personas dependientes a su cargo. Tiene un suegro de ochenta y un años que sufrió un infarto recientemente, una madre de setenta y seis que padece parkinson, una hija de doce que sigue necesitando a su madre y que puede que tenga que crecer «demasiado rápido», como teme la paciente, y un hijo de veintidós disfuncional, que está siempre entrando y saliendo de hospitales del estado, y al que ella teme y quiere al mismo tiempo. El padre de la paciente abandonó a tres hijos pequeños de un matrimonio anterior, y a la paciente le preocupa tener que abandonar igualmente a todas esas personas dependientes cuando más la necesitan.

Es comprensible que estas cargas familiares hagan difícil morir en paz mientras estas cuestiones no se hablen y queden resueltas. Si este tipo de paciente no tiene ocasión de contar lo que le preocupa, se enoja y se deprime. La mejor manifestación de este enojo es quizá la indignación que muestra contra el personal del hospital que cree que la paciente puede ir a Rayos caminando, que no tiene en cuenta sus necesidades, que se muestra más preocupado por acabar la jornada laboral que por atender con eficacia a una paciente débil y cansada que quiere ser autónoma mientras pueda —pero no más allá de eso— y conservar su dignidad en tan desagradables circunstancias.

Esta paciente es quizá la que mejor ejemplifica la necesidad de contar con gente observadora y comprensiva, y la influencia que esta tiene sobre aquellos que están sufriendo; y predica con el ejemplo permitiendo que sus mayores se queden en casa de ella y sean tan autónomos como puedan, en lugar de enviarlos a un asilo. A su hijo, cuya presencia es tolerable a duras penas, pero que quiere quedarse en casa en lugar de volver al hospital del estado, también le permite quedarse en casa y compartir todo lo que el chico es capaz de compartir. En medio de toda esta lucha por cuidar de todo el mundo lo mejor posible, la paciente también expresa el deseo de que se le permita a ella quedarse en casa y ser lo más autónoma posible; aunque eso la obligue a quedarse en cama, se debe tolerar su presencia. El último comentario que hizo, que quería presentarse ante cada vez más gente para darles a conocer las necesidades de la gente enferma, quizá se cumplió en parte con este curso.

La señora C. era una paciente que quería hablar y que aceptaba la ayuda con gratitud, a diferencia de la señora L., que aceptó la invitación, pero no fue capaz de hablar de lo que le preocupaba hasta mucho más tarde, hasta poco antes de su muerte, cuando nos pidió que fuéramos a verla.

La señora C. siguió mostrándose lo más activa posible hasta que se resolvió la cuestión del hijo con trastorno emocional. Su comprensivo esposo y su fe la ayudaron, le dieron la fuerza que necesitaba para soportar aquellas semanas de sufrimiento. Su esposo compartía su último deseo: que no la vieran «fea» en el ataúd. El hombre comprendía que la señora C. siempre había tenido muy presente a la gente. Creo que este miedo a que la vieran fea se manifestaba igualmente en su preocupación por los pacientes a los que oía llorar a gritos, que quizá «perdían la dignidad», y cuando teme perder el conocimiento y dice: «Nunca se sabe cómo se va a reaccionar... cuando se entra en un estado de inconsciencia como ese. El doctor E. está muy ocupado, así que con él no se habla mucho...».

No se trata tanto de preocupación por los demás como del miedo a perder el control, a indignarse cuando los problemas familiares acaban pudiendo con ella, se vuelven superiores a sus fuerzas.

En una visita posterior, la paciente reconoció que quería «gritar a veces»: «Por favor, que se hagan cargo, yo no puedo ocuparme de todo el mundo». Para ella fue un gran alivio que el sacerdote y la asistente social intervinieran y que el psiquiatra investigara la posibilidad de internar al hijo. Una vez que todos estos asuntos quedaron en manos de otra gente, la señora C. se sintió en paz y dejó de preocuparse por si la veían o no en el ataúd. La visión pasó de «estar hecha un adefesio» a una imagen de paz, reposo y dignidad que coincidió con el momento de la aceptación final y decatexis.

La siguiente entrevista a la señora L. habla por sí misma. La incluimos en este libro porque la señora L. representa el tipo de paciente que más frustrante puede resultar para nosotros, aquel que fluctúa entre su deseo de aceptar ayuda y su negación de que necesite ayuda alguna. Es importante no imponer nuestros servicios a esos pacientes. Solo debemos ponernos a su disposición para el momento en que nos necesiten.

DOCTORA: Señora L., ¿cuánto tiempo lleva en el hospital?
PACIENTE: Llegué el 6 de agosto.
DOCTORA: No es la primera vez, ¿no?
PACIENTE: No, no. Creo que he estado aquí como veinte veces o más.
DOCTORA: ¿Cuándo fue la primera vez?
PACIENTE: En 1933, cuando di a luz por primera vez. Pero la primera vez que entré en este hospital fue en 1955.
DOCTORA: ¿Por qué fue?
PACIENTE: Fue cuando me hicieron la adrenalectomía.
DOCTORA: ¿Por qué la hicieron la adrenalectomía?
PACIENTE: Porque tenía un tumor maligno en la base de la columna vertebral.
DOCTORA: ¿En 1955?
PACIENTE: Sí.
DOCTORA: ¿O sea que tiene cáncer desde hace once años?
PACIENTE: No, más de once. En 1951 me extirparon un pecho. Y el segundo pecho en 1954, y la adrenalectomía y los ovarios me los extirparon aquí, en 1955.
DOCTORA: ¿Cuántos años tiene ahora?
PACIENTE: Cincuenta y cuatro para cincuenta y cinco.
DOCTORA: Cincuenta y cuatro. Y lleva enferma casi desde 1951, que usted sepa.
PACIENTE: Eso.
DOCTORA: ¿Puede contarnos cómo empezó todo?
PACIENTE: Pues en 1951 hicimos una especie de fiesta para toda la familia, y vino toda la familia de mi esposo de lejos. Subí a asearme y a darme un baño y me di cuen-

ta de que tenía un bulto en la parte superior del pecho. Llamé a mi cuñada y le pregunté si creía que me tenía que preocupar. Me dijo que sí, que llamara al médico y pidiera cita, y lo hice. Esto fue un viernes, a la consulta fui el martes siguiente, y el miércoles fui al hospital a hacerme una radiografía. Y me dijeron que era un tumor maligno. Y a principios de la semana siguiente me operaron y me extirparon un pecho.

DOCTORA: ¿Y cómo se tomó usted todo eso? ¿Cuántos años tenía, más o menos?

PACIENTE: Unos treinta y... Casi cuarenta. No sé, todo el mundo pensaba que me iba a venir abajo. No entendían que estuviera tan tranquila. Hasta me reía de ello. Mi cuñada me pegó un par de veces en las manos y en la boca por decir que podía ser maligno cuando me encontré el bulto. Y me lo tomé muy a la ligera. Mi hijo mayor fue el que peor se lo tomó.

DOCTORA: ¿Qué edad tiene?

PACIENTE: Entonces tenía diecisiete, aún no los había cumplido, le faltaban unos meses. Y se quedó en casa hasta después de que me operaran. Y luego se alistó, porque pensaba que yo iba a estar enferma o que iba a tener que quedar en cama o que iba a pasar algo, y entonces se alistó. Pero aparte de eso, no me molestó tanto; lo único que me molestó fue la radioterapia que me dieron después.

DOCTORA: ¿Qué edad tenían sus otros hijos? Me ha parecido que tenía más.

PACIENTE: Sí, tengo otro de veintiocho años.

DOCTORA: ¿Ahora tiene veintiocho?

PACIENTE: Sí. Entonces estaba en primaria.

DOCTORA: ¿Tiene dos chicos?

PACIENTE: Dos chicos.

DOCTORA: A su hijo le aterraba pensar que usted fuera a morirse.

Paciente: Eso creo.
Doctora: Y se fue.
Paciente: Se fue.
Doctora: ¿Y cómo lo sobrellevó él luego?
Paciente: Pues él tiene una cosa por la que yo le hago bromas, una «hospitalofobia», porque no puede venir al hospital y verme en la cama. La única vez que vino fue cuando me hicieron una transfusión de sangre. Su padre a veces le pide que lleve algo a casa o que me traiga algo que a él le pesaría demasiado.
Doctora: ¿Cómo le dijeron a usted que tenía un tumor maligno?
Paciente: Sin miramientos.
Doctora: ¿Y eso es bueno o malo?
Paciente: A mí no me importó. No sé cómo se lo toma la gente, pero yo prefiero saberlo, es mi versión. Prefiero que me lo digan a mí a que lo sepa todo el mundo menos yo. Creo que te vuelves más susceptible al hecho de que todo el mundo está pendiente de ti, acabas figurándote que pasa algo. Esa es mi postura.
Doctora: Que iba a sospechar igualmente.
Paciente: Sí, eso creo.
Doctora: Y entonces era 1951, y ahora es 1966, y ya ha pasado como veinte veces por el hospital.
Paciente: Sí, eso calculo.
Doctora: ¿Qué cree que puede enseñarnos usted?
Paciente: [Risas]. Pues no lo sé, aún tengo mucho que aprender.
Doctora: ¿Y cómo está físicamente? Veo que lleva un corsé ortopédico. ¿Tiene algún problema de columna vertebral?
Paciente: Es por la columna. En junio de hace un año, el 15, me hicieron una artrodesis vertebral, y me dijeron que tengo que llevar el corsé en todo momento. Ahora mismo tengo enferma la pierna derecha. Pero con

ayuda de los excelentes médicos de este hospital, también van a ganar esa batalla. La tenía entumecida. Había perdido un poco el uso y sentía hormigueo en las piernas, como si se me clavaran agujas. Pero ayer se me fue de repente. Ahora puedo mover la pierna sin problemas, y vuelvo a sentirla normal.

DOCTORA: ¿Ha tenido alguna recaída del tumor maligno?

PACIENTE: No. Me dijeron que no era nada preocupante, que ahora está inactivo.

DOCTORA: ¿Cuánto tiempo lleva inactivo?

PACIENTE: Sospecho que desde la adrenalectomía; pero no lo sé muy bien, claro. Si los médicos me dan buenas noticias, yo ya no pregunto.

DOCTORA: Le gusta oírlo.

PACIENTE: Cada vez que salgo por esa puerta, le digo a mi esposo: «Es la última vez que vengo. No vuelvo». Cuando salí de aquí el 7 de mayo, lo dijo él por mí, para que no tuviera que decirlo yo. Pero no duró mucho. El 6 de agosto ya estaba de vuelta.

DOCTORA: Usted sonríe, pero en el fondo hay mucho dolor y tristeza.

PACIENTE: Supongo que a veces te pones así.

DOCTORA: ¿Cómo lleva lo de tener cáncer, ir por los veinte ingresos y que le hayan extirpado los pechos y las glándulas suprarrenales?

PACIENTE: Y las artrodesis vertebrales...

DOCTORA: Y las artrodesis vertebrales. ¿Cómo lleva todo eso? ¿De dónde saca la fuerza, y en qué piensa?

PACIENTE: No sé, supongo que solo creer en Dios y en los médicos ya me ayuda.

DOCTORA: ¿Cuál de los dos va primero?

PACIENTE: Dios.

SACERDOTE: Ya hablamos de eso, pero, a pesar de esa fe que la sostiene, hay momentos en los que, aun así, está triste.

Paciente: Ah, sí.
Sacerdote: Eso de deprimirse a veces no es tan fácil de evitar.
Paciente: No. Creo que me deprimo más a la mínima que me quedo sola. Me pongo a pensar en el pasado, y creo que no sirve de nada dar vueltas en la cama por eso. Todo eso lo dejé atrás. Debo pensar más en el futuro. En la primera crisis, cuando supe que me iban a operar de cáncer, tenía a los dos niños en casa y rezaba para que me salvaran el tiempo suficiente para poder criarlos.
Doctora: Ahora ya son mayores, ¿no? O sea que eso lo ha conseguido. [La paciente llora].
Paciente: Es lo que necesito ahora, perdonen, necesito llorar.
Doctora: No pasa nada. Me pregunto por qué dijo que había que evitar deprimirse. ¿Por qué hay que evitarlo?
Sacerdote: Bueno, utilicé una palabra poco adecuada. La señora L. y yo hemos hablado mucho sobre cómo manejar la depresión. En realidad, no es algo que haya que evitar. Lo que hay que hacer es afrontarla y superarla.
Paciente: A veces lloro sin poder evitarlo. Lo siento...
Doctora: No, no, la animo a hacerlo.
Paciente: Ah, usted...
Doctora: Sí, creo que evitarlo lo hace más difícil, ¿no?
Paciente: Pues no. Creo que, cuando te dejas llevar, luego te sientes peor. Esa es mi versión del asunto. Porque cualquiera que lleve en esto tanto tiempo como yo, creo que debe agradecer lo que ha tenido en la vida. Tienes muchas cosas que mucha gente no ha tenido.
Doctora: ¿Se refiere al tiempo extra?
Paciente: Entre otras cosas. Yo he vivido esa experiencia en mi familia en los últimos meses. Y creo que he tenido mucha suerte de que a mí no me pasaran esas cosas.

SACERDOTE: ¿Se refiere a la experiencia de su cuñado?
PACIENTE: Sí.
SACERDOTE: Murió aquí.
PACIENTE: Sí, el 5 de mayo.
DOCTORA: ¿Y cómo fue esa experiencia?
PACIENTE: Pues no pasó mucho tiempo enfermo, no pudo seguir tanto tiempo como yo, ni mucho menos. Y no puedo decir que fuera viejo. Tenía una enfermedad que, si se la hubiera detectado rápido... Creo que fue pura negligencia por su parte. El caso es que no duró mucho.
DOCTORA: ¿Qué edad tenía?
PACIENTE: Sesenta y tres años.
DOCTORA: ¿Y qué tenía?
PACIENTE: Cáncer.
DOCTORA: ¿No le hizo caso, o qué?
PACIENTE: Llevaba mal unos seis meses y todo el mundo le decía que tenía que ir al médico, ir a algún sitio, hacérselo ver. Se descuidó hasta que ya no pudo ser independiente. Entonces decidió venir aquí a pedir ayuda. A él y a su mujer les afectó mucho ver que no podían salvarle la vida como salvaron la mía. Como digo, esperó hasta que no aguantó más.
DOCTORA: ¿Ese tiempo extra es como un tiempo especial? ¿Distinto de otros?
PACIENTE: No, yo no diría que sea distinto. No lo diría porque, para mí, mi vida es tan normal como la suya y la del sacerdote. No siento que esté viviendo de tiempo prestado, ni que tenga que aprovechar más este tiempo que me queda. Supongo que mi tiempo es igual que el suyo.
DOCTORA: Algunas personas tienen la sensación de estar viviendo de una forma más intensa.
PACIENTE: No.

DOCTORA: Usted lo sabe, pero no es así para todo el mundo. ¿Usted no comparte esa sensación?
PACIENTE: No, no, sé que no. Y sé que a todos nos llega la hora en algún momento, y que a mí no me ha llegado. Solo eso.
DOCTORA: ¿Ha intentado de alguna manera o incluso pensado que ha llegado el momento de prepararse mejor para morir?
PACIENTE: No. Yo voy al día, como siempre.
DOCTORA: Ya. ¿Ni siquiera piensa en cómo es y lo que significa?
PACIENTE: No. Nunca he pensado en ello.
DOCTORA: ¿Cree que la gente debería pensar en ello? Puesto que todos tenemos que morir algún día.
PACIENTE: Es que ni se me ha pasado por la cabeza pensar en prepararme para morir. Creo que, si llega el momento, algo en tu interior te lo dice. Yo aún no me siento preparada. Creo que tengo mucho tiempo.
DOCTORA: Sí, nunca se sabe.
PACIENTE: No, pero, vamos, lo que pienso es que al final crie a los niños. Y también voy a poder ayudar con mis nietos.
DOCTORA: ¿Tiene nietos?
PACIENTE: Siete.
DOCTORA: O sea, que está esperando a que crezcan.
PACIENTE: Ahora estoy esperando a que crezcan y a ver a mis bisnietos.
DOCTORA: Cuando está en el hospital, ¿qué es lo que más la ayuda?
PACIENTE: Pues, si pudiera, estaría con los médicos siempre.
SACERDOTE: Creo que yo también tengo una respuesta para eso, y es que usted siempre tiene una visión del futuro, de un objetivo que quiere. Siempre dice que solo quiere irse a su casa y poder moverse.
PACIENTE: Sí, es verdad. Quiero volver a caminar. Estoy segura de que lo voy a hacer tan bien como hace muchos años. Estoy decidida.

Doctora: ¿Qué cree que fue lo que la ayudó a no ceder? ¿A no rendirse?

Paciente: Pues es que creo que el único que ahora me queda en casa es mi esposo, que es más niño que todos los niños juntos. Es diabético, le afectó a los ojos y no ve bien. Cobramos una pensión de invalidez.

Doctora: ¿Hasta qué punto puede hacer cosas su esposo?

Paciente: Pues no muchas. Está mal de la vista. No ve los semáforos de la calle. Y la última vez que estuve en el hospital, él se puso a hablar con la señora S., ella sentada a un lado de la cama, y le preguntó si la veía. Él dijo que sí, pero borrosa, y de eso deduzco que no ve bien. Ve los titulares del periódico grandes, pero para los subtítulos tiene que usar una lupa, y de ahí para abajo no ve nada.

Doctora: En casa, ¿quién cuida de quién?

Paciente: Pues cuando salí del hospital en octubre, él me prometió una cosa: que si yo era sus ojos, él sería mis pies, y ese es el plan.

Doctora: Eso está muy bien. ¿Y qué tal les ha ido con eso?

Paciente: Bastante bien. Él hace un estropicio en la mesa sin querer y luego yo hago lo mismo a propósito, para que no crea que lo hizo por lo de la vista. Si pasa algo, si se tropieza o algo, yo le digo que yo veo bien y hago lo mismo, y que no se preocupe.

Sacerdote: ¿Se preocupa a veces?

Paciente: Sí, a veces le molesta.

Doctora: ¿Ha solicitado... o ha pensado en tener un perro, o solicitado algún tipo de formación, algún tipo de formación en movilidad o algo así?

Paciente: Tenemos una persona del Ejército de Salvación que hace las tareas domésticas. Y la asistente social ha venido a la casa. Le dijo a mi esposo que iba a ver si podían conseguirle algo, algo de ayuda.

DOCTORA: The Lighthouse for the Blind [el Faro de los Ciegos] puede evaluar sus necesidades, le dan formación en movilidad y un bastón si lo necesita.
PACIENTE: Pues eso estaría bien.
DOCTORA: Parece que en casa se ayudan mutuamente, y que cada uno hace lo que no puede hacer el otro. Así que me imagino que le preocupará saber cómo puede arreglárselas él cuando usted está en el hospital.
PACIENTE: Pues sí, me preocupa.
DOCTORA: ¿Y cómo se las arregla?
PACIENTE: Mis hijos lo invitan a cenar a sus casas. Tres veces a la semana viene la señora del Ejército de Salvación y hace la limpieza y le plancha. Lo de lavar los platos ya lo puede hacer él. Yo no lo desanimo en nada de lo que hace. He notado que se descuida en muchas cosas, pero le digo que lo hace bien, que siga así, lo dejo que se ocupe.
DOCTORA: Le dice cosas para animarle.
PACIENTE: Eso intento.
DOCTORA: ¿Y también hace eso consigo misma?
PACIENTE: Yo no me quejo de cómo me encuentro. Cuando él me pregunta que cómo me encuentro, siempre le digo que muy bien, hasta que llega el punto en que le anuncio que tengo que ingresar en el hospital, que han dicho que vaya. Y entonces para él es la primera noticia.
DOCTORA: ¿Por qué, le pidió él que lo haga así?
PACIENTE: No, lo hago porque quiero, porque tenía una amiga que se había autoconvencido de que estaba malísima y había decidido ir en silla de ruedas. Desde entonces decidí que tengo que estar muy mal para quejarme. Creo que fue una lección que aprendí por ella. Recorrió toda la ciudad, de médico en médico, para que le confirmaran que tenía esclerosis múltiple. Pero no le encontraron nada. Ahora va en silla de ruedas y no

puede caminar. No puede. No sé si tiene eso o no, pero, lleva así como diecisiete años.

DOCTORA: Pero eso es el otro extremo.

PACIENTE: Sí, pero lo que digo es que no para de quejarse... Y luego tengo una cuñada que tiene dolor en las uñas, y tiene molestias cuando se depila las piernas y todo lo demás, y yo no las aguanto a las dos quejosas, así que he decidido que, como no estoy muy mal, no me quejo.

DOCTORA: ¿Quién era así en su familia? ¿Sus padres eran así de luchadores?

PACIENTE: Mi madre falleció en 1949, y yo solo la vi mal de verdad dos veces. La última fue cuando tuvo la leucemia, que falleció. De mi padre no recuerdo mucho, pero solo sé... Lo que recuerdo es que se enfermó de gripe durante la epidemia de 1918, cuando falleció. Así que de mi padre no puedo contarles mucho.

DOCTORA: Entonces, quejarse equivale a fallecer, porque ellos solo se quejaron justo antes de fallecer.

PACIENTE: ¡Eso, eso!

DOCTORA: Pero es que hay mucha gente que expresa el dolor y las molestias que siente y que no fallece.

PACIENTE: Lo sé. Está mi cuñada, el sacerdote también la conoce.

SACERDOTE: Otro aspecto de la estancia de la señora L. en el hospital es que los otros pacientes la respetan mucho. Y entonces se ve convertida en el paño de lágrimas del resto.

PACIENTE: Bueno, no lo sé...

SACERDOTE: Y a veces me pregunto, ¿no le gustaría a usted tener a alguien con quien hablar, que la consolara a usted, en lugar de que siempre se apoyen ellos en usted?

PACIENTE: Yo no me veo necesitada de consuelo, padre. Y desde luego no busco compasión, porque no veo que haya que compadecerme por nada. Creo que no puedo quejarme, no me ha pasado nada tan horrible. Yo solo me quejo con mis pobres médicos.

DOCTORA: ¿Le dan pena sus médicos? Pero a ellos tampoco hay que compadecerlos porque no buscan compasión, ¿no?

PACIENTE: Ya sé que no buscan compasión, pero yo me imagino que, cuando salen de las habitaciones después de que todo el mundo les cuente sus padecimientos, seguro que les gustaría largarse a cualquier parte. Y también las enfermeras.

DOCTORA: Y a veces lo hacen.

PACIENTE: Pues no los culpo.

DOCTORA: Usted dice que colabora con ellos. ¿Alguna vez les oculta información por no agobiarlos?

PACIENTE: No, no. Prefiero decirles lo que hay, porque si no, ¿cómo van a trabajar? ¿Cómo van a curar a alguien si no les decimos lo que tenemos?

DOCTORA: ¿Siente algún malestar físico?

PACIENTE: Yo me encuentro de maravilla, pero me gustaría poder hacer lo que quiero.

DOCTORA: ¿Y qué es lo que quiere hacer?

PACIENTE: Levantarme y ponerme a caminar, e irme derecha a casa, caminando.

DOCTORA: ¿Y después qué?

PACIENTE: Pues no sé lo que haría al llegar, seguramente irme a la cama. [Risas]. Pero me encuentro muy bien. En este momento no tengo nada de dolor.

DOCTORA: ¿Y eso es así desde ayer?

PACIENTE: Bueno, hasta ayer tuve el hormigueo en las piernas, hasta que se fue. No fue tan fuerte como suele ser, pero en casa me preocupé un poco, porque en las dos últimas semanas no he podido andar tan bien como antes. Sé que me estaba forzando mucho, lo que, seguramente, si lo hubiera reconocido al principio y hubiera pedido ayuda y me hubiera ocupado de ello, no habría llegado a ese punto. Pero siempre pienso que el día siguiente estaré mejor.

Doctora: Así que espera un poco y confía en que se vaya.
Paciente: Espero y espero, hasta que veo que no mejora. Y entonces llamo.
Doctora: Y tiene que aceptarlo.
Paciente: Tengo que aceptar la realidad.
Doctora: ¿Y qué va a pasar cuando lleguen sus últimos días? ¿Se lo tomará igual y punto?
Paciente: Esperaré a que llegue ese día. En eso confío. De cuando cuidé a mi madre antes de que ingresara, yo diría que se lo tomó con filosofía.
Doctora: ¿Ella lo sabía?
Paciente: No sabía que tenía leucemia.
Doctora: ¿No?
Paciente: Los médicos me dijeron que no se lo dijera.
Doctora: ¿Y a usted qué le parece eso? ¿Tiene alguna opinión?
Paciente: A mí no me gustaba que no lo supiera, porque ella le contaba al médico lo que le pasaba. Y creo que el que no lo supiera era un obstáculo para los médicos. Porque ella le decía que tenía un problema de vesícula biliar, y había empezado a automedicarse para la vesícula biliar y a tomar un medicamento que no podía hacerle ningún bien en su estado.
Doctora: ¿Y por qué cree usted que no se le dijeron?
Paciente: Pues no lo sé, no tengo ni idea. Se lo pregunté al médico cuando me dijo lo que podía pasar si se lo decíamos, pero él me dijo que no, que mi madre no debía saberlo.
Doctora: ¿Qué edad tenía usted entonces?
Paciente: Pues estaba casada. Tenía como treinta y siete años.
Doctora: Pero hizo lo que le dijo el médico.
Paciente: Hice lo que me dijo el médico.
Doctora: Así que su madre murió sin llegar a enterarse, y sin hablar de ello.
Paciente: Pues sí.
Doctora: O sea que no se puede saber cómo lo soportó.

PACIENTE: No.
DOCTORA: ¿Qué cree que es más fácil para un paciente?
PACIENTE: Pues eso es algo muy personal. Yo me alegro de saber lo que tengo.
DOCTORA: Ajá. Y su padre...
PACIENTE: Y mi padre... sabía lo que tenía. Tenía la gripe. Yo he visto a más de un paciente que no sabía lo que tenía. El sacerdote conoce a la última. Ella sabía lo que tenía, pero no que se iba a morir. Era la señora J. Luchó mucho, estaba decidida a volver a su casa con su esposo. Su familia no le dijo lo grave que era lo que tenía, y ella no llegó a sospechar nada. Quizá para ella fuera la mejor manera de irse. No lo sé. Creo que depende de cada persona. Creo que los médicos saben cuál es la mejor manera de gestionar estas cosas. Creo que ellos son los que mejor saben juzgar a una persona, en cuanto a cómo puede tomárselo.
DOCTORA: Entonces ¿lo hacen según la persona?
PACIENTE: Sí, eso creo.
DOCTORA: Y no se puede generalizar. No, estamos de acuerdo en que no se puede. Eso es lo que intentamos hacer aquí, observar a cada persona e intentar descubrir cómo podemos ayudar a ese tipo de persona. Y creo que usted es la clase de luchadora que hará todo lo posible hasta el último día.
PACIENTE: Eso voy a hacer.
DOCTORA: Y cuando tenga que afrontarlo, lo hará. Su fe la ha ayudado mucho a mantener la sonrisa.
PACIENTE: Eso quiero pensar.
DOCTORA: ¿A qué fe pertenece?
PACIENTE: A la luterana.
DOCTORA: ¿Qué es lo que más le ayuda de su fe?
PACIENTE: Pues no lo sé. No sabría decirlo con exactitud. Hablar con el sacerdote me ha reconfortado mucho. Hasta le llamo por teléfono para hablar con él.

Doctora: Cuando está muy deprimida y se siente sola y no tiene compañía, ¿qué tipo de cosas hace?
Paciente: Pues no lo sé. Lo que se me ocurre que hay que hacer.
Doctora: ¿Por ejemplo?
Paciente: Pues en los últimos meses pongo un concurso de la tele y consigo distraerme un poco. Es lo único. Ver alguna otra cosa, o llamar a mi nuera para hablar con ella y los niños.
Doctora: ¿Por teléfono?
Paciente: Por teléfono, y hago cosas.
Doctora: ¿Hace cosas?
Paciente: Solo por hacer algo que me haga dejar de pensar en mí misma. Y de vez en cuando llamo al sacerdote, solo para que me dé un poco de apoyo moral. En realidad, no hablo de mi enfermedad con nadie. Cuando llamo a mi nuera, normalmente adivina si estoy triste o deprimida. Me pasa a un niño o me cuenta algo que hicieron, cuando menos lo pienso ya se pasó.
Doctora: Admiro su valentía por venir a esta entrevista. ¿Sabe por qué?
Paciente: No.
Doctora: Hablamos con un paciente a la semana, y hacemos esto todas las semanas, pero usted es una persona, ahora lo veo, que en el fondo no quiere hablar de ello, y usted sabía que íbamos a hablar de ello. Y aun así aceptó venir.
Paciente: Es que, si puedo ayudar a alguien de alguna manera, me parece bien. Y como digo, en cuanto a mi estado físico o mi salud, pues yo me siento tan sana como usted y el sacerdote aquí presente. Y no estoy enferma.
Doctora: A mí me parece extraordinario que la señora L. se haya ofrecido a venir. Usted lo que quiere es ser útil de alguna manera, o ayudarnos.

PACIENTE: Eso espero. Si puedo ayudar a alguien, lo hago con gusto, aunque no pueda salir a la calle para hacerlo. En fin... A mí me queda cuerda para rato. Igual hago unas cuantas entrevistas más. [Risas].

La señora L. aceptó nuestra invitación a hablar de sus inquietudes, pero notamos una singular discrepancia entre cómo aceptaba su enfermedad y al mismo tiempo la negaba. Solo después de esta entrevista pudimos comprender parte de esa dicotomía. Ella se había ofrecido a venir al curso no porque quisiera hablar de su enfermedad o de la muerte, sino por hacer algo útil adentro de su limitado estado, de su falta de autonomía afuera de su cama. «Mientras pueda estar activa, viviré», dijo en un momento dado. Consuela a otros pacientes, pero, en realidad, siente amargura por no poder apoyarse en nadie ella misma. Llama al sacerdote para confesarse en privado, casi en secreto, pero durante la entrevista solo reconoce algunos momentos puntuales de depresión y necesidad de conversar. Pone fin a la entrevista diciendo: «Estoy tan sana como usted y como el sacerdote», o sea: «Ya levanté el velo, ahora cubriré mi rostro de nuevo».

En esta entrevista comprendimos que, a sus ojos, quejarse equivalía a morir. Sus padres nunca se quejaron, y no reconocieron que estaban enfermos hasta poco antes de morir. La señora L., para vivir, tiene que ser autónoma y mantenerse activa. Tiene que ser los ojos de su esposo discapacitado visual y le ayuda a negar que está perdiendo la vista. Cuando él tiene un accidente por su problema de la vista, ella finge sufrir otro parecido para hacer ver que lo que pasó no tiene nada que ver con la enfermedad de su esposo. Cuando se deprime, tiene que hablar con alguien, pero no puede quejarse: «¡La gente que se queja lleva diecisiete años en silla de ruedas!».

Es comprensible que una enfermedad progresiva, con todas sus consecuencias, le sea tan difícil de tolerar a una paciente que está convencida de que quejarse implica necesariamente quedarse incapacitada para siempre o morirse.

Esta paciente contó con ayuda de su familia, que le permitía llamarla y hablar de «otras cosas», de la tele de su habitación, con la que se distraía, y, más tarde, de manualidades que aún podía hacer, y que le daban la sensación de «estar activa». Cuando se subraya el propósito didáctico de estas entrevistas, una paciente como la señora L. puede exponer muchos motivos de queja sin temer que la tachen de quejosa.

Capítulo 11

Reacciones al curso sobre la muerte y su antesala

> La tormenta de anoche coronó la mañana con una paz dorada.
>
> Rabindranath Tagore, *Pájaros perdidos*, CCXCIII

Reacciones del personal

Como ya expusimos más arriba, el personal del hospital reaccionó a nuestro curso oponiendo una firme resistencia, a veces una hostilidad manifiesta. Al principio era casi imposible obtener permiso de los médicos responsables para entrevistar a uno de sus pacientes. Los residentes de especialidad eran más inaccesibles que los de primer año, y estos se resistían más que los externos o que los estudiantes de Medicina. Daba la impresión de que, cuanta más formación tenía un médico, menos hacía por sus pacientes. Otros autores han estudiado la actitud del médico ante la muerte y el paciente terminal. No hemos estudiado las razones de cada uno para oponer esta resistencia, pero la hemos observado con frecuencia.

También hemos observado el cambio de actitud una vez que arrancó el curso y que el médico responsable escuchó la opinión de sus colegas o de algunos de los pacientes que venían a clase. Los estudiantes y los sacerdotes del hospital contribuyeron por igual a que el personal se familiarizara con nuestro trabajo, y las enfermeras fueron, quizá, las más serviciales.

No por casualidad, quizá, una de las doctoras conocidas por la atención total al paciente terminal, Cicely Saunders, empezó siendo enfermera y ahora es una médica que atiende a enfermos terminales en un hospital especialmente concebido para atender a esta clase de pacientes. La doctora ha confirmado que la mayoría de los pacientes, se lo hayan dicho o no, saben que su muerte es inminente. No le resulta difícil hablar de este asunto con ellos, y como no necesita recurrir a la negación, no suele encontrarla en sus pacientes. Si no quieren hablar de ello, ella lo respeta. La doctora destaca la importancia del médico que sabe sentarse a escuchar. Confirma que la mayoría de los pacientes aprovechan esos momentos para decirle (¡suelen ser ellos, y no al revés!) que saben lo que hay, y que al final apenas hay amargura ni miedo. «Y algo más importante aún —dice— es que el personal que haya elegido ese trabajo debería haber tenido la oportunidad de hacer una reflexión profunda sobre él y ser capaz de encontrar gratificación en un campo de su profesión que no comparte los objetivos y las actividades habituales de un hospital. Si ellos creen en ese trabajo y de verdad disfrutan con él, ayudarán al paciente más con su actitud que con cualquier cosa que le puedan decir».

A Hinton también le impresionaba la perspicacia y la lucidez que mostraban los enfermos terminales y el valor del que daban prueba a la hora de aceptar su muerte, que casi siempre llegaba de forma apacible. Pongo estos dos ejemplos porque creo que dicen tanto de la actitud de estos autores como de las reacciones de sus pacientes.

Entre nuestro personal hemos encontrado dos subgrupos de médicos capaces de escuchar y hablar con calma sobre el cáncer, la muerte inminente o el diagnóstico de una enfermedad que suele ser mortal. Uno de ellos estaba compuesto por gente muy joven de la profesión médica, facultativos que, o bien habían vivido la muerte de una persona cercana y habían superado esta pérdida o habían asistido al curso durante unos meses; el otro grupo, más reducido, era uno de médicos de más edad, que —esto solo lo suponemos— habían crecido en la generación anterior, y en un entorno que empleaba menos mecanismos de defensa y menos eufemismos, se tomaban la muerte como una realidad y formaban a sus colegas en el cuidado de los enfermos terminales. Formados en la vieja escuela del humanitarismo, ahora encuentran el mismo éxito en un mundo médico más científico. Estos son los médicos que informan a sus pacientes de la gravedad de su enfermedad sin privarles de toda esperanza. Estos profesionales han sido de gran ayuda y apoyo tanto para sus pacientes como para nuestro curso. Con ellos hemos tenido menos contacto, no solo porque son la excepción a la regla, sino también porque sus pacientes estaban tranquilos y rara vez requerían derivación.

Aproximadamente, nueve de cada diez médicos se mostraban incómodos, irritados o —abierta o veladamente— hostiles cuando se les pedía permiso para hablar con uno de sus pacientes. Algunos aducían la mala salud física o emocional del paciente como razón de su renuencia, otros negaban rotundamente tener enfermos terminales a su cargo. Algunos se enojaban cuando sus pacientes pedían hablar con nosotros, como si este gesto fuera un reflejo de la incapacidad del médico para tratar con ellos. Solo unos pocos se negaron rotundamente, pero la gran mayoría de ellos consideraban que nos estaban haciendo un favor especial cuando por fin nos daban permiso para entrevistar a sus pacientes. El cambio hacia una situación en la que son ellos los que acuden a pedirnos que veamos a uno de sus pacientes ha sido lento.

La señora P. es un ejemplo de la conmoción que un curso como el nuestro puede producir entre los médicos. Esta paciente estaba muy preocupada por muchos aspectos de su estancia en el hospital. Sentía una gran necesidad de expresar sus inquietudes e intentó por todos los medios averiguar quién era su médico. Había tenido la mala suerte de ingresar a finales de junio, cuando la rotación de personal en el hospital es intensa, y apenas había tenido tiempo de conocer a su «cuadrilla» cuando esta fue reemplazada por otro grupo de médicos jóvenes. Uno de los recién llegados, que había asistido al curso, notó el disgusto de la paciente, pero no pudo dedicarle ningún tiempo porque él mismo estaba ocupado intentando conocer a sus nuevos supervisores, su nueva unidad y sus nuevas tareas. Cuando le pedí que me dejara entrevistar a la señora P., aceptó inmediatamente. Unas horas después del curso, el nuevo supervisor de este médico, un residente de especialidad, me acorraló en un pasillo muy transitado y me reprochó airadamente, a gritos, que hubiera visto a esa señora, que era «la cuarta paciente seguida que se lleva de mi unidad». No tuvo reparo en manifestar sus quejas ante visitantes y pacientes; ni le importó faltar al respeto a un miembro más antiguo del personal docente. Lo que le enfurecía, claramente, era lo que se sobreentendía de todo aquello, tanto como el hecho de que otros miembros de su equipo hubieran dado su autorización inmediatamente, sin consultar antes con él.

No se preguntó por qué a tantos de sus pacientes les costaba tanto aceptar su enfermedad, por qué su equipo evitaba preguntarle a él y por qué a sus pacientes les resultaba imposible hablar de lo que les rondaba por la cabeza. El mismo médico dijo más tarde a sus residentes de primer año que en adelante tenían prohibido hablar con alguno de sus pacientes sobre la gravedad de su enfermedad, así como remitirlos a nosotros. En la misma reunión habló del respeto y la admiración que le tenía a nuestro curso y nuestro trabajo con los enfermos terminales, pero él no quería participar, y eso incluía a sus pacientes, la mayoría de los cuales tenían una enfermedad incurable.

Otro doctor me llamó por teléfono al momento en el que llegaba yo a mi oficina tras mantener una entrevista especialmente conmovedora. Con media docena de sacerdotes y supervisoras de enfermería presentes en la sala, al otro hilo del teléfono una voz expuso algo de este tipo: «¿Cómo se atreve a hablarle a la señora K. de la muerte cuando ni siquiera sabe lo grave que está y a lo mejor volvemos a darla de alta?». Cuando me recuperé de la impresión, le expliqué el contenido de nuestra entrevista: que esta mujer había pedido hablar con alguien que no estuviera involucrado en su tratamiento inmediato. La paciente quería decirle a alguien del hospital que sabía que tenía los días contados. Aún no era capaz de reconocer este hecho en su sentido pleno. La señora nos había pedido que le aseguráramos que su médico (¡el hombre con el que yo estaba hablando por teléfono!) le daría alguna clase de señal cuando el final estuviera cerca y que no se escondería de ella hasta que fuera demasiado tarde. Ella confiaba plenamente en él y se sentía muy incómoda por no haber sabido transmitirle el hecho de que conocía la gravedad de su estado.

Cuando este médico se enteró de lo que realmente hacíamos (¡nada que ver con lo que se imaginaba!), sintió más curiosidad que enojo y acabó aceptando escuchar la grabación de la entrevista de la señora K., que, en realidad, era un ruego a él de parte de su paciente.

Para los sacerdotes que habían venido a verme, no pudo haber experiencia más aleccionadora que esta interrupción en directo del iracundo doctor, como prueba del efecto de desplazamiento emocional que puede causar un curso como el nuestro.

En los días en que empecé a trabajar con pacientes próximos a la muerte, observé hasta qué punto el personal del hospital necesitaba desesperadamente negar la existencia de enfermos terminales en su unidad. En otro hospital, una vez me pasé horas buscando a un paciente que estuviera en condiciones de someterse a una entrevista, pero me dijeron que no había nadie enfermo de muerte ni que estuviera en condiciones de hablar. Mientras recorría la unidad, vi a un anciano que estaba leyendo un periódico que contenía el siguiente titular: «Los viejos soldados nunca mueren». Parecía muy enfermo, y le pregunté si no le asustaba «leer esas cosas». Mirándome con ira y aversión, me dijo que yo debía de ser uno de esos médicos que solo son capaces de atender a un paciente cuando se encuentra bien, pero que, en cuanto se van a morir, desaparecen. ¡Este era mi hombre! Le hablé de mi curso sobre la muerte y su antesala[1] y de mi intención de entrevistar a alguien en presencia de los alumnos, para que aprendieran a no evitar a esa clase de pacientes. Aceptó encantado venir al curso y nos dio una de las entrevistas más inolvidables a las que he asistido nunca.

En general, los médicos han sido los más reacios a colaborar con este proyecto derivándonos pacientes al principio y asistiendo al curso más tarde. Los que han hecho una cosa u otra han sido de gran ayuda, y una vez que se animaban, normalmente seguían colaborando cada vez en mayor medida. Quizá haga falta tanto valor como humildad para participar en un curso al que no solo asisten enfermeras, estudiantes y asistentes sociales con los que los médicos trabajan a diario, sino en el que, además, se exponen a escuchar opiniones sinceras sobre el papel que ellos mismos desempeñan en la realidad o en la imaginación de sus pacientes. Los que temen oír cómo los ven los demás se muestran, lógicamente, reacios a asistir a esta clase de encuentros, aparte del hecho de que es-

---

1. Antes de emprender mi actual proyecto, el que expongo en este libro, estuve impartiendo el curso a modo de introducción a la psiquiatría.

tamos hablando de un asunto que suele ser tabú, y que normalmente no se comenta en público con los pacientes ni con el personal. Los que sí han acudido a estos seminarios siempre se han sorprendido de lo mucho que han podido aprender de los pacientes y de las opiniones y observaciones de los demás, y han acabado considerándolo una experiencia didáctica extraordinaria, que les ha dado tanto una nueva perspectiva de las cosas como un nuevo estímulo para continuar ejerciendo su trabajo.

Para los médicos, el primer paso es el más difícil. Una vez que abrían esa puerta, escuchaban lo que hacíamos de verdad (en lugar de especular sobre ello) o asistían personalmente a un curso, casi siempre seguían adelante. Hemos realizado más de doscientas entrevistas a lo largo de casi tres años. Durante este tiempo, médicos del extranjero, de Europa, de las costas Este y Oeste de Estados Unidos han asistido a nuestros cursos cuando han pasado por Chicago, pero solo dos miembros del cuerpo docente de nuestra universidad nos han honrado con su presencia. Supongo que es más fácil hablar de la muerte y su antesala cuando tiene que ver con pacientes ajenos, cuando podemos observarlo como si de una obra de teatro se tratara, en lugar de participar activamente en el drama.

Las reacciones del personal de enfermería fueron más diversas. Al principio también nos recibieron con enojo, a veces con comentarios inapropiados. Algunas enfermeras nos llamaron buitres y dejaron claro que no se nos había perdido nada en su unidad. Pero otras nos recibieron con alivio y expectación. Por motivos muy variados. Estaban enojadas con algunos médicos por la forma y manera en que comunicaban la gravedad de la enfermedad a sus pacientes; o porque evitaban el tema, o por excluirlas por completo durante sus visitas. Les molestaban todas las pruebas innecesarias que pedían para compensar su falta de presencia junto al paciente. Se sabían impotentes ante la muerte y, cuando comprendían que lo mismo les pasaba a los médicos, enfurecían desproporcionadamente. Les recriminaban su incapacidad para reconocer que no se podía hacer más por un paciente determinado y por pedir pruebas solo para demostrar que alguien hacía algo por esa persona. Les molestaba la incomodidad y la falta de organización respecto a los familiares de esos pacientes y, lógicamente, para ellas era mucho más difícil evitarlos que para los médicos. Se consideraban más empáticas y más expuestas a los pacientes, pero también pensaban que sus frustraciones y limitaciones eran mayores que las de los médicos.

Muchas enfermeras se sentían poco preparadas en este campo y tenían poca formación sobre cómo actuar en esa clase de crisis. Reconocían sus conflictos internos con más facilidad que los médicos, y con frecuencia se tomaban más molestias de lo que cabía esperar para asistir al menos a una parte del curso mientras una de sus colegas se hacía cargo de la unidad. Cambiaban de actitud con mucha más rapidez que los médicos, y en las conversaciones se sinceraban sin vacilar en cuanto se daban cuenta de que la franqueza y la sinceridad eran más valoradas que las palabras amables socialmente aceptables sobre su actitud hacia los pacientes, los familiares o los miembros del equipo terapéutico. Cuando uno de los médicos fue capaz de decir que una paciente casi le había conmovido hasta las lágrimas, las enfermeras se apresuraron a reconocer que ellas evitaban entrar en la habitación de esa mujer para no ver la foto de sus hijos de corta edad, que estaba en la mesita de noche.

Cuando sus comentarios se utilizaban para comprender una situación conflictiva determinada, y no para juzgarlas a ellas, esto les permitía expresar rápidamente sus inquietudes, dilemas y mecanismos de afrontamiento. Con la misma facilidad mostraban su apoyo a un médico que se había atrevido a escuchar la opinión de su paciente sobre él, y pronto aprendieron a identificar cuándo un médico se ponía a la defensiva y a examinar sus propios mecanismos de defensa.

En el hospital había una unidad en la que los enfermos terminales estaban solos la mayor parte del tiempo. La supervisora de enfermería organizó una reunión con el personal a su cargo en la que se analizarían los problemas concretos. Nos citamos en una pequeña sala de reuniones y a cada enfermera se le pidió su opinión sobre el trabajo de las enfermeras respecto a los enfermos terminales. Una enfermera mayor rompió el hielo para expresar su descontento por «la pérdida de tiempo que suponen estos pacientes». Señaló la realidad de la escasez de enfermeras y de «lo absurdo que es perder nuestro precioso tiempo con personas a las que ya no podemos ayudar».

Una enfermera más joven añadió que siempre se sentía muy mal cuando «se me muere esta gente», y otra se enojaba sobre todo cuando «se me morían con los familiares presentes» o cuando ella acababa de «acomodar la almohada». Solo una de cada doce enfermeras pensaba que los pacientes terminales también necesitaban que los atendieran y, aunque ellas no podían hacer gran cosa, por lo menos podían procurar que estuvieran cómodos físicamente. Toda la reunión fue una valiente expresión de aversión a este tipo de trabajo mezclada con un sentimiento de ira, como si estos pacientes decidieran morir en su presencia para expresar su propia ira contra ellas.

Las mismas enfermeras han logrado comprender las razones de estos sentimientos, y ahora quizá ya son capaces de reaccionar ante los pacientes terminales como seres humanos que sufren y que necesitan enfermeras que los atiendan en mayor grado que aquellos compañeros de habitación que no están tan graves.

Su actitud ha ido cambiando gradualmente. Muchas han asumido el papel que solíamos desempeñar nosotros en el curso. A muchas ya no les importa que un paciente les pregunte sobre su futuro. Ya no les da tanto miedo estar con los enfermos terminales, y no dudan en venir a contarnos algunos de los problemas que tienen con alguna persona que se muestra especialmente angustiada y con relaciones complicadas. A veces nos traen a los familiares, a nosotros o a la oficina del sacerdote, y organizan reuniones de enfermeras para hablar de los distintos aspectos de la atención total al paciente. Para nosotros han sido maestras tanto como alumnas, y han hecho una gran contribución al curso. Debemos aplaudir especialmente al personal administrativo y de supervisión, que ha dado su apoyo al seminario desde el principio y que incluso se ha encargado de mantener cubiertas las plantas mientras otros miembros del personal quedaban liberados para asistir a la entrevista y al debate.

Las asistentes sociales, los terapeutas ocupacionales y los expertos en terapia inhalatoria, aunque menos numerosos, han contribuido igualmente, y han hecho de este un taller realmente interdisciplinar. Más tarde, nuestros pacientes han tenido visitas de voluntarios que han leído para aquellos demasiado incapacitados para abrir un libro. Nuestros terapeutas ocupacionales han ayudado a muchos de nuestros pacientes con pequeños proyectos de manualidades, una forma de demostrarles que aún pueden desenvolverse en algunos aspectos. De todo el personal que ha participado en este proyecto, las asistentes sociales parecían las menos reacias a abordar este tipo de crisis. Quizá están tan ocupadas atendiendo a los vivos que, en realidad, no tienen que tratar tanto con los que van a morir. Suelen ocuparse de buscar personas que atiendan a los hijos, del aspecto económico de este tema, quizá de conseguir un asilo, y, por último, de los problemas de los familiares. Por todo esto, una muerte puede resultarles menos amenazadora que a aquellos miembros de las profesiones asistenciales que tratan directamente con los enfermos terminales, cuya labor acaba cuando el paciente fallece.

Ningún libro sobre el estudio interdisciplinar de la atención a los enfermos terminales estaría completo sin añadir unas palabras sobre el papel del sacerdote de hospital. Este suele ser la persona a la que se llama cuando un paciente entra en crisis, cuando se está muriendo, cuando a la familia le cuesta aceptar la noticia o cuando el equipo terapéutico le pide que actúe de mediador. Durante el primer año, fui yo quien desempeñé esta labor sin ayuda de ningún miembro del clero. La presencia de los sacerdotes ha cambiado mucho el curso. El primer año fue complicadísimo por muchos motivos. Nadie me conocía, ni a mí ni mi trabajo, y por lo tanto nos encontramos con comprensibles resistencias, que se añadían a las dificultades inherentes al proyecto. Yo no tenía recursos ni conocía al personal lo suficiente para saber a quién dirigirme y a quién evitar. Solucionar esto requirió andar cientos de kilómetros de hospital y, mediante ensayo y error, descubrir por las malas quién se mostraba accesible y quién no. Si no hubiera sido por la reacción extraordinariamente positiva de los pacientes, habría desistido hace mucho tiempo.

Una noche, al final de una búsqueda infructuosa, acabé en la oficina del sacerdote, agotada y exasperada, para pedirle ayuda. Y entonces fue él quien me contó los problemas que tenía con esos pacientes, sus motivos de queja personales y su necesidad de ayuda, y desde ese momento unimos fuerzas. El sacerdote contaba con una lista de enfermos críticos y había tenido contacto con muchos de ellos. Ahí terminó mi búsqueda. A partir de ese momento se trató de escoger a los más necesitados.

Entre los muchos padres, pastores protestantes, rabinos y sacerdotes católicos que han asistido al curso, pocos he visto que evitaran el tema, o que mostraran tanta hostilidad o ira desplazada como otros miembros de las profesiones asistenciales. Lo que me sorprendió, sin embargo, fue el número de miembros del clero que no tenían problema en usar un libro de oraciones o un capítulo de la Biblia como único medio de comunicación entre ellos y los pacientes, evitándose así la tarea de escucharlos hablar de sus necesidades y exponerse a preguntas que quizá no podían o no querían responder.

Muchos de ellos habían visitado a un sinfín de enfermos graves, pero fue en el curso cuando empezaron a mirar de frente la cuestión de la muerte y su antesala. Estaban obsesionados con los procedimientos fúnebres y su función personal durante y después del funeral, pero no les resultaba nada fácil tratar con el propio enfermo.

Con frecuencia empleaban las órdenes del médico de «no decírselo» o la eterna presencia de familiares como excusa para no comunicarse de verdad con los enfermos terminales. Fue a lo largo de repetidos encuentros cuando empezaron a comprender su propia renuencia a enfrentarse a los problemas personales y, por lo tanto, el hecho de que estaban usando la Biblia, al familiar o las órdenes del médico como pretexto o justificación de su falta de implicación.

El cambio de actitud más conmovedor e instructivo fue quizá el que mostró uno de nuestros estudiantes de Teología, que había asistido a las clases puntualmente y que parecía profundamente implicado en el proyecto. Una tarde vino a mi oficina y me pidió hablar conmigo a solas. Llevaba una semana pensando con angustia en la posibilidad de su propia muerte. Se le habían agrandado los nódulos linfáticos y le habían prescrito una biopsia para evaluar la posibilidad de que se tratara de un tumor maligno. Asistió al siguiente curso y nos detalló las etapas por las que había pasado: conmoción, horror e incredulidad; los días de ira, depresión y esperanza, alternados con ansiedad y terror. Comparó gráficamente su intento de gestionar esta crisis con la dignidad y el orgullo que había visto en nuestros pacientes. Describió el consuelo que había supuesto la comprensiva actitud de su mujer y nos contó cómo habían reaccionado sus hijas, que eran pequeñas, y que habían escuchado algunas de las conversaciones que había mantenido con su esposa. Supo hablar de ello en términos prácticos y nos hizo tomar conciencia de la diferencia entre contemplar la situación como observador y como paciente.

Este hombre nunca hablará a un enfermo terminal con palabras huecas. Su actitud no ha cambiado a causa del curso, sino porque él mismo se había visto enfrentado a la posibilidad de morir en un momento en el que acababa de aprender a afrontar la muerte inminente de las personas que tenía a su cargo.

Por el personal del hospital hemos aprendido que la resistencia a semejante afán es tremenda, que la hostilidad y la ira desplazadas no son fáciles de aceptar a veces, pero que es posible cambiar este tipo de actitudes. Una vez que el grupo comprendió las razones de sus mecanismos de defensa y aprendió a afrontar sus conflictos internos y a analizarlos, pudo empezar a contribuir no solo al bienestar del paciente, sino al proceso de maduración y comprensión del resto de los participantes. Donde los obstáculos y el miedo son grandes, también la necesidad impera. Quizá por eso son más sabrosos ahora los frutos de nuestro trabajo, por lo que nos costó cavar y sembrar la tierra.

Reacciones de los estudiantes

La mayoría de nuestros estudiantes empezaron el curso sin saber qué esperar exactamente, o porque oyeron hablar de algunos aspectos que les llamaron la atención. La mayoría veía que los ponían ante «pacientes reales» antes de hacerlos responsables de ellos. Sabían que las entrevistas se realizarían detrás de un espejo unidireccional, y que para muchos esto sería un proceso de «habituación» antes de sentarse ante un paciente auténtico.

Muchos de los alumnos (como descubrimos luego, durante el debate) se apuntaron por ciertos conflictos personales que tenían pendientes en relación con la muerte de una figura querida o ambivalente, y otros pocos vinieron porque querían aprender técnicas de entrevista. La mayoría de ellos dijeron que habían venido para profundizar en el tema de los complejos problemas que surgen en la antesala de la muerte; solo unos pocos lo dijeron en serio. Muchos estudiantes acudieron a la primera entrevista muy seguros de sí mismos, pero se fueron antes de que terminara el interrogatorio. A muchos les costó varios intentos soportar una entrevista entera, con su debate, y aun así, se estremecían cuando un paciente pedía celebrar la sesión en el auditorio y no detrás del espejo.

Les costaba tres o más sesiones soltarse a hablar de sus reacciones y sentimientos enfrente del grupo, y muchos seguían comentando sus reacciones personales hasta mucho después de acabado el día. Hubo un alumno que volvía una y otra vez a ciertos detalles menores de la entrevista, buscando provocar el debate, hasta que otros participantes empezaron a preguntarse si eso no sería también su manera de evitar la cuestión auténtica: la muerte inminente del paciente. Otros solo sabían hablar de problemas médico-técnicos y de cuestiones de gestión, y se mostraron incómodos cuando la asistente social mencionó el tema del sufrimiento del esposo joven y sus hijos de corta edad. Cuando una enfermera tomó la palabra para cuestionar la conveniencia de ciertos procedimientos y pruebas, inmediatamente los estudiantes de Medicina se identificaron con el médico que los había pedido y salieron en su defensa. Fue otro estudiante de Medicina quien se preguntó entonces si él mismo reaccionaría de la misma manera si el paciente fuera su padre y él quien diera las órdenes. De pronto, alumnos de distintas disciplinas empezaron a percatarse de la magnitud de los problemas que tienen algunos médicos y a apreciar mejor no solo el papel del paciente, sino también los dilemas y la responsabilidad de los distintos miembros del equipo terapéutico. Pronto empezó a palparse un respeto y aprecio crecientes por el papel de cada uno, lo cual dio pie a una auténtica puesta en común de problemas en un plano interdisciplinar.

La sensación original de desamparo, impotencia o puro miedo dio paso a un sentimiento de dominio colectivo de los problemas y a una toma de conciencia gradual y creciente de la función que ellos mismos desempeñaban en este psicodrama. Todos y cada uno se vieron obligados a reflexionar sobre las cuestiones pertinentes; a participar de alguna manera, porque, de lo contrario, alguien del grupo les haría ver lo esquivo de la actitud que estaban adoptando. Y así, cada uno a su manera intentó hacer una reflexión sobre su actitud personal ante la muerte y poco a poco se fue familiarizando con ella, y familiarizando al grupo igualmente. Y puesto que cada uno de los miembros del grupo tuvo que pasar por el mismo doloroso pero gratificante proceso, este también empezó a resultar más fácil a cada miembro, igual que en terapia de grupo el proceso de resolución de problemas de uno puede ayudar a otro a enfrentarse a sus propios conflictos y a que aprenda a gestionarlos mejor. Virtudes como la franqueza, la sinceridad y la aceptación hicieron posible experimentar lo que cada miembro aportaba a este grupo.

Las reacciones de los pacientes

En marcado contraste con el personal, los pacientes reaccionaron a nuestras visitas favorablemente y de forma abrumadoramente positiva. Menos del 2% de los pacientes encuestados se negaron por completo a asistir al curso, y solo una de las pacientes, de entre más de doscientos, no llegó a hablar en ningún momento de la gravedad de su enfermedad, de los problemas derivados de su enfermedad terminal o de su miedo a la muerte. De esta clase de pacientes hablamos con más detalle en el capítulo 3, sobre la negación.

Todos los demás pacientes agradecieron la posibilidad de hablar con alguien que mostraba interés por ellos. La mayoría empezó poniéndonos a prueba de alguna manera, para asegurarse de que de verdad estábamos dispuestos a hablar de las últimas horas o de la atención durante los últimos momentos. La mayor parte de los pacientes agradecieron esa quiebra en sus defensas, y el hecho de no tener que jugar al juego de hablar de banalidades, cuando en el fondo se sentían tan angustiados por miedos reales o infundados, fue un alivio para ellos. Muchos reaccionaron a la primera reunión como si hubiéramos abierto una compuerta: vaciaron todos los sentimientos que tenían almacenados y reaccionaron con enorme alivio a ese primer encuentro.

Algunos pacientes aplazaban la confrontación durante un tiempo, hasta que, al día siguiente, o a la semana siguiente, nos pedían que fuéramos a hablar con ellos. Para aquellos que intentan llevar a cabo este tipo de trabajo es importante tener en cuenta que un «rechazo» por parte de esta clase de pacientes no significa necesariamente un: «No, no quiero hablar de ello». Solo significa: «Ahora no estoy preparado para sincerarme ni para hablar de lo que me ronda por la cabeza». Si después de ese rechazo no se interrumpen las visitas, sino que continúan, el paciente dará la señal de que ha decidido hablar cuando llegue el momento. Mientras sepa que, cuando tome la decisión, podrá contar con alguien, llamará en el momento adecuado. Más tarde muchos de estos pacientes se han mostrado agradecidos por nuestra paciencia y nos han hablado de la lucha interior que han librado antes de poder expresarla con palabras.

La palabra «muerte» o «morir» nunca sale de la boca de muchos pacientes, pero hablan de ello continuamente de forma velada. Un terapeuta perspicaz puede responder a sus preguntas o dilemas sin usar las palabras esquivadas y, aun así, ser de gran ayuda a ese paciente. Las semblanzas de la señora A. y la señora K. (capítulos 2 y 3) incluyen numerosos ejemplos de esto.

Si nos preguntamos qué es tan útil o tan importante para que un porcentaje tan elevado de enfermos terminales decidan hablarnos de su experiencia, tenemos que fijarnos en las respuestas que dan cuando les preguntamos por qué han aceptado. Muchos pacientes se sienten totalmente desesperanzados e inútiles y no consiguen encontrar sentido a su existencia en esta etapa. Esperan a que venga el médico, a que les hagan una radiografía, a la enfermera que trae el medicamento, y los días y las noches se hacen monótonos e interminables. Y entonces, en medio de este tedio inerte, llega un visitante que los remueve, que muestra curiosidad humana, que les pregunta por su forma de reaccionar ante las cosas, por sus fortalezas, sus esperanzas y sus motivos de queja. Alguien, oh, sorpresa, acerca una silla y se sienta. Alguien escucha realmente, no solo entra y sale. Alguien que no habla con eufemismos, sino con palabras concretas, con un lenguaje directo y sencillo, sobre las cosas exactas que obsesionan a esa persona, que a veces aparta de su mente, pero que siempre regresan.

Llega alguien que rompe la monotonía, la soledad, la espera absurda y agónica.

Otro aspecto quizá más importante es la sensación de que el mensaje que transmite el paciente puede ser importante, puede ser significativo, al menos para los demás. Es un sentirse útiles en un momento en que estos pacientes sienten que ya no son de utilidad práctica para nadie. Como dijo más de uno: «Yo quiero serle útil a alguien. Quizá donando mis ojos o mis riñones, pero esto me parece mucho mejor, porque puedo hacerlo cuando aún estoy con vida».

Algunos pacientes han utilizado el curso para probar sus fuerzas de curiosas maneras. Lo han usado para darnos su prédica, para hablarnos de su fe en Dios, de su voluntad de aceptar la voluntad divina, cuando llevaban el miedo escrito en la cara. Otros que tenían una fe sincera que les permitía aceptar la finitud de su vida se enorgullecieron de compartirla con un grupo de jóvenes, con la esperanza de que se les contagiara algo. Nuestra cantante de ópera del tumor maligno en la cara pidió venir a nuestra clase a modo de última salida a escena, de último deseo de cantar para nosotros antes de volver a su unidad, donde ya se disponían a arrancarle la dentadura antes del tratamiento de radioterapia.

Lo que intento decir es que la respuesta fue unánimemente positiva; los motivos y razones, diferentes. Quizá algunos pacientes desearan negarse, pero pensaron que un rechazo podía afectar a la atención que recibieran más tarde. Un porcentaje, sin duda, mucho más alto lo usó para descargar su ira y coraje contra el hospital, contra el personal, la familia o el mundo en general por su aislamiento.

Vivir de limosnas, esperar en vano a que los médicos acudan a verlos, languidecer entre horarios de visita, mirar por la ventana, esperar que la próxima enfermera llegue con algo más de tiempo para charlar..., así es como pasan el tiempo muchos enfermos terminales. ¿Puede sorprender, entonces, que una paciente sienta curiosidad por esa extraña visitante que quiere hablar de lo que ella, la enferma, siente, de cómo está reaccionando a este estado de cosas? ¿Que quiere sentarse a hablar de los miedos, fantasías y deseos que le vienen a la cabeza durante esas horas de soledad? Quizá sea solo eso, ese poco de atención, ese poco de «terapia ocupacional», esa ruptura en la monotonía de las cosas, ese poco de color en la blancura de la pared del hospital, lo que este curso ofrece a estos pacientes. De pronto los visten, los sientan en una silla de ruedas, les preguntan si pueden grabar sus respuestas, ven que un grupo de personas los observa con interés. Quizá sea esta atención la que los ayuda, la que aporta un poco de luz, un poco de sentido, quizá esperanza, a la vida del enfermo terminal.

Probablemente, la mejor medida de la aceptación y agradecimiento del paciente por esta clase de labor sea el hecho de que todos ellos nos recibieron con gusto durante el resto de su estancia en el hospital, durante la cual continuaron nuestros diálogos. La mayoría de los pacientes que recibieron el alta mantuvieron el contacto por iniciativa propia mediante llamadas telefónicas en momentos de crisis o de acontecimientos importantes. La señora W. me llamó para hablarme del alivio que había supuesto para ella el hecho de que sus médicos, los doctores K. y P., la hubieran visitado en su casa para ver cómo estaba. Su interés por compartir la buena noticia con nosotros es quizá la mejor prueba de la cercanía e intimidad que llegó a surgir en aquella relación tan informal como profunda. Ella dijo: «¡Si estuviera en mi lecho de muerte y viera a cualquiera de los dos, estoy segura de que moriría sonriendo!». Esto demuestra lo valiosa que puede llegar a ser esta clase de relaciones, y cómo la menor expresión de afecto puede convertirse en el más importante de los mensajes.

El señor E. describió al doctor B. en términos similares: «Estaba tan desesperado por aquella falta de atención humana que estaba dispuesto a darme de baja. Todo el día venían residentes de primer año a picarme. No les importaba que la cama y la pijama estuvieran revueltos. Y entonces, un día, llegó el doctor B. y, cuando me quise dar cuenta, me había sacado una aguja. Lo hizo de una forma tan tierna que ni lo noté. Luego me puso un curita —eso no me lo habían hecho nunca— y me dijo por dónde tenía que jalar al quitármela para que no me doliera». El señor E. (un joven padre de tres niños que padecía leucemia aguda) dijo que esta fue la experiencia más importante que vivió durante su calvario.

Muchos pacientes reaccionan con una gratitud casi excesiva ante cualquiera que se preocupe y les dedique un poco de tiempo. Privados de esta clase de atenciones en ese ajetreado mundo de artilugios y cifras, no es de extrañar que el menor gesto humano suscite una reacción tan intensa.

En una época marcada por la incertidumbre, la de la bomba de hidrógeno, las prisas y las masas, un pequeño obsequio personal puede recobrar su sentido de repente. El obsequio es recíproco: es del paciente, con la ayuda, inspiración y ánimo que puede dar a otras personas que están viviendo un drama parecido al suyo; y es nuestro, en forma de atención, tiempo y voluntad de compartir con otros lo que ellos nos han enseñado al final de sus vidas.

La última razón que quizá explique la reacción positiva de los pacientes es la necesidad del enfermo de muerte de dejar algo a su paso, de hacer un pequeño regalo, de crear, quizá, una ilusión de inmortalidad. Les agradecemos que nos cuenten lo que piensan de este tema tabú, les decimos que ellos están para enseñarnos, para ayudar a los que vengan después de ellos, y así sembramos la idea de que quizá algo seguirá viviendo después de su muerte, una idea, un curso en el que sus propuestas, fantasías, pensamientos seguirán viviendo, se someterán a debate, llegarán a ser, en cierto modo, inmortales.

Ese enfermo terminal que intenta desprenderse de las relaciones humanas para afrontar la última separación con el menor número de ataduras, pero que es incapaz de hacerlo sin ayuda de una persona ajena que comparta con él algunos de estos dilemas, ha establecido una comunicación.

Estamos hablando de la muerte —un tema sujeto a represión social— de forma franca y sencilla, abriendo así la puerta a muy distintos debates, en los que cabe tanto la negación completa si es necesario como una conversación sincera sobre los miedos y obsesiones del paciente, si es lo que este desea. El hecho de que no recurramos a la negación, de que nos mostremos dispuestos a utilizar las palabras *muerte* y *morir*, es quizá el mensaje que más agradecen muchos de nuestros pacientes.

Si queremos resumir brevemente lo que nos han enseñado estos pacientes, lo que sobresale por encima de todo, en mi opinión, es el hecho de que todos ellos, se lo hayan dicho o no, son conscientes de la gravedad de su enfermedad. Y no siempre lo confiesan a su médico o a sus familiares. No lo hacen porque pensar en esa realidad duele, y el paciente percibe y —de momento— acepta con agrado cualquier mensaje tácito o explícito que implique no hablar de ello. Pero siempre llegaba el momento en que todos nuestros pacientes necesitaban sincerarse, quitarse la máscara, enfrentarse a la realidad y ocuparse de asuntos de vital importancia cuando aún había tiempo. Agradecían ese derribo de sus defensas, el hecho de que quisiéramos hablar con ellos sobre su muerte inminente y las tareas que tenían pendientes. Querían compartir con una persona que los comprendiera algunos de sus sentimientos, especialmente los de ira, coraje, envidia, culpa y aislamiento. Indicaban claramente que utilizaban el mecanismo de negación cuando esto era lo que el médico o el familiar esperaba de ellos, debido a su dependencia de ellos y a su necesidad de mantener la relación.

A los pacientes no les importaba tanto que el personal no los pusiera frente a la realidad de los hechos como que los trataran como a niños, y que no se les tuviera en cuenta a la hora de tomar decisiones importantes. Todos habían percibido el cambio de actitud y comportamiento en el momento en que les habían diagnosticado el cáncer, y habían tomado conciencia de la gravedad de su estado debido al cambio de conducta que habían notado en las personas que los rodeaban. En otras palabras, aquellos que no habían recibido la noticia explícitamente lo habían sabido igualmente por los mensajes implícitos o la variación en el comportamiento de los familiares o del personal. Los que fueron informados explícitamente agradecieron la oportunidad de forma casi unánime, excepto aquellos que recibieron la noticia bruscamente, en un pasillo, sin preparación ni seguimiento, o de una manera que no dejaba lugar para la esperanza.

Todos nuestros pacientes reaccionaron a la mala noticia de forma casi idéntica, lo cual es típico no solo de la experiencia de recibir la noticia de una enfermedad mortal, sino que parece ser una reacción típicamente humana ante un estrés intenso e inesperado: conmoción e incredulidad. La mayoría de nuestros pacientes recurrieron a la negación durante un periodo de tiempo que osciló entre unos segundos y muchos meses, como revelan algunos de los ejemplos de entrevistas que incluimos en este libro. Esta negación nunca es absoluta. Después de la negación, predominaban la ira y el coraje. Esta se manifestaba de múltiples maneras, una de las cuales era la envidia ante los que iban a seguir viviendo y podían desenvolverse. Este enojo, parcialmente justificado y reforzado por las reacciones del personal y de la familia, a veces era casi irracional y una repetición de experiencias pasadas, como ilustra el ejemplo de la hermana I. Cuando el entorno conseguía tolerar esta ira sin tomársela como algo personal, al paciente le ayudaba enormemente a alcanzar la fase de negociación temporal seguida de depresión, que es uno de los peldaños que llevan a la aceptación final. El siguiente gráfico muestra cómo estas etapas no se suceden, sino que pueden coexistir y solaparse a veces. Muchos pacientes han alcanzado la fase de aceptación final sin ayuda externa; otros, para morir en paz y dignidad, han necesitado ayuda para salvar las distintas etapas.

Independientemente del estadio de la enfermedad o de los mecanismos de afrontamiento que se empleen, todos nuestros pacientes conservaron alguna forma de esperanza hasta el último momento. Aquellos a los que se les comunicó el diagnóstico fatal sin dejar una puerta abierta, sin un destello de esperanza, fueron los que peor reaccionaron, y nunca acabaron de reconciliarse con la persona que les había informado de una forma tan cruel. Porque ellos mismos, todos ellos, conservaron siempre alguna forma de esperanza, ¡y es importante que lo recordemos! Esta puede presentarse en forma de un nuevo descubrimiento, un nuevo hallazgo en un laboratorio de investigación, un nuevo medicamento o suero, en forma de milagro divino o del descubrimiento de que la radiografía o la muestra patológica, en realidad, corresponde a otro paciente. Puede presentarse en forma de remisión natural, como tan elocuentemente expone el señor J. en el capítulo 9, pero es esta esperanza la que debe mantenerse siempre, estemos o no de acuerdo con la forma.

Y, aunque a nuestros pacientes les gustaba sincerarse con nosotros y hablaban sin rodeos de la muerte y su antesala, también sabían indicar cuándo había llegado el momento de cambiar de tema, de volver a asuntos más alegres. Todos reconocían que les hacía bien expresar sus sentimientos, pero también necesitaban elegir el momento y la duración de este proceso.

Los conflictos y los mecanismos de defensa a los que se recurrió anteriormente nos permiten predecir hasta cierto punto qué mecanismos de defensa va a utilizar en mayor medida el paciente en este momento de crisis. Se diría que, a las personas sencillas, con menos estudios, menos mundo, menos vínculos sociales y obligaciones profesionales, en general, no les cuesta tanto afrontar esta crisis final como a las personas acomodadas, que van a perder mucho más en cuestión de lujos materiales, comodidades y número de relaciones interpersonales. Parece que a las personas que han vivido una vida de sufrimiento, trabajo duro y esfuerzo, que han criado a sus hijos y han encontrado gratificación en su trabajo, les ha resultado más fácil aceptar la muerte con paz y dignidad que a aquellas que siempre han controlado su entorno ambiciosamente, acumulando bienes materiales y un gran número de relaciones sociales, pero pocas relaciones interpersonales profundas, a las que habrían podido acudir al final de sus vidas. Esto se expone con más detalle en el ejemplo del capítulo 4 sobre la etapa de la ira.

Etapas del proceso de morir

	1	2	3	4	5	
		Esperanza			Decatexis	
					Aceptación	
				Negociación	D.P.	
			Depresión			
			Ira			
			N.P.			
	Negación					
Conmoción						

◀ Conciencia de la enfermedad mortal

⟶ Línea temporal

Muerte ▶

D. P.: duelo preparatorio
N. P.: negación parcial

308

En los pacientes religiosos no se perciben muchas diferencias con los que no lo son. La diferencia puede no ser evidente, puesto que no hemos definido claramente lo que entendemos por persona religiosa. Pero aquí podemos decir que encontramos muy pocas personas auténticamente religiosas, con una fe sincera. A esos pocos los ha ayudado la fe, y cabe compararlos con los pocos pacientes que eran auténticos ateos. La mayoría se encontraban en una zona intermedia: tenían alguna forma de creencia religiosa, pero no la suficiente para aliviar la carga de la duda y el miedo.

Cuando nuestros pacientes alcanzaban la fase de aceptación y decatexis final, las interferencias externas eran consideradas como la mayor causa de turbación, y fueron las que impidieron que algunos murieran en paz y dignidad. Esa es la señal de la muerte inminente, y la que nos permitió predecir la muerte próxima de varios pacientes cuando había pocos o ningún indicio médico. El paciente responde a un sistema natural de señales que le informa de su muerte inminente. Y nosotros podemos captar estos indicios sin saber realmente qué señales psicofisiológicas percibe el enfermo. Cuando se pregunta al paciente, este es capaz de reconocer que lo sabe, y muchas veces nos informa de ello pidiéndonos que nos sentemos a hablar ahora, puesto que sabe que mañana será tarde. Debemos ser muy conscientes de esa insistencia, porque podemos perder una oportunidad única de escucharlos cuando aún estamos a tiempo.

Nuestro curso interdisciplinar sobre el estudio de los pacientes terminales se ha convertido en un método de enseñanza bien conocido y aceptado, al que asisten semanalmente hasta cincuenta personas de distintas procedencias, disciplinas y motivaciones. Quizá sea una de las pocas clases en las que el personal del hospital se reúne informalmente y debate la necesidad de contar con una atención integral al paciente desde distintos ángulos. A pesar del número creciente de asistentes, el curso suele parecerse a una sesión de terapia de grupo en la que los participantes hablan con libertad de sus reacciones y fantasías personales en relación con el paciente, y de esta manera aprenden algo sobre sus propias motivaciones y comportamientos.

Los estudiantes de Medicina y Teología obtienen créditos académicos por el curso y han escrito estudios muy profundos sobre el tema. Este curso, en suma, ha pasado a formar parte del plan de estudios de muchos estudiantes que se encuentran con enfermos terminales al principio de su carrera, y que así se preparan para atenderlos con una actitud menos defensiva cuando la responsabilidad caiga en sus manos. Médicos generalistas y especialistas de más edad han visitado el curso y han aportado su experiencia práctica afuera del entorno hospitalario. Enfermeras, asistentes sociales, administradores y terapeutas ocupacionales se han sumado al diálogo interdisciplinar, y cada disciplina ha enseñado a las demás algo sobre sus luchas y funciones profesionales. Hemos conseguido entendernos y apreciarnos mutuamente en mucho mayor grado, no solo mediante el intercambio de responsabilidades compartidas, sino principalmente, quizá, mediante la aceptación mutua de una expresión franca de las reacciones, miedos y fantasías personales. Si un médico puede reconocer que se le puso la carne de gallina al escuchar a cierto paciente, a su enfermera le resultará más fácil hablar de cómo reaccionó a la situación en su fuero interno.

Fue quizá una de las pacientes quien expresó el cambio que se había producido en el ambiente de la forma más elocuente. Nos había llamado durante un ingreso anterior para manifestar su disgusto y enfado por la soledad y el aislamiento en los que vivía en una unidad determinada. La enfermedad remitió inesperadamente y, cuando la ingresaron de nuevo, volvió a llamarnos. Tenía una habitación en la unidad de antes y ahora quiso volver al curso para hablarnos de la sorpresa que se había llevado al descubrir lo mucho que había cambiado el ambiente. «¡Imagínense! —dijo—, ahora una enfermera entra en mi habitación y se toma su tiempo, y me dice: "¿Le gustaría hablar"?» No tenemos pruebas de que sea el curso y el hecho de que las enfermeras se sientan más cómodas lo que provocó el cambio, pero nosotros también hemos notado una evolución en esta unidad concreta, en la que médicos, enfermeras y otros pacientes terminales cada vez nos envían a más enfermos.

El mayor cambio quizá sea el hecho de que el personal nos solicita consultas personales, porque eso es señal de que han adquirido más conciencia de sus propios problemas, y de que estos pueden dificultar la gestión del paciente. Últimamente, también hemos recibido peticiones de enfermos terminales y de sus familiares, afuera del entorno hospitalario, en el sentido de que les busquemos algún trabajo que hacer en el marco del curso, algunas tareas que den sentido a sus vidas y a las de otras personas que se encuentran en circunstancias similares.

Quizá en lugar de criosociedades, deberíamos crear sociedades preparadas para enfrentar la cuestión de la muerte y su antesala, promover el diálogo sobre este tema y ayudar a la gente a vivir con menos miedo hasta el momento de su muerte.

Un estudiante escribió en un trabajo que el aspecto más sorprendente de este curso fue quizá lo poco que hablamos de la muerte en sí. ¿Fue Montaigne quien dijo que la muerte no es más que el momento que pone fin al morir? Hemos aprendido que, para el paciente, el problema no es la muerte en sí, que morir da miedo por la sensación de desesperanza, impotencia y aislamiento que lo acompañan. Quienes han asistido al curso, reflexionado sobre estas cosas, expresado con libertad sus sentimientos y comprobado que se puede hacer algo, no solo se enfrentan a sus pacientes con menos ansiedad, sino que también aceptan de forma más serena la posibilidad de su propia muerte.

Capítulo 12

Terapia con enfermos terminales

> La muerte pertenece a la vida tanto como el nacimiento.
> Caminar es posar el pie tanto como levantarlo.
>
> Rabindranath Tagore, *Pájaros perdidos*, CCLXVII

De lo anterior se desprende que el enfermo terminal tiene necesidades muy especiales, que puede ver cubiertas si encontramos tiempo para sentarnos a escucharlos e identificarlas. El mensaje más importante quizá sea el hecho de hacerle saber que queremos compartir algunas de sus obsesiones. Trabajar con el enfermo terminal requiere una madurez que solo da la experiencia. Antes de poder sentarnos con tranquilidad y sin miedo junto al paciente terminal, debemos examinar con frialdad nuestra actitud personal hacia la muerte y su antesala.

La entrevista de desbloqueo es el encuentro de dos personas capaces de comunicarse sin miedo ni ansiedad. El terapeuta —médico, sacerdote o quienquiera que asuma esta función— intentará comunicar al paciente, con palabras o actos, que no va a salir corriendo si se menciona el término cáncer o morir. El paciente captará la señal y se abrirá, o quizá haga saber al entrevistador que agradece el mensaje, pero que aún no ha llegado el momento adecuado. El paciente le avisará cuando decida sincerarse, y el terapeuta le asegurará que volverá en el momento adecuado. Muchos de nuestros pacientes no han tenido más que esa entrevista de desbloqueo. A veces estaban aferrándose a la vida por algún asunto pendiente;

tenían a su cargo a una hermana con discapacidad mental y no habían encontrado a nadie que los relevara si ellos morían, o no habían encontrado a nadie que se ocupara de unos niños y necesitaban contarle este problema a alguien. Otros se sentían culpables por algunos «pecados» reales o imaginarios y se sentían enormemente aliviados cuando les ofrecíamos la oportunidad de hablar de ellos, sobre todo en presencia de un sacerdote. Todos estos pacientes se sentían mejor después de «confesarse» o de haber encontrado quién se ocupara de otras personas, y solían morir al poco de haber solucionado los asuntos pendientes.

Rara vez un miedo irreal impide que un paciente muera, como ejemplifica el ejemplo de la mujer que tenía «miedo a morir» porque no podía concebir que «los gusanos me coman viva» (capítulo 9). Tenía un miedo fóbico a los gusanos, pero a la vez era muy consciente de lo absurdo de esta obsesión. Tan ridícula era, como ella misma decía, que no podía decírselo a su familia, que se había gastado todos sus ahorros en sus hospitalizaciones. Después de una sola entrevista, esta anciana fue capaz de hablarnos de sus miedos, y su hija la ayudó con los trámites de la incineración. Esta paciente también murió poco después del momento en que por fin pudo expresar sus miedos.

Siempre nos sorprende hasta qué punto una sola sesión puede aliviar a un paciente de una carga tremenda, y nos preguntamos por qué es tan difícil para el personal y los familiares hacerle confesar lo que quiere, cuando muchas veces solo hace falta una pregunta directa.

El señor E. no era un enfermo terminal, pero vamos a usar su caso como un ejemplo típico de entrevista de desbloqueo. Su figura es relevante porque el señor E. se presentaba como un enfermo de muerte a consecuencia de conflictos no resueltos precipitados por la muerte de una figura ambivalente.

Judío de ochenta y tres años, el señor E. había ingresado en el servicio médico de un hospital privado a causa de una marcada pérdida de peso, así como anorexia y estreñimiento. Se quejaba de dolores abdominales insoportables y tenía un aspecto demacrado y exhausto. Se encontraba de ánimo depresivo y lloraba con facilidad. Después de llevar a cabo un reconocimiento médico exhaustivo, que resultó negativo, el residente acabó solicitando una opinión psiquiátrica.

Se le sometió a una entrevista diagnóstico-terapéutica con varios estudiantes presentes en la sala. No le importó tener compañía, y para él fue un alivio poder hablar de sus problemas personales. Nos dijo que había estado bien hasta cuatro meses antes de ingresar, en que de pronto se había visto convertido en «un viejo solitario y enfermo». En un interrogatorio posterior, supimos que unas semanas antes de la aparición de todos los síntomas físicos, había perdido a una nuera, y que dos semanas antes de que comenzaran los dolores, su mujer, de la que estaba separado, había muerto repentinamente mientras él se encontraba afuera, de vacaciones.

Estaba enojado con su familia por no venir a verlo cuando él contaba con su presencia. Se quejó del servicio de enfermería y en general se mostró descontento con la atención que recibía de todo el mundo. Estaba convencido de que sus parientes vendrían inmediatamente si les prometía «un par de miles de dólares cuando me muera», y se explayó acerca del bloque de viviendas públicas en el que vivía junto a otros ancianos, y sobre el viaje de placer al que todos habían sido invitados. Pronto se hizo evidente que su enojo estaba relacionado con su situación de pobreza, y que ser pobre comportaba la obligación de hacer el viaje según el turno de su lugar de residencia, es decir, que no podía elegir. Tras indagar un poco, nos dimos cuenta de que se sentía culpable por haberse ausentado durante la hospitalización de su mujer y que intentaba desplazar esta culpa hacia la gente que había organizado el viaje.

Cuando le preguntamos si no se sentía abandonado por su mujer, si quizá era incapaz de reconocer que estaba enojado con ella, vació un torrente de amargura con el que nos confesó que no conseguía entender por qué ella lo había abandonado en favor de un hermano suyo (que era un nazi, según él), que ella había educado al único hijo de la pareja como no judío y, por último, ¡que ella le había dejado solo en el momento en que más la necesitaba! Como se sentía tan culpable y avergonzado por las emociones negativas que le producía la difunta, ahora desplazaba estos sentimientos hacia sus parientes y hacia el personal de enfermería. Estaba convencido de que merecía un castigo por tanto pensamiento malévolo y que iba a tener que soportar mucho dolor y sufrimiento para redimir su culpa.

Nosotros solo le dijimos que empatizábamos con esos sentimientos encontrados, que eran muy humanos y que todo el mundo los tenía. También le dijimos sin rodeos que nos preguntábamos si no podía reconocer que estaba un poco enojado con su exmujer, y expresar este sentimiento cuando lo visitáramos brevemente en el futuro. A esto respondió: «Si no se me va este dolor, voy a tener que aventarme por la ventana». Y nosotros contestamos: «Su dolor puede provenir de toda esa ira y toda esa frustración que está reprimiendo. Descárguelas sin vergüenza y los dolores seguramente desaparecerán». Cuando nos dejó, claramente lo hizo con sentimientos encontrados, pero nos pidió que lo visitáramos de nuevo.

El residente que lo acompañó a su habitación se fijó en su encorvamiento. Reforzó lo que nosotros le habíamos dicho en la entrevista y le aseguró que aquellas reacciones suyas eran muy normales. Después de esto, el paciente se enderezó y volvió a su habitación más erguido.

La visita del día siguiente reveló que apenas había estado en su habitación. Había pasado gran parte del día relacionándose con gente, visitando la cafetería y disfrutando de la comida. Los dolores y el estreñimiento habían desaparecido. Después de hacer dos deposiciones gigantescas en la noche de la entrevista, el paciente se encontraba «mejor que nunca» y ya estaba haciendo planes para cuando le dieran el alta y pudiera retomar algunas de sus actividades de siempre.

El día en que le dieron el alta, nos habló, sonriente, de los buenos tiempos con su mujer. También habló de su cambio de actitud hacia los miembros del personal, «a los que he hecho la vida imposible», y hacia su familia, sobre todo hacia su hijo, al que había llamado para estrechar lazos, «porque a lo mejor los dos vamos a sentirnos solos durante un tiempo».

Nos pusimos a su disposición si surgían más problemas, físicos o emocionales, y él respondió, sonriente, que había aprendido una lección importante y que ahora podía enfrentarse a la muerte con un ánimo más ecuánime.

El ejemplo del señor E. demuestra cómo estas entrevistas pueden ser convenientes para personas que no están enfermas ellas mismas, pero que —por su avanzada edad o, simplemente, su incapacidad de aceptar la muerte de una figura ambivalente— sufren mucho y consideran sus molestias físicas o emocionales un medio de aliviar un sentimiento de culpa por una hostilidad reprimida hacia una persona fallecida. A este anciano no le asustaba tanto morir como el hecho de hacerlo antes de haber pagado por su deseo de destrucción hacia una persona que había muerto sin haberle dado la oportunidad de «reparar su error». Los terribles dolores que sufría eran un medio de aliviar su miedo al castigo, y el hombre desplazaba gran parte de su hostilidad y coraje hacia el personal de enfermería y su familia, pero no era consciente de los motivos de este rencor. Sorprende comprobar cómo una simple entrevista puede sacar a la luz gran parte de esta información, y cómo unas pocas frases explicativas y transmitir la idea de que estos sentimientos de amor y odio son humanos y comprensibles y no exigen pagar un precio cruel por sentirlos pueden aliviar gran parte de estos síntomas somáticos.

A los pacientes que no tienen un problema sencillo y único les puede convenir una terapia a corto plazo, que tampoco requiere necesariamente la ayuda de un psiquiatra, sino simplemente de una persona comprensiva, que tenga tiempo para sentarse a escuchar. Pienso en pacientes como la hermana I., que recibió muchas visitas y cuya terapia vino de la mano tanto de otros enfermos como de nosotros mismos. Son aquellos pacientes que tienen la suerte de disponer de tiempo para trabajar algunos de sus conflictos durante su enfermedad y que pueden llegar a comprender y, quizá, apreciar mejor las cosas de las que aún pueden disfrutar. Estas sesiones de terapia, como las breves sesiones de psicoterapia con enfermos más terminales, son irregulares respecto a su longitud y frecuencia. Se organizan de forma individual, en función del estado físico del paciente y de su capacidad y voluntad de hablar en cada momento; y suelen incluir visitas de solo unos minutos, con las que pretendemos asegurarles que pueden contar con nuestra presencia incluso en los momentos en los que no desean hablar. Las entrevistas se mantienen aun con más frecuencia cuando el paciente está más incómodo y adolorido, en cuyo caso la comunicación verbal da paso a la compañía muda.

Muchas veces nos hemos preguntado si con un grupo seleccionado de enfermos terminales estaría indicada la terapia de grupo, puesto que la soledad y el aislamiento son características comunes a todos ellos. Las personas que trabajan en unidades con enfermos terminales saben que los pacientes se comunican entre ellos y que comparten muchas observaciones útiles. Siempre nos sorprende comprobar hasta qué punto las experiencias que vivimos en el curso se transmiten de un enfermo terminal a otro; incluso algunos pacientes nos «remiten» a otros. Hemos visto sentados juntos en el vestíbulo del hospital a pacientes que habían sido entrevistados para el curso, y que luego han seguido celebrando sesiones informales, como miembros de una fraternidad. Hasta ahora hemos dejado que los pacientes decidan cuánta información quieren compartir con la gente, pero en estos momentos estamos estudiando hasta qué punto se animarían a celebrar una reunión más formal, puesto que parece que al menos a un pequeño grupo de ellos le gustaría. Entre ellos, aquellos que tienen enfermedades crónicas y que pasan por el hospital múltiples veces. Estos se conocen desde hace mucho tiempo y no solo comparten la misma enfermedad, sino los mismos recuerdos sobre sus anteriores ingresos. Nos ha impresionado mucho la reacción casi de alegría que han tenido a la muerte de uno de sus «colegas», que no es otra cosa que la confirmación del hecho de que inconscientemente están convencidos de eso de que «te pasará a ti, pero no a mí». Quizá también es uno de los factores que contribuyen al hecho de que, a tantos pacientes y sus familias, como la señora G. (capítulo 7), les produzca cierta satisfacción visitar a otros pacientes que quizá están más graves que ellos. La hermana I. utilizaba estas visitas para expresar su hostilidad, es decir, para preguntar a los pacientes por lo que necesitaban y así poder acusar de ineficacia al personal de enfermería (capítulo 4). Esta ayuda que les prestaba como enfermera no solo le permitía negar temporalmente su propia falta de autonomía, sino también manifestar su ira contra las personas que estaban sanas, pero que no eran capaces de servir más eficazmente a las enfermas. Incluir a esta clase de pacientes en una terapia de grupo podría ayudarles a comprender sus propias actitudes, y también ayudaría al personal de enfermería, puesto que lo haría más receptivo a las necesidades de los enfermos.

La señora F. es otra mujer a la que cabe recordar porque organizó una terapia de grupo informal entre ella y algunos pacientes jóvenes, enfermos graves que habían ingresado con leucemia o linfoma de Hodgkin, la enfermedad que ella padecía desde hacía más de veinte años. En los últimos años había ingresado un promedio de seis veces al año, lo que la había llevado a aceptar su enfermedad totalmente con el tiempo. Un día ingresó una chica de diecinueve años, Ann, que estaba asustada por su enfermedad y el desenlace de esta y que era incapaz de hablar de este miedo con nadie. Como sus padres se habían negado a hablar de ello, la señora E. se convirtió en su terapeuta improvisada. Le habló a la chica de sus hijos, de su esposo y de la casa de la que se había ocupado durante tantos años, pese a los numerosos ingresos, y acabó consiguiendo que Ann se desahogara con ella y le hiciera preguntas relevantes para ella. Cuando a Ann la dieron de alta, envió a otra joven paciente a la señora F., y esto puso en marcha una reacción en cadena de derivaciones comparable a esas terapias de grupo en las que un paciente ocupa el lugar de otro. El grupo, que no solía incluir más de dos o tres personas, se mantenía unido mientras sus miembros permanecían en el hospital.

El silencio que va más allá de las palabras

Hay un momento en la vida de un paciente en el que el dolor cesa, la mente se desliza hacia un estado en el que no se sueña, la necesidad de alimento se reduce al mínimo y la conciencia del entorno da paso a las tinieblas. Este es el momento en que los familiares empiezan a deambular por los pasillos del hospital, atormentados por la espera, sin saber si irse para atender a los vivos o quedarse para estar presentes en el momento de la muerte. Es el momento en que las palabras ya no sirven, ya es tarde para ellas, pero también aquel en el que los familiares piden ayuda gritando más que nunca... con o sin palabras. Ya es tarde para intervenciones médicas (y serían demasiado crueles, aunque también son bienintencionadas cuando se producen), pero también pronto para una separación definitiva del moribundo. Es el momento más duro para el familiar más cercano, que, o bien quiere irse, acabar de una vez, o bien se aferra desesperadamente a algo que está a punto de perder para siempre. Es el momento de la terapia del silencio con el paciente y de ponerse a disposición de la familia.

El médico, la enfermera, el asistente social o el sacerdote pueden ser de gran ayuda en estos últimos momentos, si comprenden los dilemas que vive entonces la familia y pueden ayudar a elegir a la persona a la que le resultará menos difícil quedarse con el paciente moribundo. Esta persona se convierte entonces, de hecho, en la terapeuta del paciente. A aquellos que se agobiarían se les puede ayudar aliviando su sentimiento de culpa y asegurándoles que alguien se quedará con el paciente hasta que muera. Así pueden volver a sus casas sabiendo que no murió en soledad, sin sentirse avergonzados ni culpables de haber evitado este momento que para mucha gente es tan complicado.

Quien tenga la fuerza y el amor que se requieren para sentarse junto a un moribundo en ese silencio que va más allá de las palabras, sabrá que en ese momento no hay miedo ni dolor, solo un apacible fin de las funciones físicas. Contemplar la muerte pacífica de un ser humano nos recuerda a una estrella fugaz, una que, entre el millón de luces del cielo inmenso, se ilumina un breve instante antes de desaparecer para siempre en la noche eterna. Ser terapeuta de un paciente moribundo nos hace conscientes de la singularidad de cada individuo en este vasto mar de humanidad. Nos hace conscientes de nuestra finitud, de lo limitado de nuestra vida. Pocos de nosotros vivimos más allá de tres veintenas y diez años y, sin embargo, en ese breve tiempo la mayoría creamos y vivimos una biografía única y nos acoplamos a la trama de la historia humana.

*El agua de una vasija brilla; el agua del mar es oscura.
La verdad pequeña tiene palabras claras; la verdad
grande tiene un gran silencio.*

RABINDRANATH TAGORE, *Pájaros perdidos*, CLXXVI

Bibliografía

ABRAMS, R. D., y Finesinger, J. E., «Guilt Reactions in Patients with Cancer», *Cancer,* vol. VI, 1953, págs. 474-482.
ALDRICH, C. Knight, «The Dying Patient's Grief», *Journal of the American Medical Association,* vol. 184, n.° 5, 4 de mayo de 1963, págs. 329-331.
ALEXANDER, G. H., «An Unexplained Death Coexistent with Death Wishes», *Psychosomatic Medicine,* vol. V, 1943, pág. 188.
ALEXANDER, Irving E., y Alderstein, Arthur M., «Affective Responses to the Concept of Death in a Population of Children and Early Adolescents», en Robert Fulton (ed.), *Death and Identity,* Nueva York, John Wiley & Sons, 1965.
ALLPORT, Gordon, *The Individual and His Religion,* Nueva York, The Macmillan Company, 1950.
ANDERSON, George Christian, «Death and Responsibility: Does Religion Help?», *Psychiatric Opinion,* vol. III, n.° 5, octubre de 1966, págs. 40-42.
ANTHONY, Sylvia, *The Child's Discovery of Death,* Nueva York, Harcourt, Brace & Co., 1940.
APONTE, Gonzalo E., «The Enigma of "Bangungut"», *Annals of Internal Medicine,* vol. 52, junio de 1960, n.° 6, págs. 1.258-1.263.
ARING, Charles D., «A Letter from the Clinical Clerk», *Omega,* vol. I, n.° 4, diciembre de 1966, págs. 33-34.
ARONSON, G. J., «Treatment of the Dying Person», en Herman Feifel (ed.), *The Meaning of Death,* Nueva York, McGraw-Hill Book Co., 1959.
«Aspects of Death and Dying», informe, *Journal of the American Medical Woman's Association,* vol. 19, n.° 4, junio de 1964.
AYD, Frank J., Jr., «The Hopeless Case», *Journal of the American*

Medical Association, vol. 181, n.° 13, 29 de septiembre de 1962, págs. 1.099-1.102.

BACH, Susan R. von, «Spontanes Malen Schwerkranker Patienten», *Acta Psychosomatica* (Basilea), 1966.

BAKAN, David, *The Duality of Human Existence,* Chicago, Rand, McNally & Co., 1966.

—, *Disease, Pain and Sacrifice,* Chicago, The University of Chicago Press, 1968.

BARBER, T. X., «Death by Suggestion, a Critical Note», *Psychosomatic Medicine,* vol. XXIII, 1961, págs. 153-155.

BEACH, Kenneth, y Strehlin, John S., Jr., «Enlisting Relatives in Cancer Management», *Medical World News,* 10 de marzo de 1967, págs. 112-113.

BEECHER, Henry K., «Nonspecific Forces Surrounding Disease and the Treatment of Disease», *Journal of the American Medical Association,* vol. 179, n.° 6, 1962, págs. 437-440.

BEIGNER, Jerome S., «Anxiety as an Aid in the Prognostication of Impending Death», *American Medical Association Archives of Neurology and Psychiatry,* vol. LXXVII, 1957, págs. 171-177.

BELL, Bertrand M., «Pseudo-Terminal Patients Make Comeback», *Medical World News* 12 de agosto de 1966, págs. 108-109.

BELL, Thomas, *In the Midst of Life,* Nueva York, Atheneum Publishers, 1961.

BETTELHEIM, Bruno, *The Empty Fortress,* Nueva York, Free Press, 1967 [trad. cast.: *La fortaleza vacía: autismo infantil y el nacimiento del yo,* Barcelona, Paidós Ibérica, 2001].

BINSWANGER, Ludwig, *Grundformen und Erkenntnis des Menschlichen Daseins,* 2.ª ed., Zúrich, Max Niehaus, 1953.

BLUESTONE, Harvey, y McGahee, Carl L., «Reaction to Extreme Stress; Death by Execution», *American Journal of Psychiatry,* vol. 119, n.° 5, 1962, págs. 393-396.

BOWERS, Margaretta K., *Counseling the Dying,* Nueva York, Thomas Nelson & Sons, 1964.

BRODSKY, Bernard, «Liebestod Fantasies in a Patient Faced with a Fatal Illness», *International Journal of Psychoanalysis,* vol. 40, n.° 1, enero-febrero de 1959, págs. 13-16.

—, «The Self-Representation, Anality, and the Fear of Dying», *Journal of the American Psychoanalytic Association,* vol. VII, n.° 1, enero de 1959, págs. 95-108.

BRODY, Matthew, «Compassion for Life and Death», *Medical*

Opinion and Review, vol. 3, n.° 1, enero de 1967, págs. 108-113.
CANNON, Walter B., «Voodoo Death», *American Anthropology,* vol. XLIV, 1942, pág. 169.
CAPPON, Daniel, «Attitudes Of and Towards the Dying», *Canadian Medical Association Journal,* vol. 87, 1962, págs. 693-700.
CASBERG, Melvin A., «Toward Human Values in Medical Practice», *Medical Opinion and Review,* vol. III, n.° 5, mayo de 1967, págs. 22-25.
CHADWICK, Mary, «Notes Upon Fear of Death», *International Journal of Psychoanalysis,* vol. 10, 1929, págs. 321-334.
CHERNUS, Jack, «Let Them Die with Dignity», *Riss,* vol. 7, n.° 6, junio de 1964, págs. 73-86.
CHORON, Jacques, *Death and Western Thought,* Nueva York, Collier Books, 1963.
—, *Modern Man and Mortality,* Nueva York, The Macmillan Company, 1964.
COHEN, Sidney, «LSD and the Anguish of Dying», *Harper's Magazine,* septiembre de 1965, págs. 69-78.
COMFORT, Alex, «On Gerontophobia», *Medical Opinion and Review,* vol. III, n.° 9, septiembre de 1967, págs. 30-37.
Conference on the Care of Patients with Fatal Illness, The New York Academy of Sciences, 15-17 de febrero de 1967.
COOPER, Philip, «The Fabric We Weave», *Medical Opinion and Review,* vol. III, n.° 1, enero de 1967, pág. 36.
CUTLER, Donald R., «Death and Responsibility: A Minister's View», *Psychiatric Opinion,* vol. III, n.° 4, agosto de 1966, págs. 8-12.
DEUTSCH, Felix, «Euthanasia: A Clinical Study», *The Psychoanalytic Quarterly,* vol. V, 1936, págs. 347-368.
— (ed.), *The Psychosomatic Concepts in Psychoanalysis,* Nueva York, International Universities Press, 1953.
DEUTSCH, Helene, *The Psychology of Women,* 2 vols., Nueva York, Grune & Stratton, 1944-1945.
DOBZHANSKY, Theodosius, «An Essay on Religion, Death, and Evolutionary Adaptation», *Zygon: Journal of Religion and Science,* vol. I, n.° 4, diciembre de 1966, págs. 317-331.
DRAPER, Edgar, *Psychiatry and Pastoral Care,* Englewood Cliffs (Nueva Jersey), Prentice-Hall, 1965.

EASSON, Eric C., «Cancer and the Problem of Pessimism», *CA: A Cancer Journal for Clinicians,* American Cancer Society, vol. 17, n.º 1, enero-febrero de 1967, págs. 7-14.
EATON, Joseph W., «The Art of Aging and Dying», *The Gerontologist,* vol. IV, n.º 2, 1964, págs. 94-100.
EISSLER, K. R., *The Psychiatrist and the Dying Patient,* Nueva York, International Universities Press, 1955.
EVANS, Audrey E., «If a Child Must Die...», *New England Journal of Medicine,* vol. 278, enero de 1968, págs. 138-142.
FARBEROW, Norman L. (ed.), *Taboo Topics,* Nueva York, Atherton Press, 1963.
FEIFEL, Herman, «Attitudes Toward Death in Some Normal and Mentally Ill Populations», en Herman Feifel (ed.), *The Meaning of Death,* Nueva York, McGraw-Hill Book Co., 1959, págs. 114-130.
—, «Is Death's Sting Sharper for the Doctor?», *Medical World News,* 6 de octubre de 1967, pág. 77.
—, y Heller, Joseph, «Normality, Illness, and Death», estudio, Third World Congress of Psychiatry, Montreal, Canadá, junio de 1961, págs. 1-6.
FEINSTEIN, Alvan R., *Clinical Judgment,* Baltimore, Williams & Wilkins Co., 1967.
FENICHEL, Otto, *The Psychoanalytic Theory of Neurosis,* Nueva York, W. W. Norton & Co., 1945 [trad. cast.: *Teoría psicoanalítica de la neurosis,* Barcelona, Paidós Ibérica, 1984].
FINESINGER, Jacob E.; Shands, Harley C., y Abrams, Ruth D., «Managing the Emotional Problems of the Cancer Patient», *Clinical Problems in Cancer Research,* Sloan-Kettering Institute for Cancer Research, 1952, págs. 106-121.
FLETCHER, Joseph, *Morals and Medicine,* Boston, Beacon Press, 1960.
FOSTER, Zelda P. L., «How Social Work Can Influence Hospital Management of Fatal Illness», *Social Work: Journal of the National Association of Social Workers,* vol. 10, n.º 4, octubre de 1965, págs. 30-35.
FREUD, Sigmund, *Beyond the Pleasure Principle,* Nueva York, Liveright Publishing Corp., 1950 [trad. cast.: *Más allá del principio del placer,* Tres Cantos, Akal, 2020].
—, *Civilization and Its Discontents* (1930), en James Strechy (ed.) *The Complete Psychological Works of Sigmund Freud,* edición

estándar, vol. XXI, Londres, Hogarth Press, 1961, págs. 59-145.

—, *Inhibitions, Symptoms, and Anxiety* (1926), en James Strechy (ed.), *The Complete Psychological Works of Sigmund Freud*, edición estándar, vol. XX, Londres, Hogarth Press, 1961, págs. 77-175 [trad. cast.: *Inhibición, síntoma y angustia*, Buenos Aires, Amorrortu, 2017].

—, *On Transcience* (1916), en James Strechy (ed.), *The Complete Psychological Works of Sigmund Freud*, edición estándar, vol. XIV, Londres, Hogarth Press, 1961, págs. 303-308.

—, *Thoughts for the Times on War and Death* (1915), en James Strechy (ed.), *The Complete Psychological Works of Sigmund Freud*, vol. XIV, Londres, Hogarth Press, 1961, págs. 273-302 [trad. cast.: *Consideraciones de actualidad sobre la guerra y la muerte*, Barcelona, Byron Books, 2023].

FROMM, Erich, *Escape From Freedom*, Nueva York, Henry Holt & Co., 1941 [trad. cast.: *El miedo a la libertad*, Barcelona, Paidós Ibérica, 2004].

—, *Man For Himself*, Nueva York, Henry Holt & Co., 1947.

FULTON, Robert (ed.), *Death and Identity*, Nueva York, John Wiley & Sons, 1966.

GAINES, Renford G., *Death, Denial, and Religious Commitment*, tesis para Doctorado en Ministerio, Meadville Theological School (Chicago), 1968.

GARNER, Fradley, «Doctors' Need to Care More for the Dying», *American Journal of Mental Hygiene*.

GARNER, H. H., *Psychosomatic Management of the Patient with Malignancy*, Springfield (Illinois), Charles C. Thomas, 1966.

GARTLEY, W., y Bernasconi, M., «The Concept of Death in Children», *Journal of Genetic Psychology*, vol. 110, marzo de 1967, págs. 71-85.

GINSBERG, R.: «Should the Elderly Cancer Patient Be Told?», *Geriatrics*, vol. IV, 1949, págs. 101-107.

GINSPARG, Sylvia; Moriarty, Alice, y Murphy, Lois B., «Young Teenagers' Responses to the Assassination of President Kennedy: Relation to Previous Life Experiences», en Martha Wolfenstein y Gilbert Kliman (eds.), *Children and the Death of a President*, Garden City (Nueva York), Doubleday & Company, Anchor Books, 1966.

GLASER, Barney G., «The Physician and the Dying Patient», *Medical Opinion and Review,* diciembre de 1965, págs. 108-114.
—, y Strauss, Anselm L. Awareness of Dying, Chicago, Aldine Publishing Co., 1965.
Green, M., y Solnit, A. J., «Psychologic Considerations in the Management of Deaths on Pediatric Hospital Services», Parte 1, «The Doctor and the Child's Family», *Pediatrics,* vol. XXIV, 1959, págs. 106-112.
—, «The Pediatric Management of the Dying Child», Parte 2, «The Child's Reaction (vica) Fear of Dying», en *Modern Perspectives in Child Development,* Nueva York, International Universities Press, págs. 217-228.
GROLLMAN, Rabbi Earl A., «Death and Responsibility», *Psychiatric Opinion,* vol. III, n.° 6, diciembre de 1966, págs. 36-38.
HACKETT, T. P., y Weisman, A. D., «Predilection to Death: Death and Dying as a Psychiatric Problem», *Psychosomatic Medicine,* vol. 23, mayo-junio de 1961, págs. 232-256.
—, «The Treatment of the Dying», estudio no publicado, Department of Psychiatry, Harvard University Medical School, 1962.
HAMOVICH, Maurice B., «Parental Reactions to the Death of a Child», estudio no publicado, University of Southern California, 19 de septiembre de 1962.
HAROUTUNIA, Joseph, «Life and Death Among Fellowman», en Nathan A. Scott, Jr. (ed.), *The Modern Vision of Death,* Richmond (Virginia), John Knox Press, 1967.
HICKS, William, y Robert S. Daniels, «The Dying Patient, His Physician and the Psychiatric Consultant», *Psychosomatics,* vol. IX, enero-febrero de 1968, págs. 47-52.
HINTON, J. M., «Facing Death», *Journal of Psychosomatic Research,* vol. 10, 1966, págs. 22-28.
—, *Dying,* Baltimore, Penguin Books, 1967 [trad. cast.: *Experiencias sobre el morir,* Barcelona, Seix Barral, 1996].
HOFLING, Charles K., «Terminal Decisions», *Medical Opinion and Review,* vol. II, n.° 1, octubre de 1966, págs. 40-49.
HOWLAND, Elihu S., «Psychiatric Aspects of Preparation for Death», estudio leído en la asamblea de la Wisconsin State Medical Society, Milwaukee, Wisconsin, mayo de 1963.
IRWIN, Robert, y Weston, Donald L.: «Preschool Child's Response to Death of Infant Sibling», *American Journal of Diseases of Children,* vol. 106, n.° 6, diciembre de 1963, págs. 564-567.

JACKSON, Edgar Newman, *Understanding Grief: Its Roots, Dynamics and Treatment*, Nueva York, Abingdon Press, 1957.
JONAS, Hans, *The Phenomenon of Life*, Nueva York, Harper & Row, 1966 [trad. cast.: *El principio de vida: hacia una biología filosófica*, Madrid, Trotta, 2000].
JONES, Ernest, «Dying Together», en *Essays in Applied Psychoanalysis*, vol. I, Londres, Hogarth Press, 1951.
—, «The Psychology of Religion», en *Essays in Applied Psychoanalysis*, vol. II. Londres, Hogarth Press, 1951.
KALISH, Richard A., «Death and Responsibility: A Social-Psychological View», *Psychiatric Opinion*, vol. 3, n.º 4, agosto de 1966, págs. 14-19.
KAST, Eric, «LSD and the Dying Patient», *Chicago Medical School Quarterly*, vol. 26, verano de 1966, págs. 80-87.
KASTENBAUM, Robert, «Death and Responsibility: Introduction» y «A Critical Review», *Psychiatric Opinion*, vol. 3, n.º 4, agosto de 1966, págs. 5-6, 35-41.
KATZ, Alfred H., «Who Shall Survive?», *Medical Opinion and Review*, vol. III, n.º 3, marzo de 1967, págs. 52-61.
KLEIN, Melanie, «A Contribution to the Theory of Anxiety and Guilt», *International Journal of Psychoanalysis*, vol. 29, n.º 114, 1948, págs. 114-123.
KNUDSON, Alfred G., Jr., y Natterson, Joseph M., «Observations Concerning Fear of Death in Fatally Ill Children and Their Mothers», *Psychosomatic Medicine*, vol. XXII, n.º 6, noviembre-diciembre de 1960, págs. 456-465.
—, «Practice of Pediatrics. Participation of Parents in the Hospital Care of Fatally Ill Children», *Pediatrics*, vol. 26, n.º 3, Parte 1, septiembre de 1960, págs. 482-490.
KRAMER, Charles H., y Dunlop, Hope E. R. N., «The Dying Patient», *Geriatric Nursing*, septiembre-octubre de 1966.
LESHAN, L., y LeShan, E., «Psychotherapy in the Patient with a Limited Life Span», *Psychiatry*, vol. 24, noviembre de 1961, pág. 4.
LIEBERMAN, Morton A., «Psychological Correlates of Impending Death: Some Preliminary Observations», *Journal of Gerontology*, vol. 20, n.º 2, abril de 1965, págs. 181-190.
«Life in Death», editorial, *New England Journal of Medicine*, vol. 256, n.º 16, 18 de abril de 1957, págs. 760-761.
LIFTON, Robert J., *Challenges of Humanistic Psychology*, 2 vols.,

ed. James F. T. Bugental, Nueva York, McGraw-Hill Book Co., 1967.
MALINO, Jerome R., «Coping with Death in Western Religious Civilization», *Zygon: Journal of Religion and Science,* vol. 1, n.° 4, diciembre de 1966, págs. 354-365.
«Management of the Patient with Cancerphobia and Cancer», *Psychomatics,* vol. V, n.° 3, 1964, págs. 147-152.
MATHIS, James L., «A Sophisticated Version of Voodoo Death», *Psychosomatic Medicine,* vol. 26, n.° 2, 1964, págs. 104-107.
MCGANN, Leona M., «The Cancer Patient's Needs: How Can We Meet Them?», *Journal of Rehabilitation,* vol. XXX, n.° 6, noviembre-diciembre de 1964, pág. 19.
MEERLOO, Joost, A. M., «Psychological Implications of Malignant Growth: A Survey of Hypothesis», *British Journal of Medical Psychology,* vol. XXVII, 1954, págs. 210-215.
—, «Tragic Paradox of the Nuclear Death Wish», *Abbottempo,* junio de 1963, págs. 29-32.
MENNINGER, Karl, *Man Against Himself,* Nueva York, Harcourt, Brace & Co., 1938 [trad. cast.: *El hombre contra sí mismo,* Barcelona, Edicions 62, 1989].
MOELLENDORF, Fritz, «Ideas of Children About Death», *Bulletin of the Menninger Clinic,* vol. III, n.° 148, 1939.
MORGENTHAU, Hans, «Death in the Nuclear Age», en Nathan A. Scott, Jr. (ed.), *The Modern Vision of Death,* Richmond (Virginia), John Knox Press, 1967.
MORITZ, Alan R., «Sudden Deaths», *New England Journal of Medicine,* vol. 223, n.° 20, 14 de noviembre de 1940, págs. 798-801.
MUELLER, Ludwig, *Über die Seelenverfassung der Sterbenden,* Berlín, Springerverlag, 1931.
NAGY, Maria H., *The Meaning of Death,* Nueva York, McGraw-Hill Book Co., 1965.
NATANSON, Maurice, «Death and Mundanity», *Omega,* vol. I, n.° 3, septiembre de 1966, págs. 20-22.
NEGOVSKII, V. A., «The Last Frontier», en *Resuscitation and Artificial Hypothermia,* traducción del ruso de Basil Haigh, *Hospital Focus,* diciembre de 1962.
NORTON, Janice, «Treatment of the Dying Patient», *The Psychoanalytic Study of the Child,* vol. XVIII, 1963, págs. 541-560.

O'CONNELL, Walter, «The Humor of the Gallows», *Omega,* vol. I, n.° 4, diciembre de 1966, págs. 31-33.
OSTROW, Mortimer, «The Death Instincts: A Contribution to the Study of Instincts», *International Journal of Psychoanalysis,* vol. XXXIX, Parte 1, 1958, págs. 5-16.
PARKES, C. Murray, «Grief as an Illness», *New Society,* vol. IX, 9 de abril de 1964.
—, «Effects of Bereavement on Physical and Mental Health: A Study of the Medical Records of Widows», *British Medical Journal,* vol. II, l de agosto de 1964, págs. 274-279.
PATTON, Kenneth, «Science, Religion and Death», *Zygon: Journal of Religion and Science,* vol. 1, n.° 4, diciembre de 1966, págs. 332-346.
PEABODY, Francis Weld, «The Care of the Patient», *Journal of the American Medical Association,* 1927.
PFISTER, Oskar, «Schockenden und Schockphantasien bei Höchster Lebensgefahr», *Internationale Zeiting für Psychoanalyse,* vol. 16, 1930, pág. 430.
PIAGET, Jean, *The Language and Thought of the Child,* 3.ª ed., Londres, Routledge y Kegan Paul, 1959 [trad. cast.: *El lenguaje y el pensamiento del niño pequeño,* Barcelona, Ediciones Altaya, 1999].
«Prognosis in Psychiatric Disorders of the Elderly: An Attempt to Define Indicators of Early Death and Early Recovery», *Journal of Mental Science,* vol. 102, 1956, págs. 129-140.
«Progress Against Cancer, 1966», en *Care of the Leukemia Patient,* Washington, D. C., National Advisory Council, U. S. Department of Health, Education, and Welfare, 1966, pág. 33.
RHEINGOLD, Joseph C., *The Fear of Being a Woman,* Nueva York, Grune & Stratton, 1964.
—, *The Mother, Anxiety, and Death: The Catastrophic Death Complex,* Boston, Little, Brown & Co., 1967.
RICHMOND, Jolius B., y Waisman, Harry A., «Psychological Aspects of Management of Children with Malignant Diseases», *American Journal of Diseases of Children,* vol. 89, n.° 1, enero de 1955, págs. 42-47.
RICHTER, Curt P., «On the Phenomenon of Sudden Death in Animals and Man», *Psychosomatic Medicine,* vol. XIX, n.° 103, 1957, págs. 191-198.

Rosenblum, J., *How to Explain Death to a Child*, International Order of the Golden Rule, 1963.

Ross, Elisabeth K., «The Dying Patient as Teacher: An Experiment and An Experience», *Chicago Theological Seminary Register,* vol. LVII, n.º 3, diciembre de 1966.

—, «Psychotherapy with the Least Expected», *Rehabilitation Literature,* vol. 29, n.º 3, marzo de 1968, págs. 73-76.

Rothenberg, Albert, «Psychological Problems in Terminal Cancer Management», *Cancer,* vol. XIV, 1961, págs. 1.063-1.073.

Rydberg, Wayne D., «The Role of Religious Belief in the Suicidal Crisis», tesis de teología no publicada, Chicago Theological Seminary, junio de 1966.

Sandford, B., «Some Notes on a Dying Patient», *International Journal of Psychiatry,* vol. 38, 1957.

Saul, Leon J., «Reactions of a Man to Natural Death», *Psychoanalytic Quarterly,* vol. 28, 1959, págs. 383-386.

Saunders, Cicely, *Care of the Dying,* Londres, Macmillan & Co., 1959 [trad. cast.: *Cuidado de la enfermedad maligna terminal,* Barcelona, Salvat, 1980].

—, «Death and Responsibility: A Medical Director's View», *Psychiatric Opinion,* vol. III, n.º 4, agosto de 1966, págs. 28-34.

—, «The Management of Terminal Illness», *Hospital Medicine,* Parte I, diciembre de 1966, págs. 225-228; Parte II, enero de 1967, págs. 317-320; Parte III, febrero de 1967, págs. 433-436,

—, «The Need for Institutional Care for the Patient with Advanced Cancer», en *Anniversary Volume,* Madrás, Cancer Institute, 1964, págs. 1-8.

—, «A Patient», *Nursing Times,* 31 de marzo de 1961.

—, «The Treatment of Intractable Pain in Terminal Cancer», *Proceedings of the Royal Society of Medicine,* vol. 56, n.º 3, marzo de 1963, págs. 191-197.

—, «Watch With Me», *Nursing Times,* 25 de noviembre de 1965.

Scherzer, Carl J., *Ministering to the Dying,* Englewood Cliffs (Nueva Jersey), Prentice-Hall, 1963.

Shands, Harley C., «Psychological Mechanisms in Cancer Patients», *Cancer,* vol. IV, 1951, págs. 1.159-1.170.

Shepherd, J. Barrie, «Ministering to the Dying Patient», *The Pulpit,* julio-agosto de 1966, págs. 9-12.

Simmons, Leo W., «Aging in Primitive Societies: A Comparative

Survey of Family Life and Relationships», *Law and Contemporary Problems* (Duke University School of Law), vol. 27, n.º 1, invierno de 1962.

—, «Attitudes Toward Aging and the Aged: Primitive Societies», *Journal of Gerontology*, vol. I, n.º 1, enero de 1946, págs. 72-95.

SPERRY, Roger, «Mind, Brain and Humanist Values», en *New Views of the Nature of Man*, ed. John R. Platt, Chicago, University of Chicago Press, 1965.

SPITZ, Rene, *The First Year of Life*, Nueva York, International Universities Press, 1965 [trad. cast.: *El primer año de la vida del niño*, Barcelona, Aguilar, 1993].

STINNETTE, Charles R., *Anxiety and Faith*. Greenwich (Connecticut), Seabury Press, 1955.

STOKES, A., «On Resignation», *International Journal of Psychosomatics*, vol. XLIII, 1962, págs. 175-181.

STRAUSS, Richard H., «I Think, Therefore», *Perspectives in Biology and Medicine* (University of Chicago), vol. VIII, n.º 4, verano de 1965, págs. 516-519.

SUDNOW, David, *Passing On*, Englewood Cliffs (Nueva Jersey), Prentice-Hall, 1967.

«Telling the Relatives», *Hospital Medicine*, I, abril de 1967.

TICHAUER, Ruth W., «Attitudes Toward Death and Dying among the Aymara Indians of Bolivia», *Journal of the American Medical Women's Association*, vol. 19, n.º 6, junio de 1964, págs. 463-466.

TILLICH, Paul, *The Courage To Be*, New Haven (Connecticut), Yale University Press, 1952 [trad. cast.: *El coraje de ser*, Madrid, Avarigani Ediciones, 2018].

«Time, Perspective, and Bereavement», *Omega*, vol. I, n.º 2, junio de 1966.

TRELOAR, Alan E., «The Enigma of Cause of Death», *Journal of the American Medical Association*, vol. 162, n.º 15, 8 de diciembre de 1956, págs. 1.376-1.379.

VERWOERDT, Adriaan, «Comments on: "Communication with the Fatally Ill"», *Omega*, vol. II, n.º 1, marzo de 1967, págs. 10-11.

—, «Death and the Family», *Medical Opinion and Review*, vol. I, n.º 12, septiembre de 1966, págs. 38-43.

VERWOERDT, Adriaan, y Wilson, Ruby, «Communication with Fatally Ill Patients», *American Journal of Nursing*, vol. 67, n.º 11, noviembre de 1967, págs. 2.307-2.309.

Von Lerchenthal, E., «Death from Psychic Causes», *Bulletin of the Menninger Clinic*, vol. XII, n.º 31, 1948.
Wahl, Charles W., «The Fear of Death», *Bulletin of the Menninger Clinic*, vol. XXII, n.º 214, 1958, págs. 214-223.
— (ed.), *Management of Death and the Dying Patient Book: Dimensions in Psychosomatic Medicine*, Boston, Little, Brown & Co., 1964, págs. 241-255.
Walters, M., «Psychic Death: Report of a Possible Case», *Archives of Neurology and Psychiatry*, vol. 52, n.º 1, 1944, pág. 84.
Warbasse, James Peter, «On Life and Death and Immortality», *Zigon: Journal of Religion and Science*, vol. I, n.º 4, diciembre de 1966, págs. 336-372.
Warner, W. Lloyd, *The Living and the Dead: A Study of the Symbolic Life of Americans*, vol. V de *The Yankee City Series*, ed. Cornelius Crane, New Haven (Connecticut), Yale University Press, 1959.
Weisman, Avery D., «Birth of the Death-People», *Omega*, vol. I, n.º 1, marzo de 1966, págs. 3-4 (boletín del Cushing Hospital, Framingham, Massachusetts).
—, «Death and Responsibility: A Psychiatrist's View», *Psychiatric Opinion*, vol. 3, n.º 4, agosto de 1966, págs. 22-26.
Weisman, Avery D., y Hackett, Thomas P., «Denial as a Social Act», en Sidney Levin y Ralph J. Kahana (eds.), *Psychodynamic Studies on Aging: Creativity, Reminiscing, and Dying*, Nueva York, International Universities Press, 1967.
Weiss, Soma, «Instantaneous "Physiologic" Death», *New England Journal of Medicine*, vol. 223, n.º 20, 4 de noviembre de 1940, págs. 793-797.
Wentz, Walter Yeeling Evans, *Das Tibetanische Totenbuch*, Zúrich, Rascher Verlag, 1953 [trad. cast.: *El libro tibetano de los muertos*, Madrid, Editorial Kier España, 2019].
Westburg, Granger E., *Good Grief*, Rock Island (Illinois), Augustana Book Concern, 1961.
Wieman, Henry N., *The Source of Human Good*, Carbondale (Illinois), Southern Illinois University Press, 1946.
Wolf, Stewart F., Jr., «Once Lifesaving "Dive Reflex" Said to Cause Sudden Death», informe, 19 asamblea anual de la California Academy of General Practice, Hospital Tribune, 15 de enero de 1968, pág. 18.
Woolf, Kurt, «Fear of Death Must Be Overcome in Psychotherapy

of the Aged», informe presentado en la Gerontological Society. Frontiers of Hospital Psychiatry, 1966, pág. 3.

ZILBOORG, Gregory, «Differential Diagnostic Types of Suicide», *Archives of Neurology and Psychiatry*, vol. 35, n.º 2, febrero de 1936, págs. 270-291.

—, «Fear of Death», *Psychoanalytic Quarterly*, vol. 12, 1943, págs. 465-475.

Elisabeth Kübler-Ross® es una marca registrada.